명품 바디가 필요해

PROLOGUE

현대사회는 명품이 넘쳐나는 시대이다. 그러나 명품가방, 시계, 자동차 등 외향적인 것에 치중되어 있고, 정작 자신을 명품으로 만드는 노력은 부족한 것 같다.

어떠한 명품보다 중요한 것은 자신감이다. 일에 대한 열정과 집중, 일을 지속할 수 있는 체력, 어떤 옷을 입더라도 멋져 보일 수 있는 몸매, 생기 있는 밝은 얼굴은 운동을 통해 자신을 가꾸는 것에서부터 시작된다.

필라테스, 요가, 헬스 운동을 혼합하여 만든 '필요해' 운동은 근육량을 증가시킴으로써 안정 시 소비량을 늘려 체중을 조절한다. 또한 호흡과 코어 근육을 단련시켜 신체 기능과 혈액 순환을 증진하고 자세를 교정해 주는 역할을 할 수 있다.

이 책에서는 초보자도 쉽게 멋진 몸매를 만들고 건강을 증진시킬 수 있는 운동방법을 소개하고자 한다. **운동별 10분씩, 하루 30분만 투자**해서 비용이 들지 않으면서도 지속적으로 건강을 유지할 수 있는 명품바디를 만들어 보자.

CONTENTS

응용과정
APPLICATION

필라테스

요가

덤벨운동

기본자세

바르게 눕기

- 머리, 등, 꼬리뼈가 일직선이 되도록 눕는다.
- 머리, 등, 엉덩이(꼬리뼈)가 바닥에 붙어 있도록 한다.
- 발 모양은 11자가 되도록 골반넓이로 벌린다.

바르게 앉기

- 귀, 어깨, 골반이 일직선이 되도록 앉는다.
- 머리를 위에서 잡아당기는 느낌으로 허리를 세우고 앉는다.
- 가슴이나 배가 앞으로 나가지 않고, 엉덩이가 뒤로 나가지 않도록 한다.

바르게 서기

- 귀, 어깨, 골반, 발의 복숭아뼈가 일직선이 되도록 선다.
- 배를 가슴 쪽으로 끌어당겨 골반을 바르게 세운다.
- 발 모양은 11자가 되도록 골반넓이로 벌린다.

호흡 들이마시기(In)

- 코로 숨을 들이마신다.
- 가슴이 양옆으로 팽창되도록 깊게 들이마신다.

호흡 내쉬기(Out)

- 입으로 내뱉는다.
- 가슴이 좁아지면서 배꼽을 등 쪽으로 붙인다.

필요해 호흡

- **필**라테스 : 코로 마시고 입으로 길게 소리 내어 뱉는다.
- **요**가 : 코로 마시고 코로 내뱉는다.
- **헬**스 : 코로 마시고 입으로 짧게 소리 내어 뱉는다.

반동을 이용하지 말 것

- **필**라테스 : 몸통을 고정한 상태에서 호흡과 함께 움직인다.
- **요**가 : 천천히 움직이며 완성된 동작에서 반동을 주지 않는다.
- **헬**스 : 하나-둘에 힘을 주고, 하나-둘-셋-넷에 원위치로 돌아온다.

긴장을 유지할 것

- **필**라테스 : 복부, 손끝, 발끝에 힘이 풀리지 않도록 한다.
- **요**가 : 동작 완성 후 천천히 원위치로 돌아온다.
- **헬**스 : 동작 완성 후 긴장을 풀지 말고 원위치로 돌아온다.

사용 근육을 인지할 것

- **필**라테스 : 목표 근육의 움직임에 대하여 인지하고 동작을 실시한다.
- **요**가 : 완성 동작에서 목표 근육이 이완되거나 수축됨을 인지한다.
- **헬**스 : 목표 근육이 뻐근함을 느끼는 시점에서 3~4번을 더 실시한다.

명품바디가 필요해

입문과정

INTRODUCTION

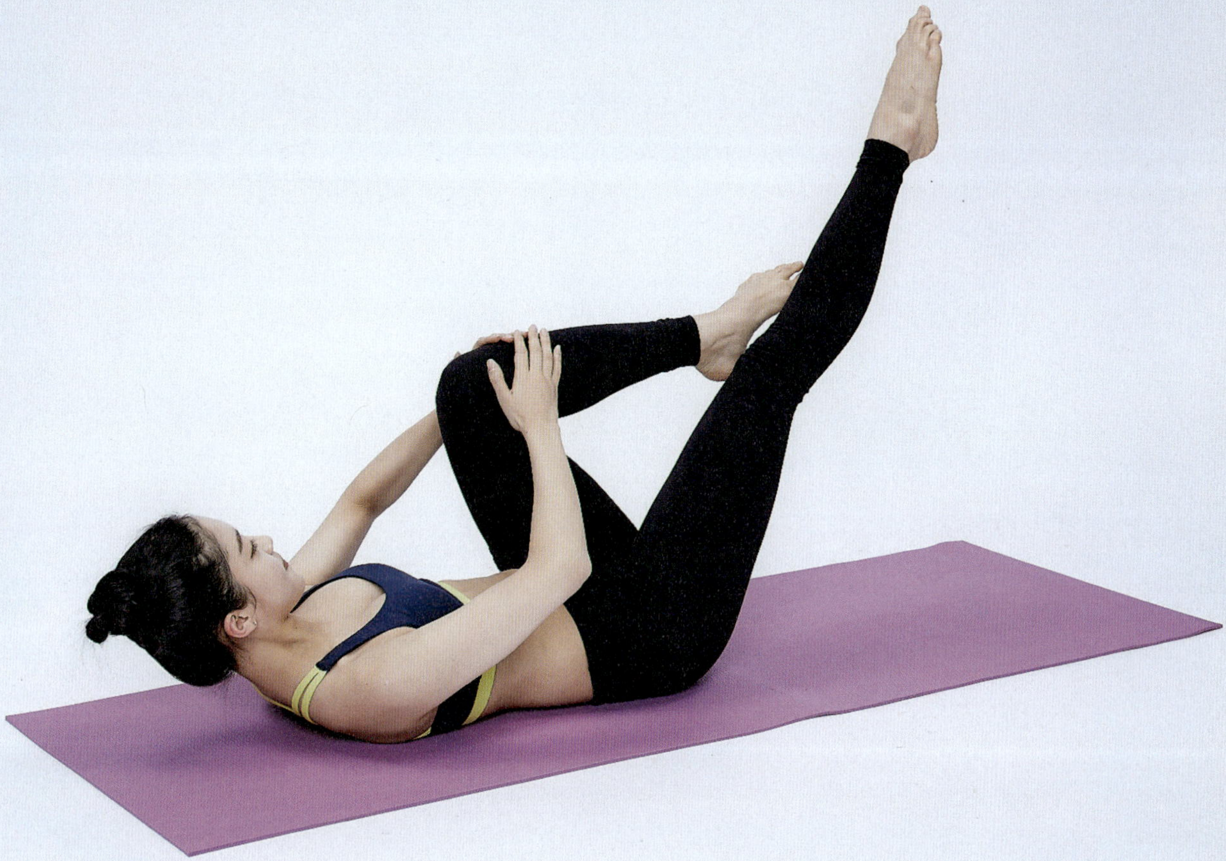

PILATES
필라테스

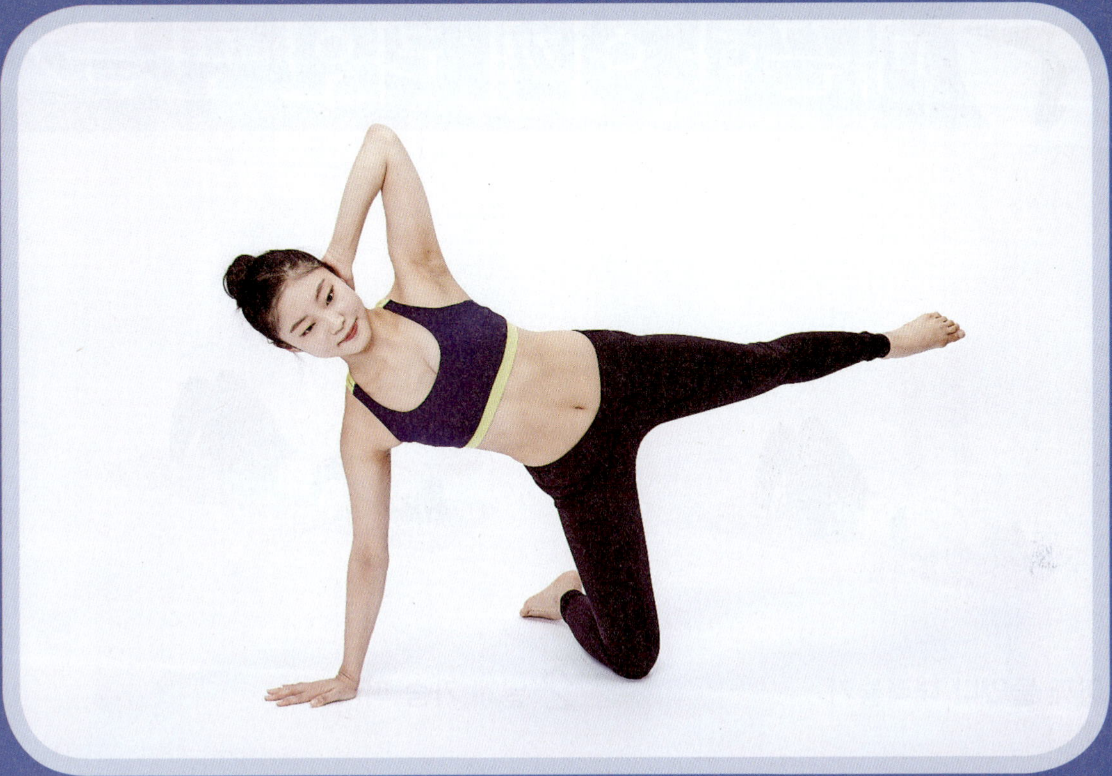

1 중심개념 정신 집중, 자세 조절, 정확성, 호흡

2 운동목적 코어(골반-척추) 근육 안정화 및 강화

3 운동효과 요통 개선 및 완화, 통증 감소, 상해 예방

4 운동원리 코어 근육 안정화와 근신경계의 동시 활성화를 통한 기능 개선과 근력 강화

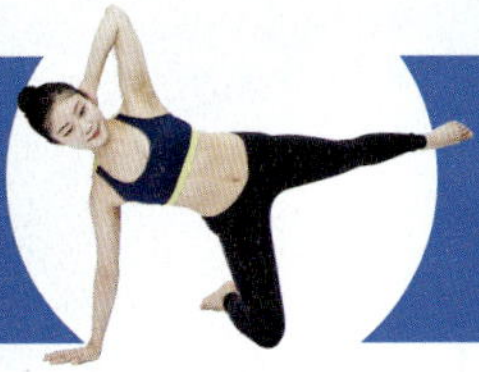

매끈한 어깨 라인 만들기

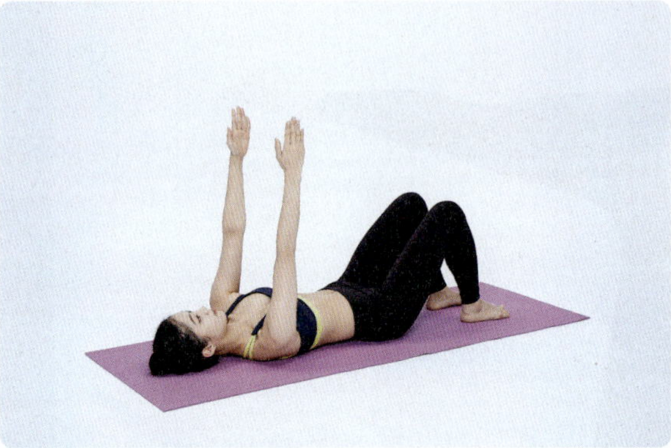

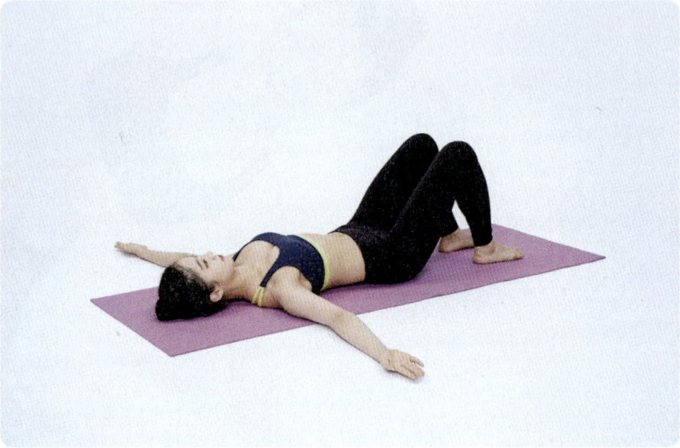

1 어깨 들었다 내려놓기

2 날개 가슴 펴기

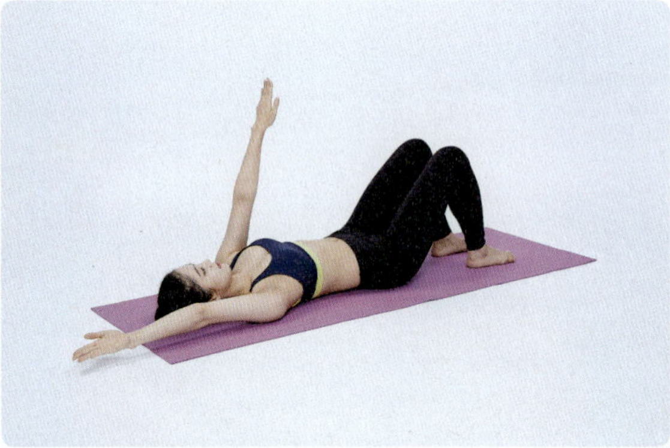

3 팔 엇갈리기

- ✓ 턱으로 귤을 잡고 있다고 상상하기
- ✓ 배꼽을 복부 안으로 당기기
- ✓ 기본 동작으로 천천히 돌아오기
- ✓ 동작별 8~10회씩 실시하기

ADVICE!

1 어깨 들었다 내려놓기

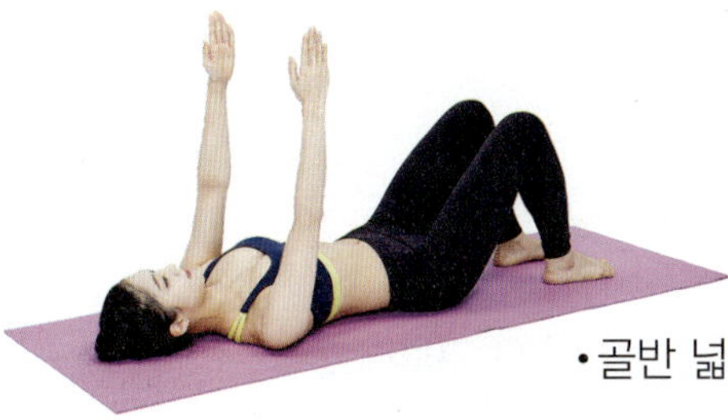

• 골반 넓이로 다리를 벌린 후 무릎을 구부리고 눕는다.

• 양팔을 수직으로 뻗는다.

• 가슴 옆(전거근), 등(광배근) 강화
• 날개뼈(견갑골) 이완과 정렬

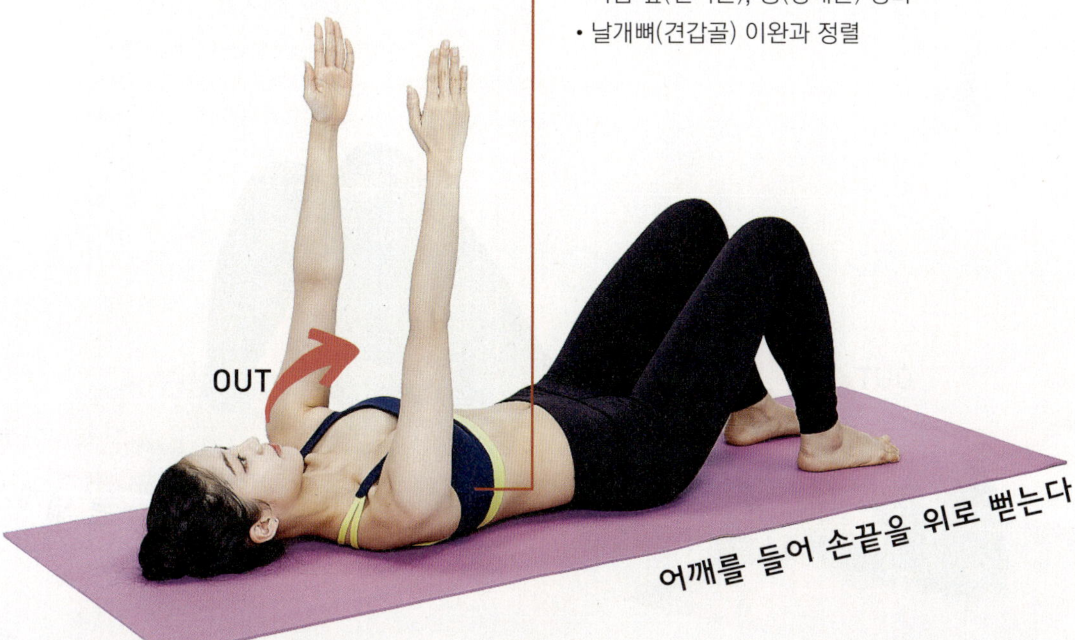

2 날개 가슴 펴기

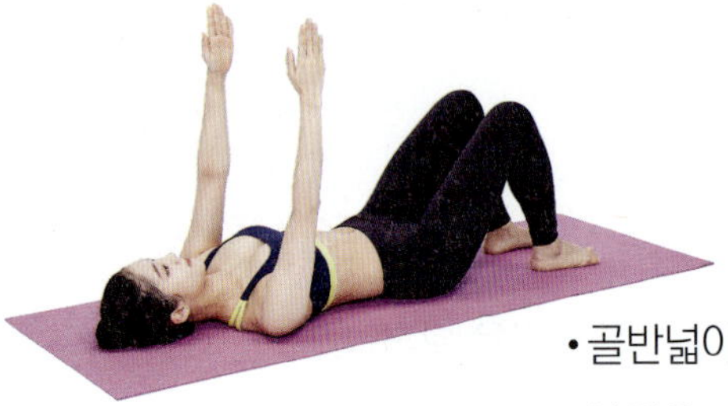

•골반넓이로 다리를 벌린 후 무릎을 구부리고 눕는다.

•양팔을 수직으로 뻗는다.

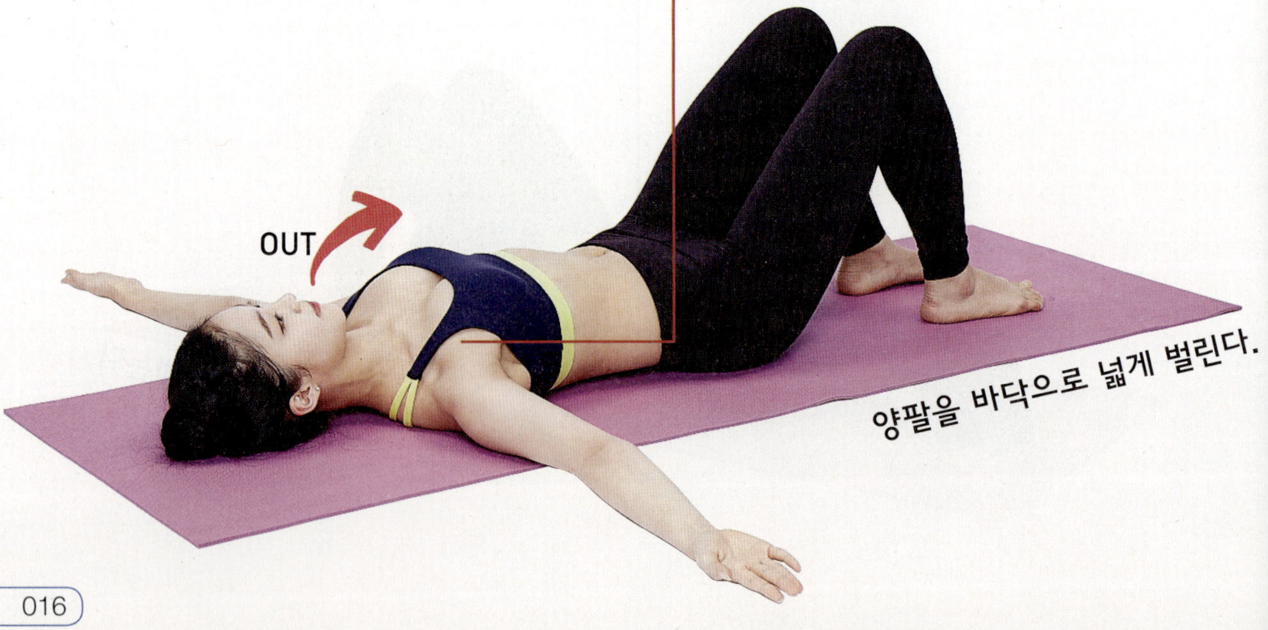
• 가슴(대흉근, 소흉근) 강화
• 가슴 이완과 둥근 어깨 교정
OUT
양팔을 바닥으로 넓게 벌린다.

3 팔 엇갈리기

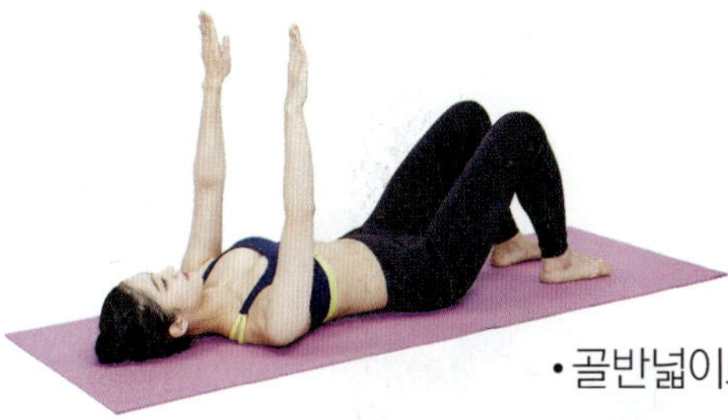

•골반넓이로 다리를 벌린 후 무릎을 구부리고 눕는다.

•손등이 얼굴을 향하도록 양팔을 수직으로 뻗는다.

• 가슴(흉근), 등(광배근) 강화
• 상체(흉곽)의 안정화

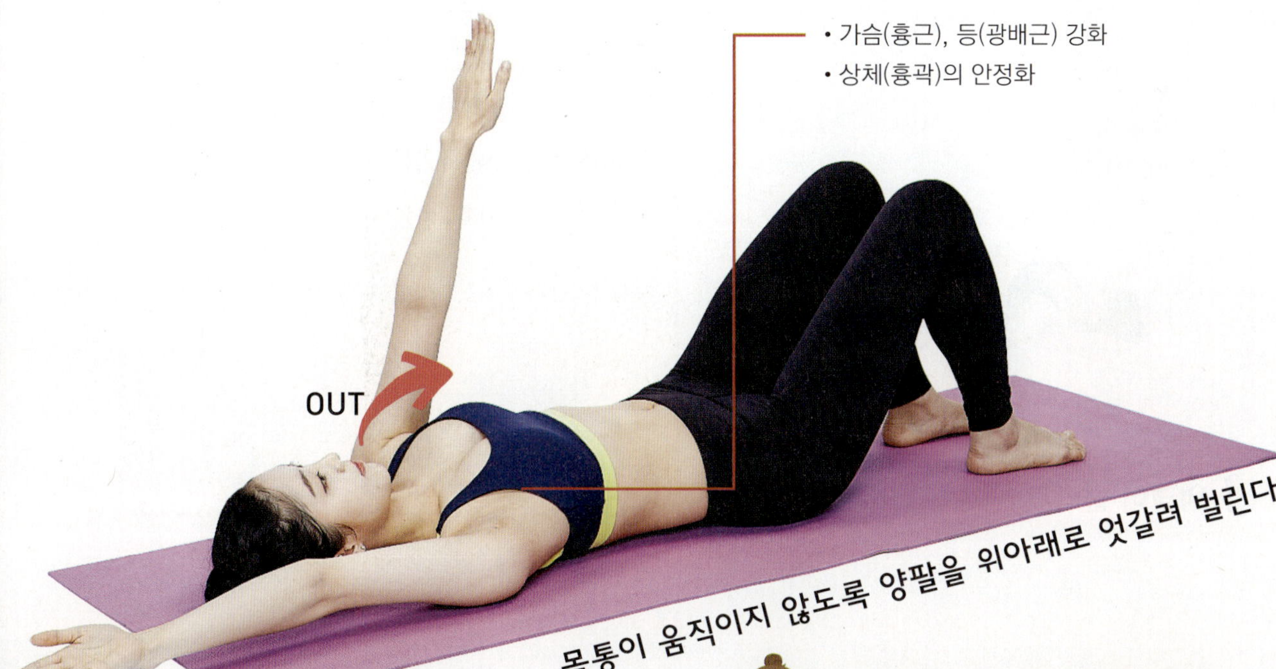

몸통이 움직이지 않도록 양팔을 위아래로 엇갈려 벌린다.

주의! 허리가 바닥에서 떨어지지 않도록 한다.

균형 잡힌 골반 만들기

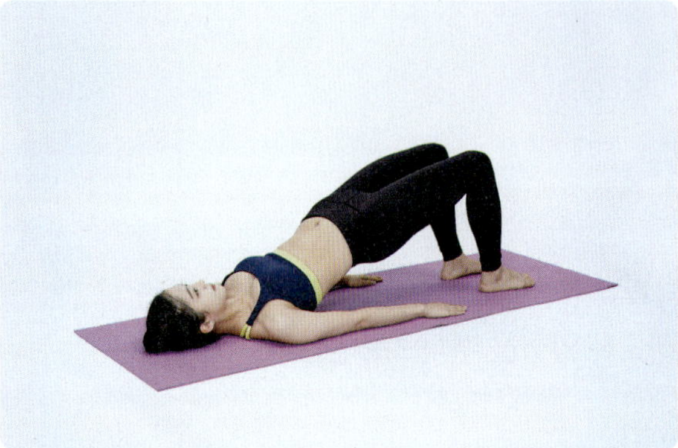

1 브릿지 자세

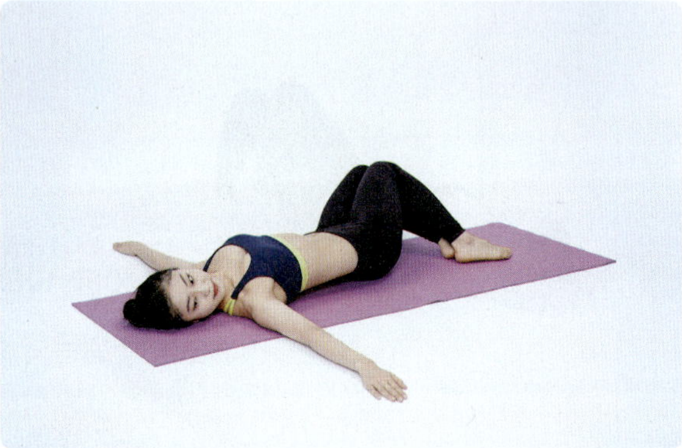

2 허리 비틀기

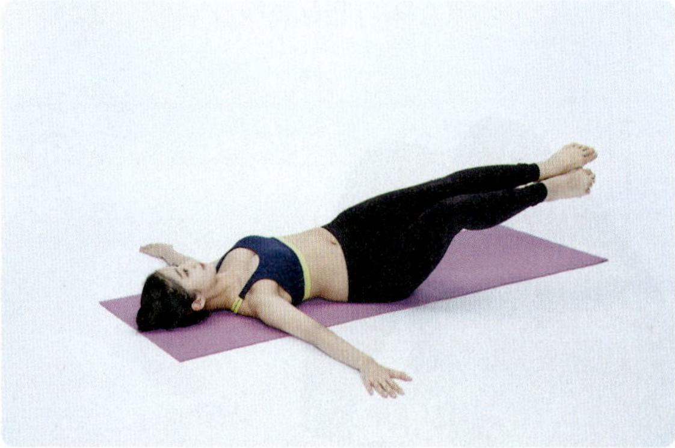

3 엉덩이 돌리기

- ✓ 무릎이 흔들리지 않도록 주의
- ✓ 어깨가 바닥에서 떨어지지 않도록 주의
- ✓ 동작별 8~10회씩 실시하기

ADVICE!

균형 잡힌 골반 만들기

1 브릿지 자세

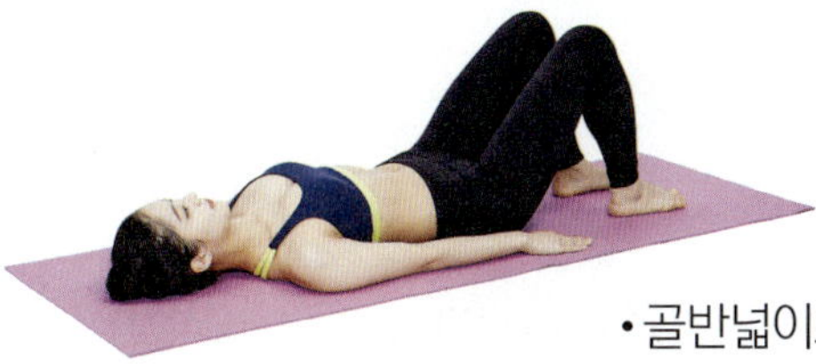

- 골반넓이로 다리를 벌린 후 무릎을 구부리고 눕는다.
- 양손을 바닥에 둔다.

- 엉덩이(둔근), 허벅지 뒤쪽(대퇴이두근) 강화
- 골반 균형과 척추 안정화

주의! 엉덩이에 힘이 들어갔는지 확인한다.

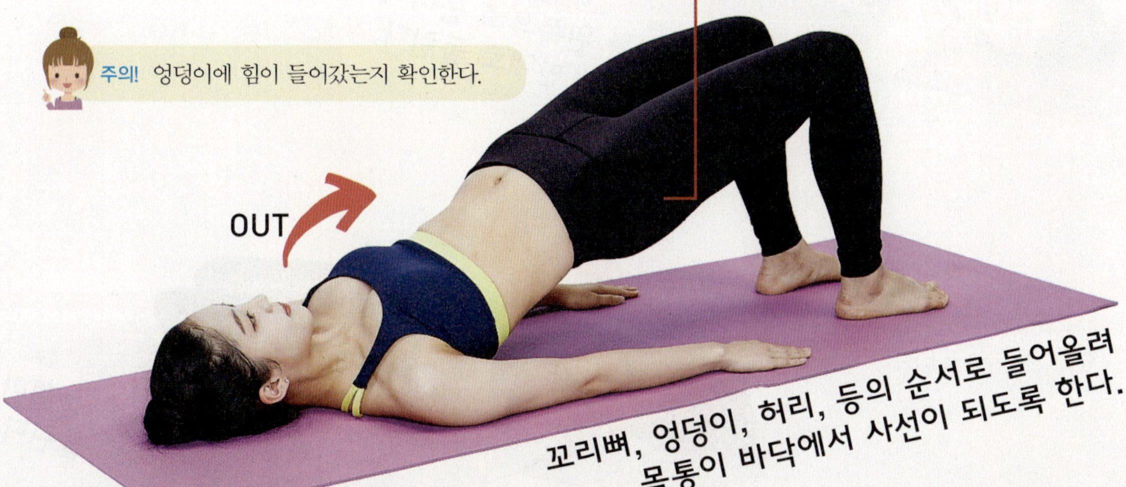

꼬리뼈, 엉덩이, 허리, 등의 순서로 들어올려
몸통이 바닥에서 사선이 되도록 한다.

2 허리 비틀기

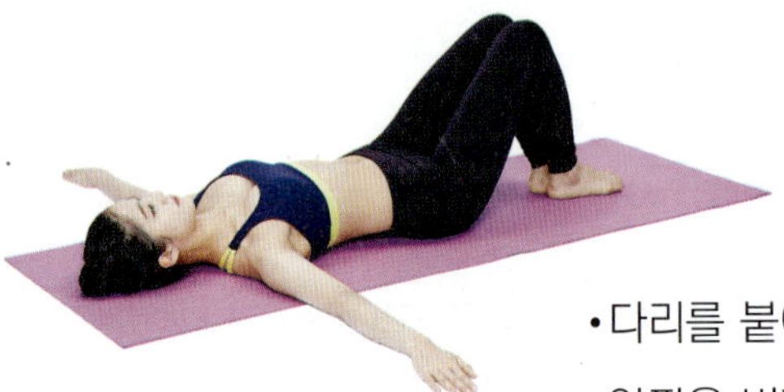

- 다리를 붙여서 무릎을 구부리고 눕는다.
- 양팔을 벌려 바닥에 둔다.

- 허리세움근(척추기립근), 엉덩이(둔근), 골반(고관절) 강화
- 골반 균형 잡기

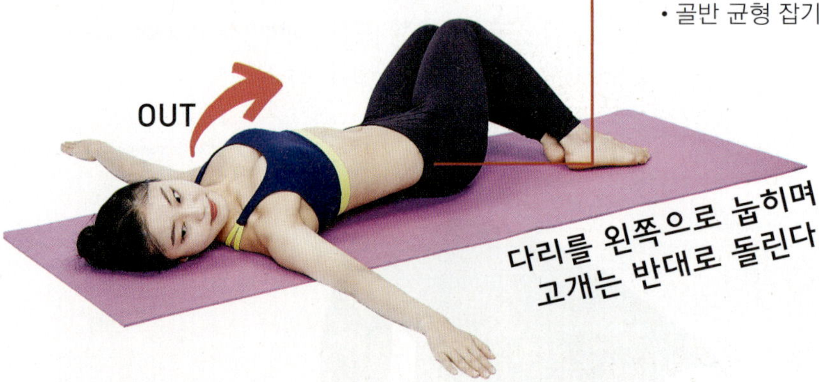
OUT
다리를 왼쪽으로 눕히며
고개는 반대로 돌린다.

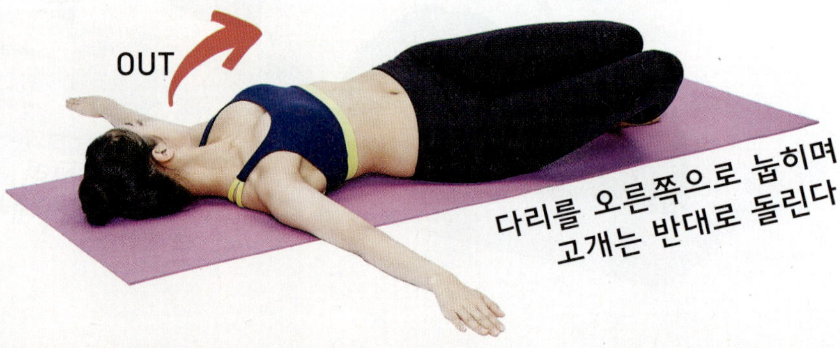
OUT
다리를 오른쪽으로 눕히며
고개는 반대로 돌린다.

3 엉덩이 돌리기

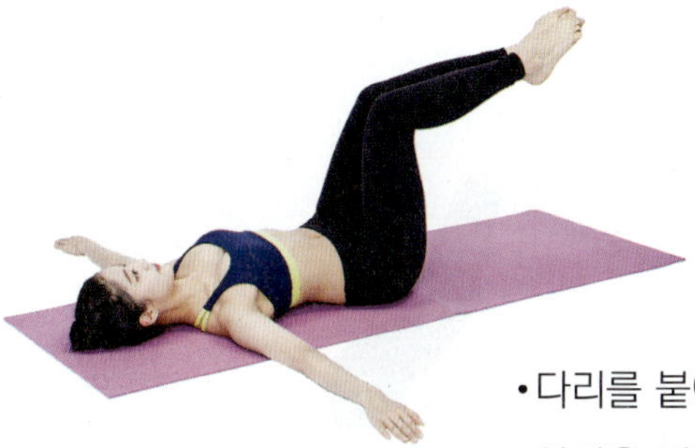

• 다리를 붙이고 무릎을 구부려 직각으로 들어 준다.
• 양팔을 벌려 바닥에 둔다.

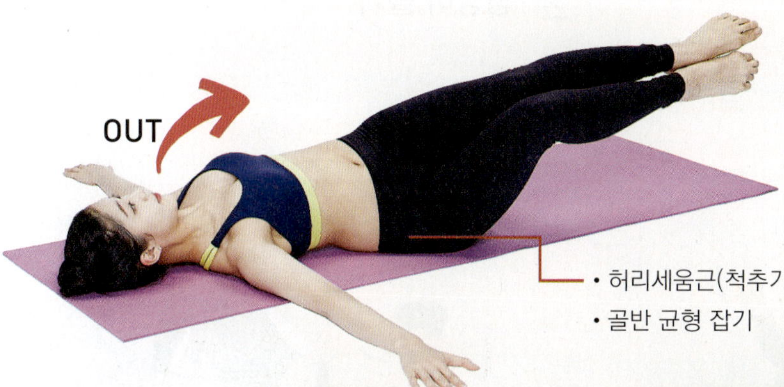
OUT

• 허리세움근(척추기립근), 엉덩이(둔근), 골반(고관절) 강화
• 골반 균형 잡기

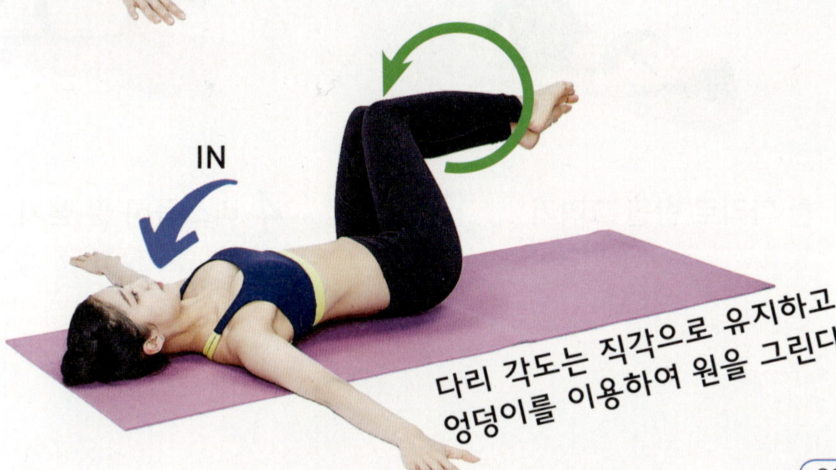
IN
다리 각도는 직각으로 유지하고
엉덩이를 이용하여 원을 그린다.

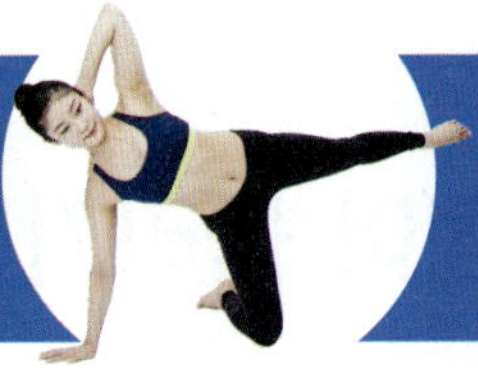

11자 복근 만들기

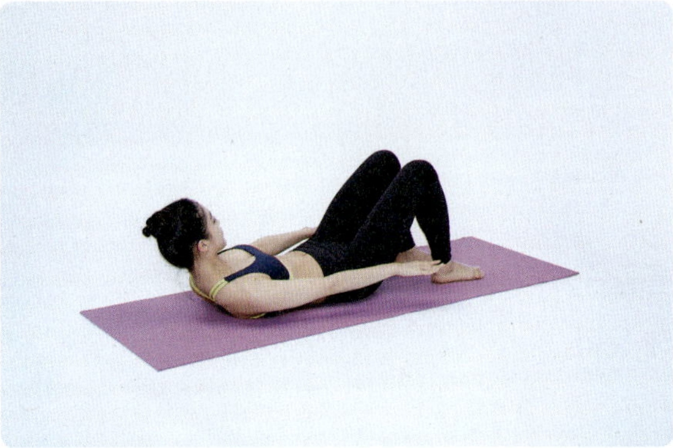

1 100회 흔들기

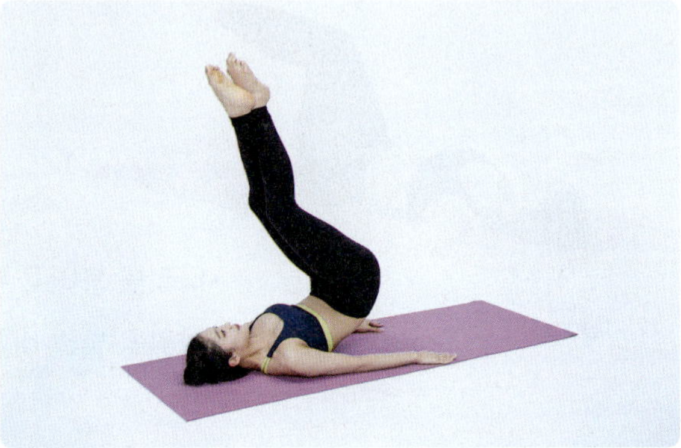

2 엉덩이 들기

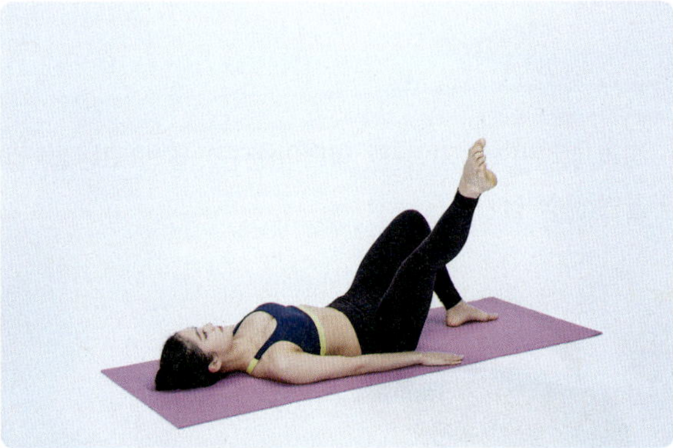

3 한 다리로 반원 그리기

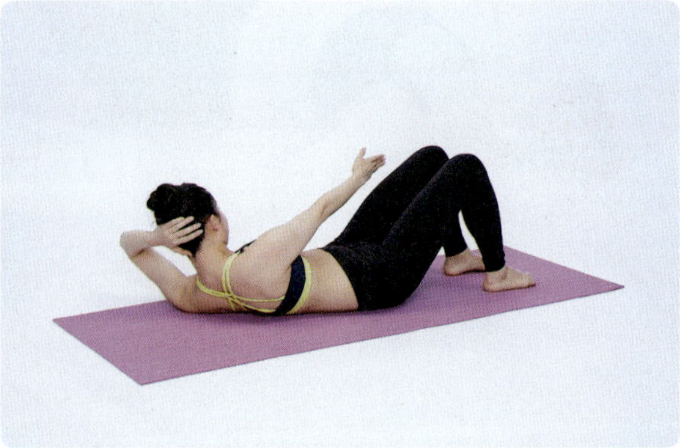

4 비스듬히 팔 뻗기

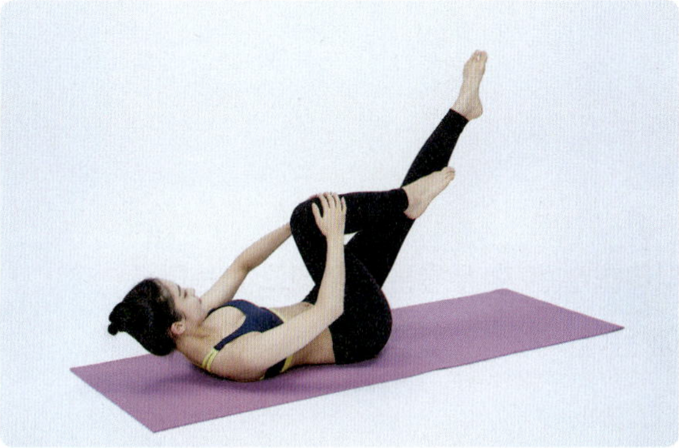

5 한 다리 스트레칭

- ✓ 턱으로 귤을 잡고 있다고 상상하기
- ✓ 무릎이 안으로 모아지거나 벌어지지 않도록 주의
- ✓ 발끝을 쭉 뻗어 무릎이 구부러지지 않도록 주의
- ✓ 동작을 너무 빠르게 하지 않도록 주의
- ✓ 동작별 8~10회씩 실시하기

ADVICE!

100회 흔들기

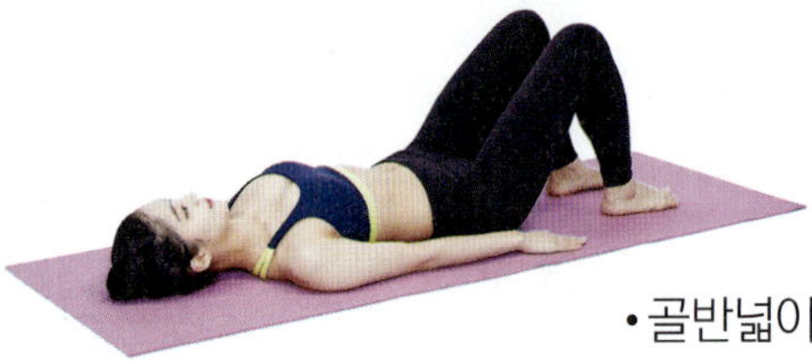

- 골반넓이로 다리를 벌린 후 무릎을 구부리고 눕는다.
- 양손을 바닥에 둔다.

• 복부(복근, 복횡근) 강화

주의! 수면 위를 손바닥으로 치는 상상을 한다.

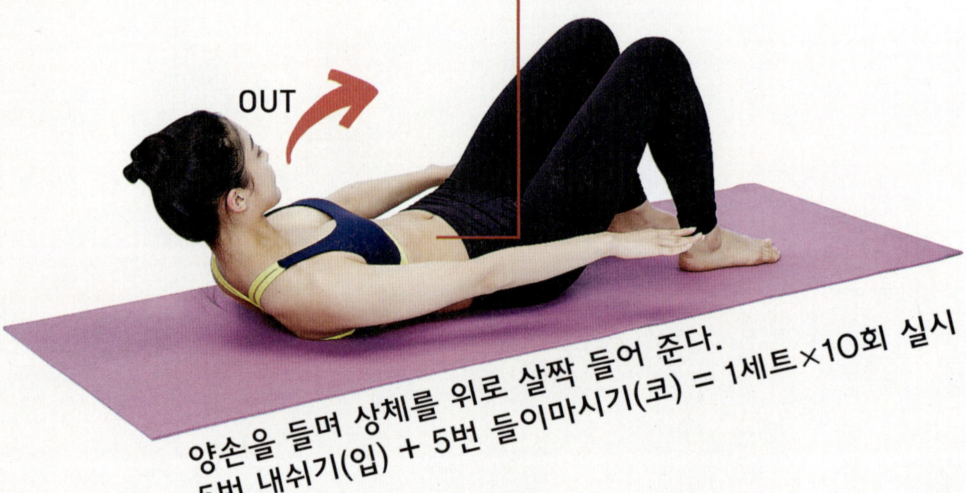

양손을 들며 상체를 위로 살짝 들어 준다.
5번 내쉬기(입) + 5번 들이마시기(코) = 1세트×10회 실시

2 엉덩이 들기

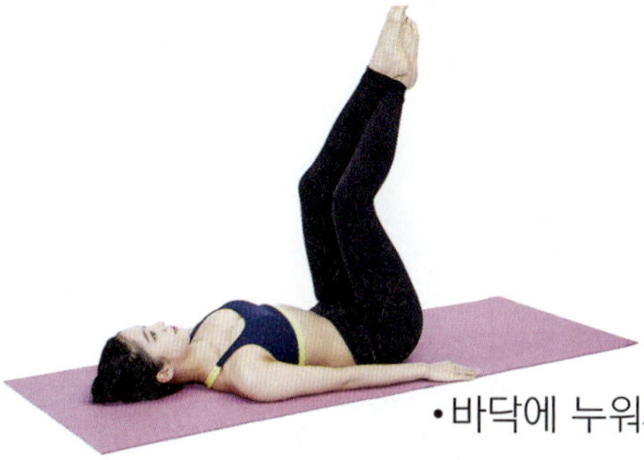

•바닥에 누워서 양손을 바닥에 두고 두 다리를 수직으로 올린다.

•오른쪽 다리를 왼쪽 다리 뒤로 둔다.

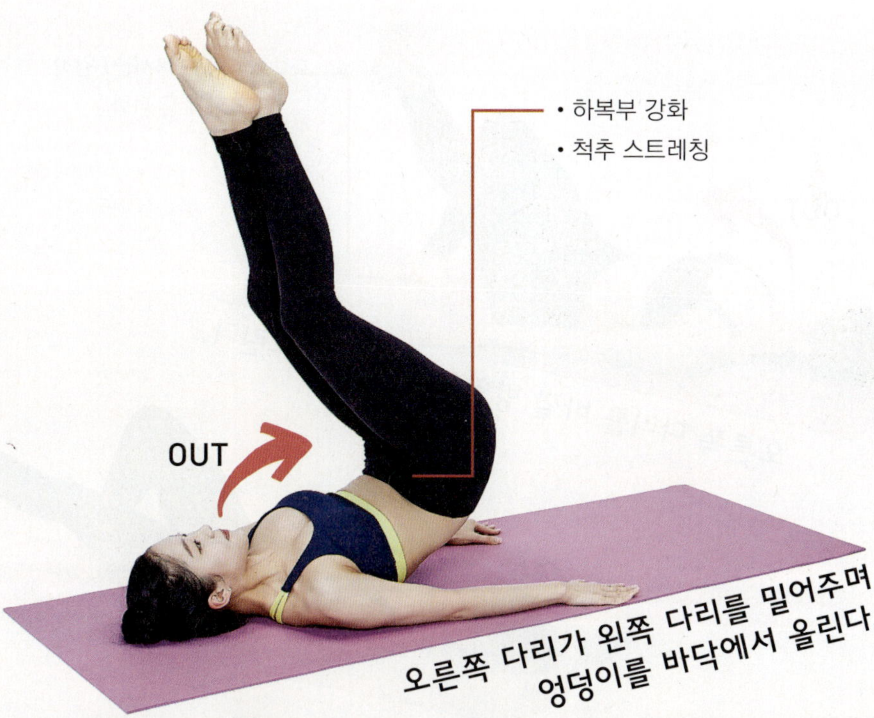

• 하복부 강화
• 척추 스트레칭

오른쪽 다리가 왼쪽 다리를 밀어주며 엉덩이를 바닥에서 올린다.

주의! 복부에 힘을 주어 내려올 때 엉덩이가 '툭' 떨어지지 않도록 한다.

3 한 다리로 반원 그리기

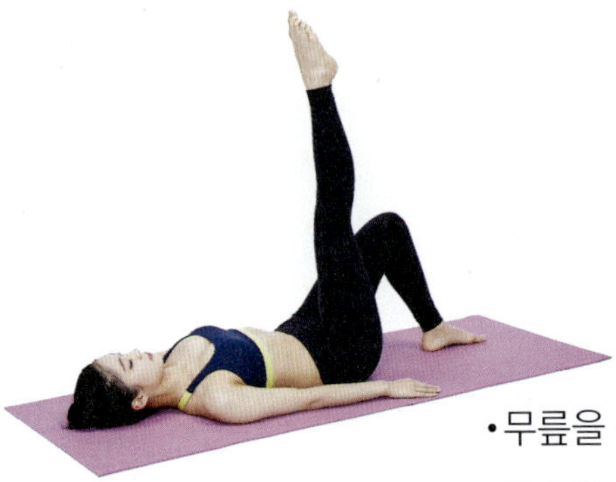

- 무릎을 구부리고 누워서 오른쪽 다리를 수직으로 든다.
- 양손은 엉덩이 옆 바닥에 둔다.

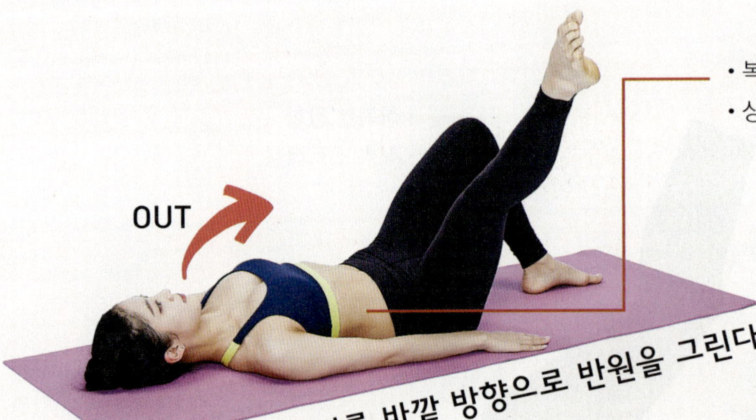

오른쪽 다리를 바깥 방향으로 반원을 그린다.

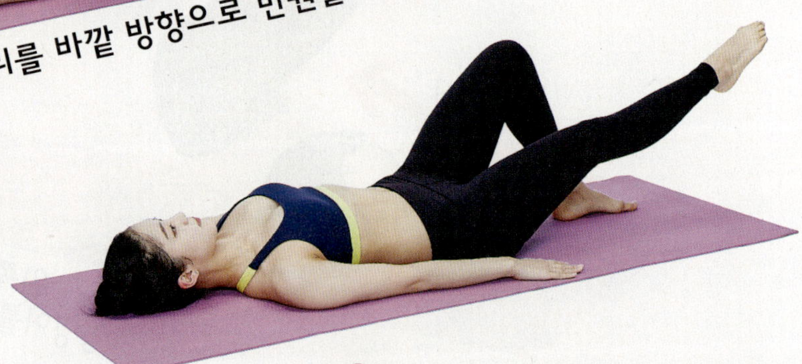

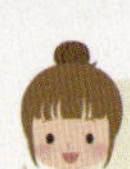

주의! 왼쪽 골반과 무릎이 움직이지 않도록 한다.

4 비스듬히 팔 뻗기

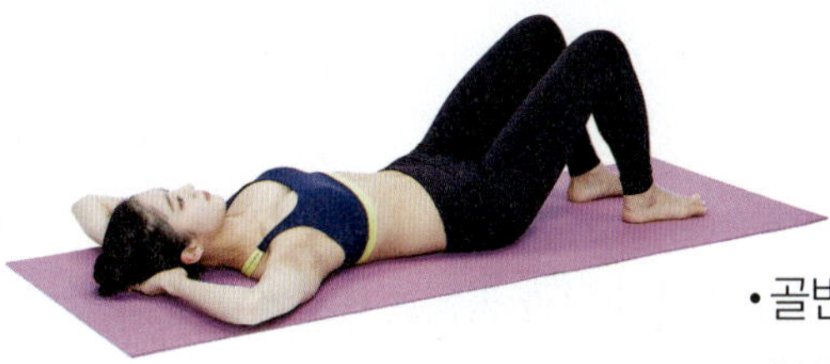

• 골반넓이로 다리를 벌리고, 무릎은 구부리고 눕는다.
• 양팔은 구부려 머리를 받친다.

• 복부(복직근, 내/외복사근) 강화
• 척추 안정화

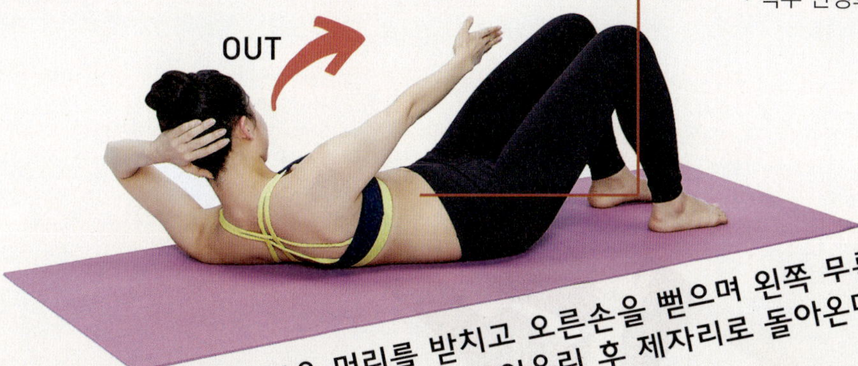

왼쪽 팔은 머리를 받치고 오른손을 뻗으며 왼쪽 무릎 방향으로 상체를 들어올린 후 제자리로 돌아온다.

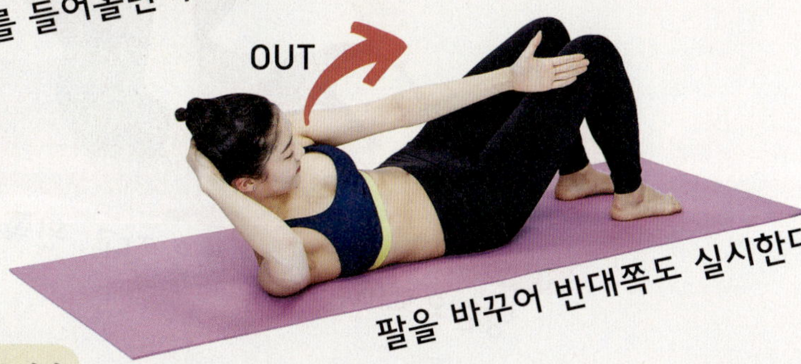

팔을 바꾸어 반대쪽도 실시한다.

주의! 양쪽 골반과 무릎이 움직이지 않도록 한다.

11자 복근 만들기

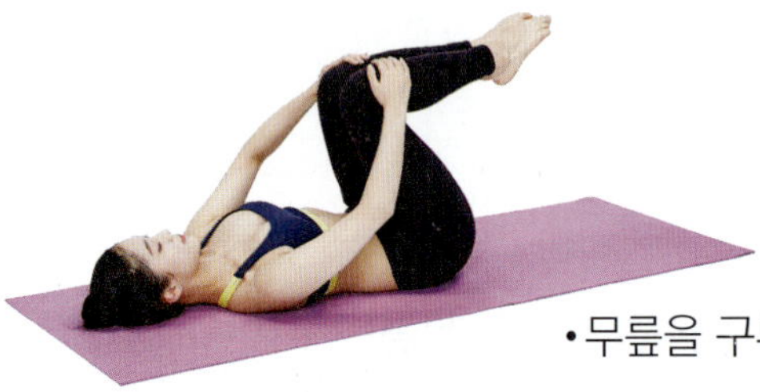

•무릎을 구부리고 종아리가 바닥과 평행을 이루게 눕는다.

•양손으로 양쪽 무릎을 살짝 잡는다.

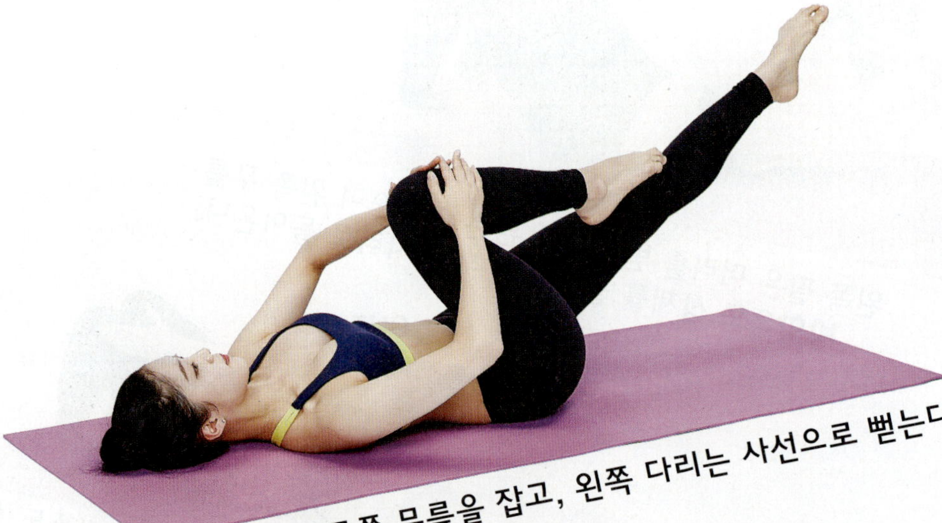

양손으로 오른쪽 무릎을 잡고, 왼쪽 다리는 사선으로 뻗는다.

5 한 다리 스트레칭

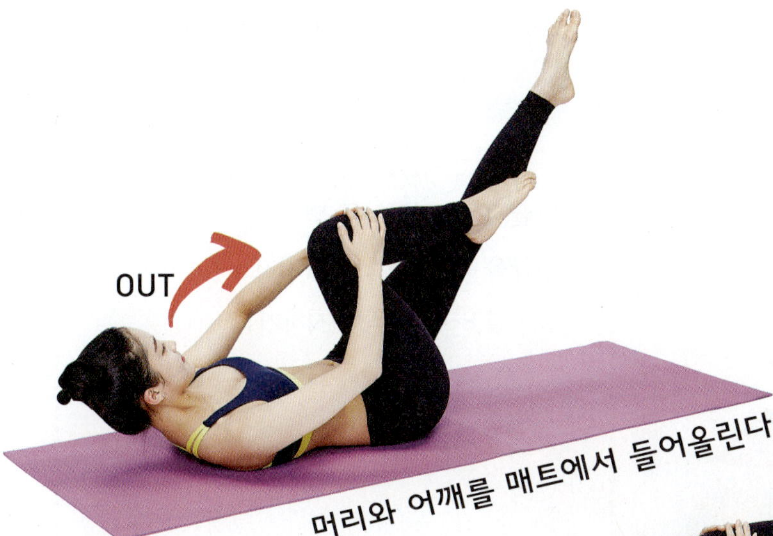
OUT
머리와 어깨를 매트에서 들어올린다.

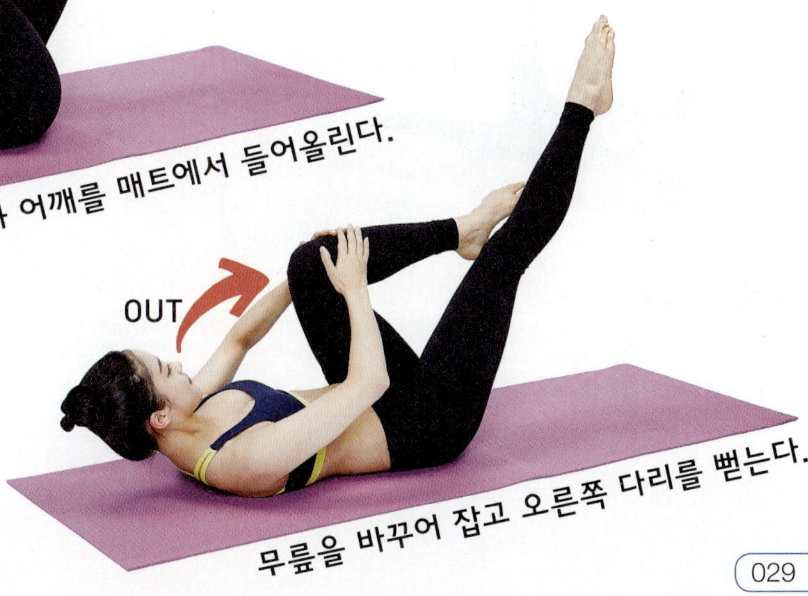
OUT
무릎을 바꾸어 잡고 오른쪽 다리를 뻗는다.

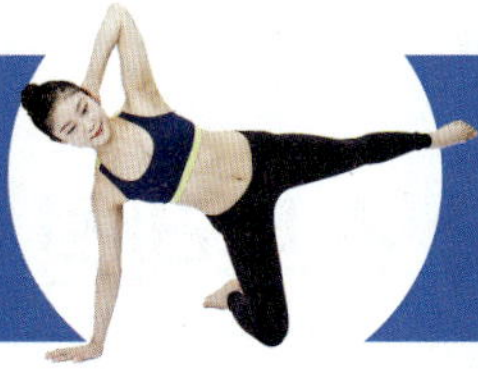

애플 힙 만들기

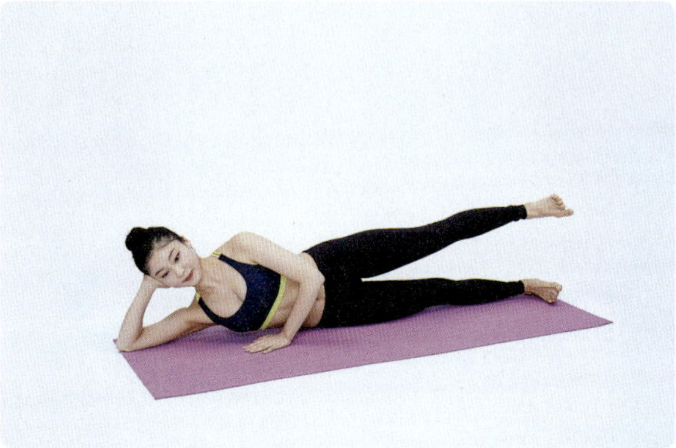

1 옆으로 누워 한 다리 들어올리기

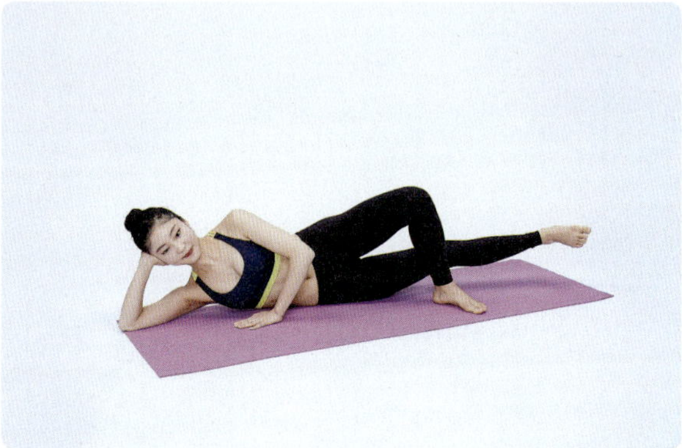

2 옆으로 누워 허벅지 안쪽 올리기

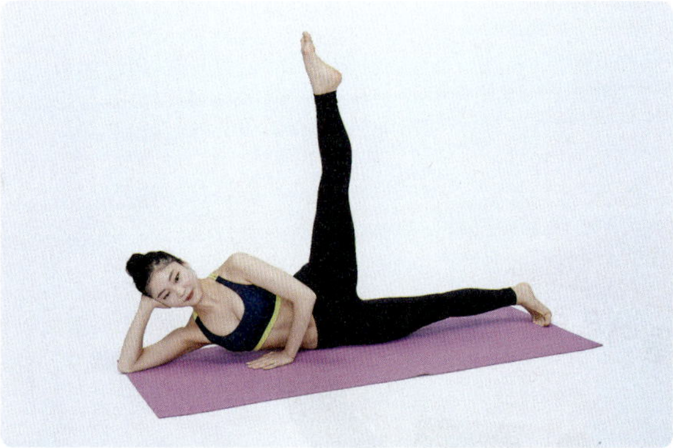

3 발레 동작

- ✓ 발끝 혹은 뒤꿈치를 뻗기
- ✓ 배꼽을 복부 안으로 당기기
- ✓ 동작별 8~10회씩 실시하기

ADVICE!

1 옆으로 누워 한 다리 들어올리기

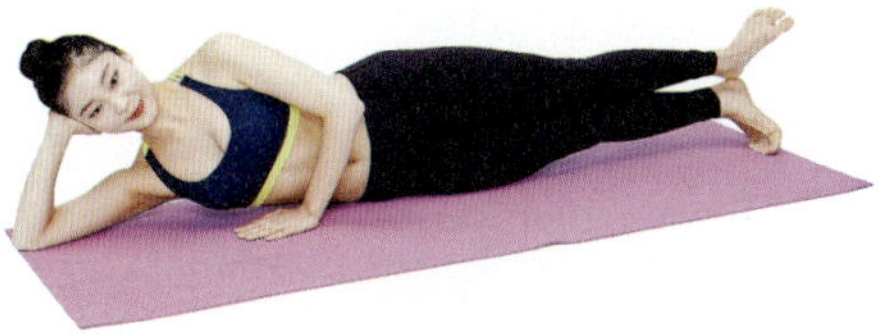

- 두 발을 길게 뻗고 옆으로 눕는다.
- 바닥에 있는 손을 구부려 머리를 받치고, 위의 손은 팔꿈치를 세워 가슴 앞에 놓는다.

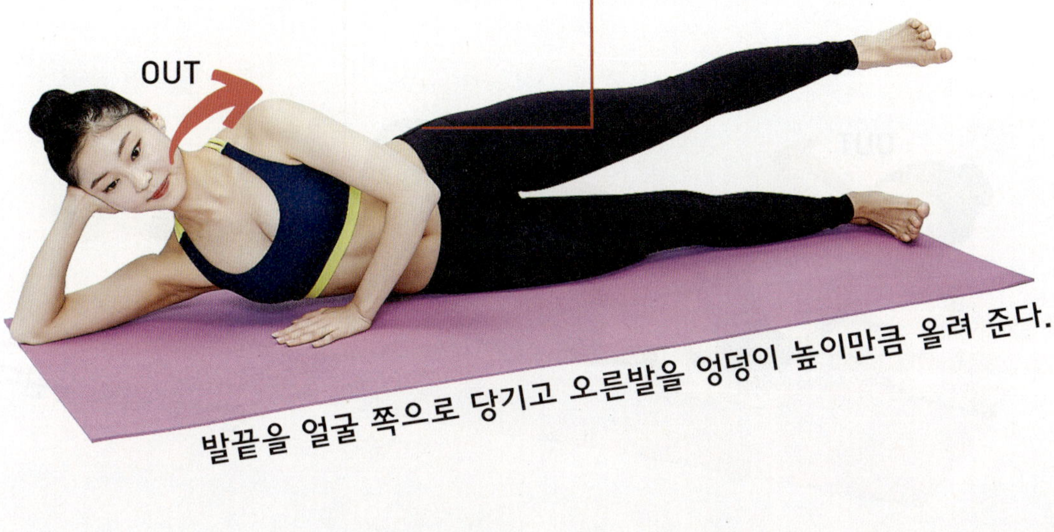
• 엉덩이(중둔근) 강화
OUT
발끝을 얼굴 쪽으로 당기고 오른발을 엉덩이 높이만큼 올려 준다.

2 옆으로 누워 허벅지 안쪽 올리기

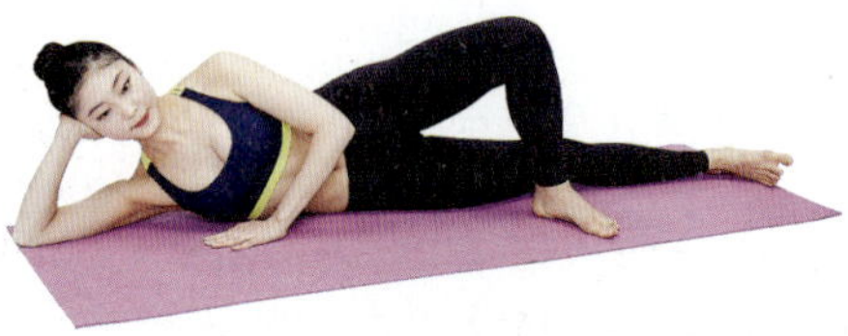

• 두 발을 길게 뻗고 옆으로 눕는다.
• 오른쪽 무릎을 구부려 왼쪽 무릎 앞에 붙여 세운다.
• 바닥에 있는 손을 구부려 머리를 받치고, 위의 손은 팔꿈치를 세워 가슴 앞에 놓는다.

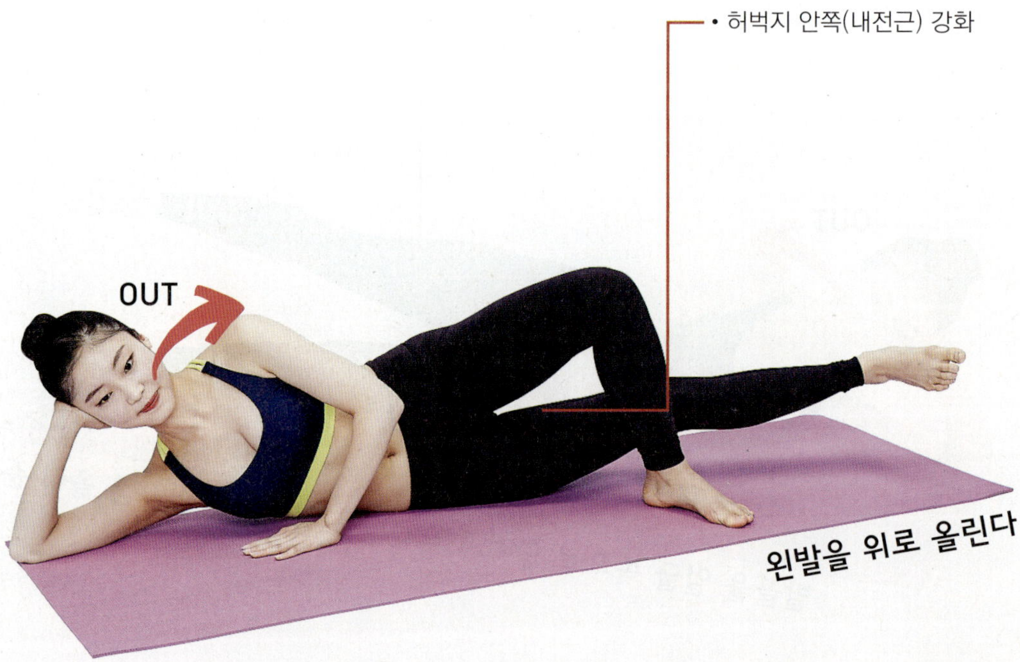
• 허벅지 안쪽(내전근) 강화
OUT
왼발을 위로 올린다.

3 발레 동작

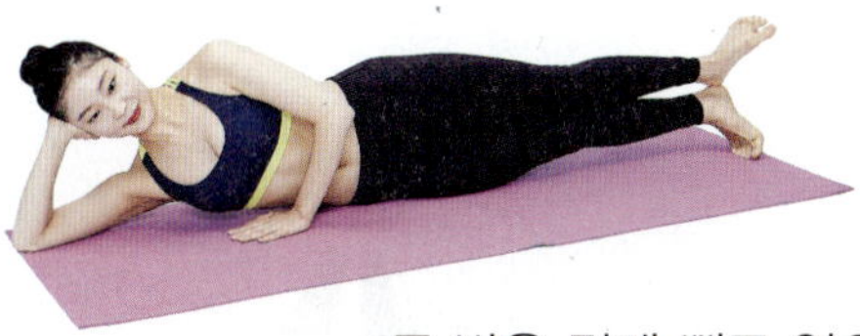

•두 발을 길게 뻗고 옆으로 눕는다.

•바닥에 있는 손을 구부려 머리를 받치고, 위의 손은 팔꿈치를 세워 가슴 앞에 놓는다.

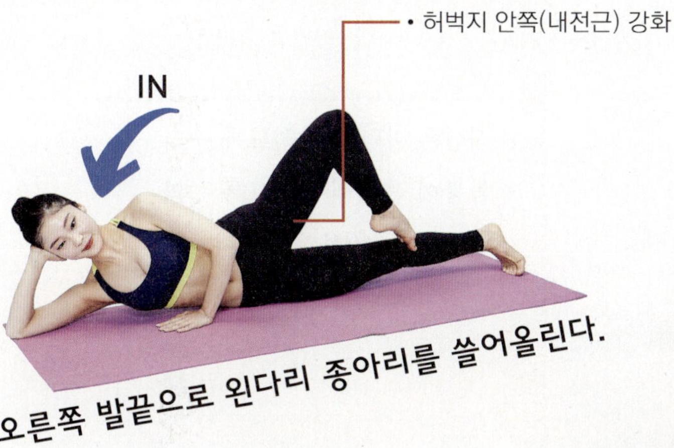

오른쪽 발끝으로 왼다리 종아리를 쓸어올린다.

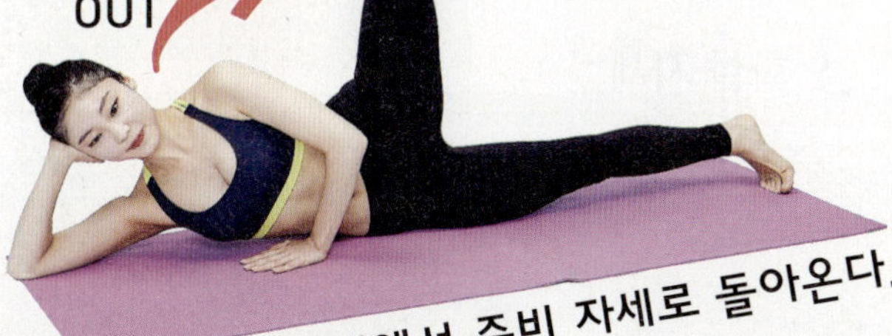

다리를 수직으로 편 상태에서 준비 자세로 돌아온다.

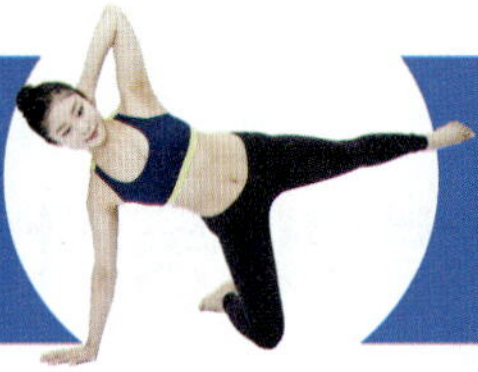

아름다운 뒤태 만들기

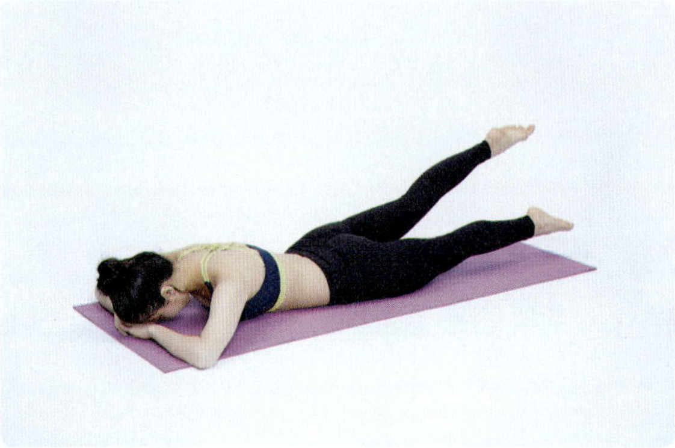

1 수영하기 level 1

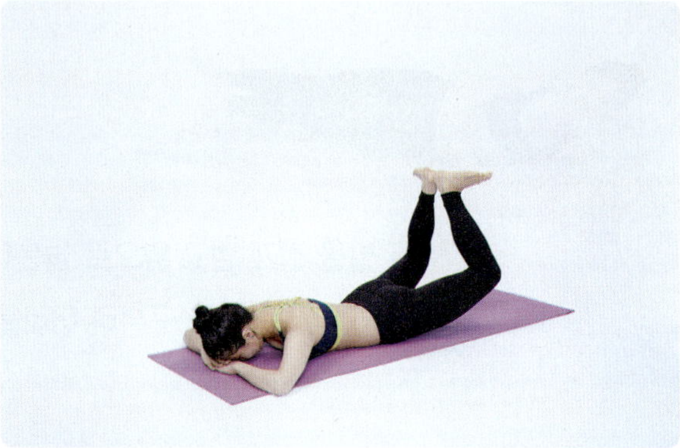

2 발꿈치 조이기

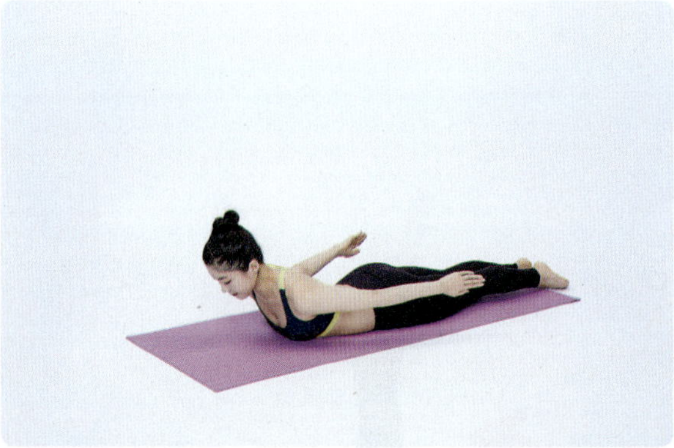

3 화살 자세

- ✓ 시선은 바닥을 향하도록 주의
- ✓ 몸통이 흔들리지 않도록 주의
- ✓ 동작별 8~10회씩 실시하기

ADVICE!

수영하기 level 1

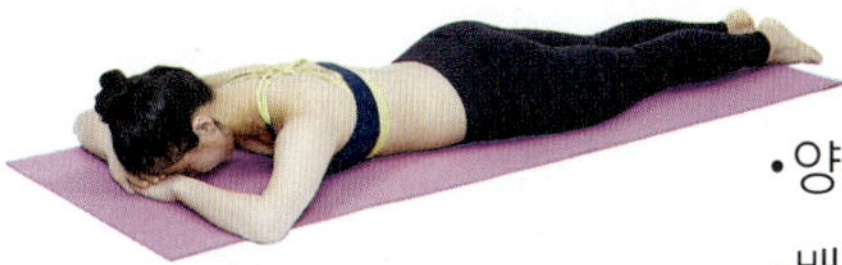

- 양손을 이마 밑에 두고 엎드린다.
- 배꼽을 바닥에서 들어올리며 허리 쪽으로 당긴다.

- 엉덩이(대둔근), 허벅지 뒤쪽(대퇴이두근) 강화

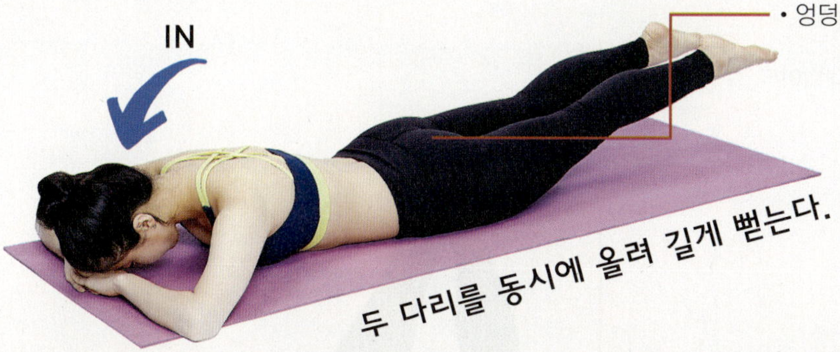
IN
두 다리를 동시에 올려 길게 뻗는다.

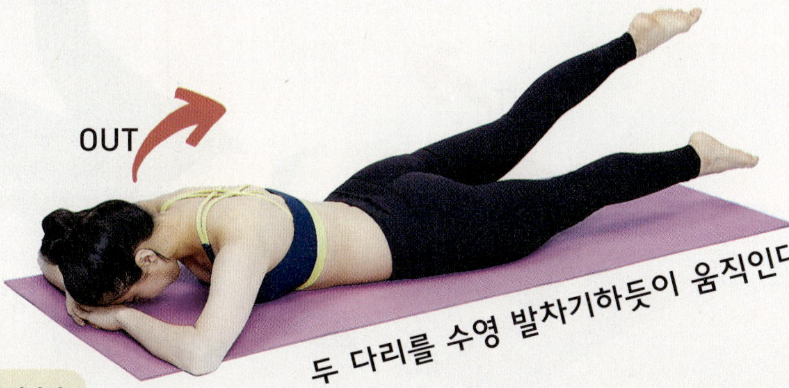
OUT
두 다리를 수영 발차기하듯이 움직인다.

주의! 무릎이 구부러지지 않도록 주의한다.

2 발꿈치 조이기

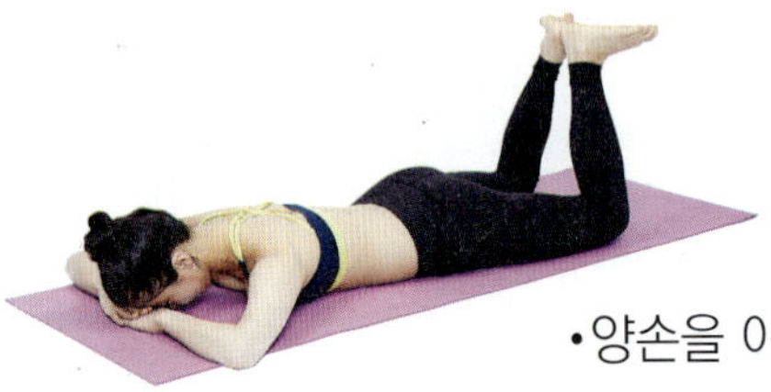

• 양손을 이마 밑에 두고 엎드린 후 무릎을 구부려 뒤꿈치를 붙인다.
• 발끝은 바닥을 향하고 발 앞쪽은 벌려 발 모양이 V가 되도록 한다.

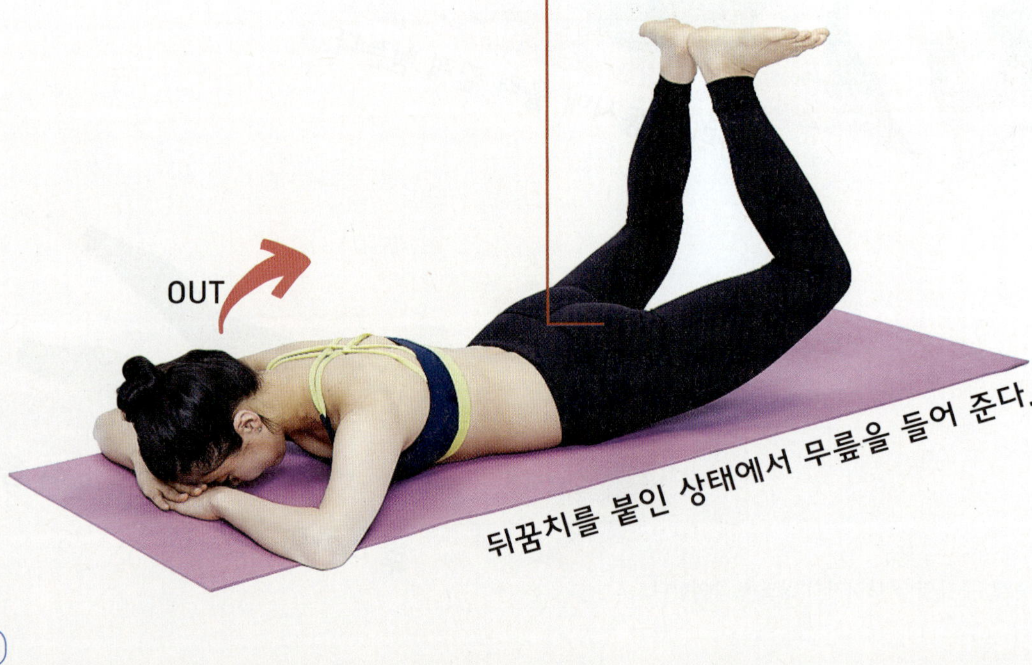
• 엉덩이(대둔근), 허벅지 뒤쪽(대퇴이두근) 강화
OUT
뒤꿈치를 붙인 상태에서 무릎을 들어 준다.

3 화살 자세

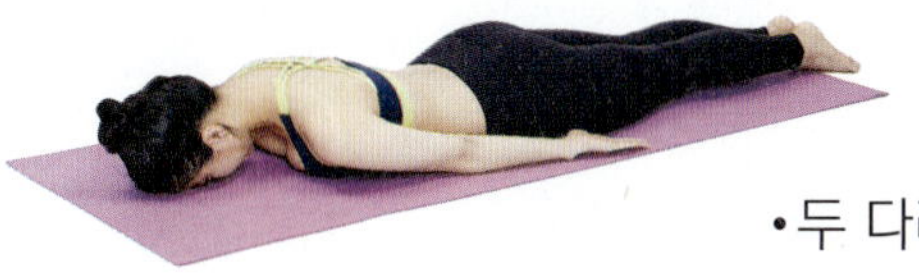

• 두 다리를 뻗고 엎드린다.

• 두 팔을 몸 옆에 손바닥이 하늘을 보도록 둔다.

• 허리세움근(척추기립근), 등 안쪽(능형근, 중앙승모근) 강화

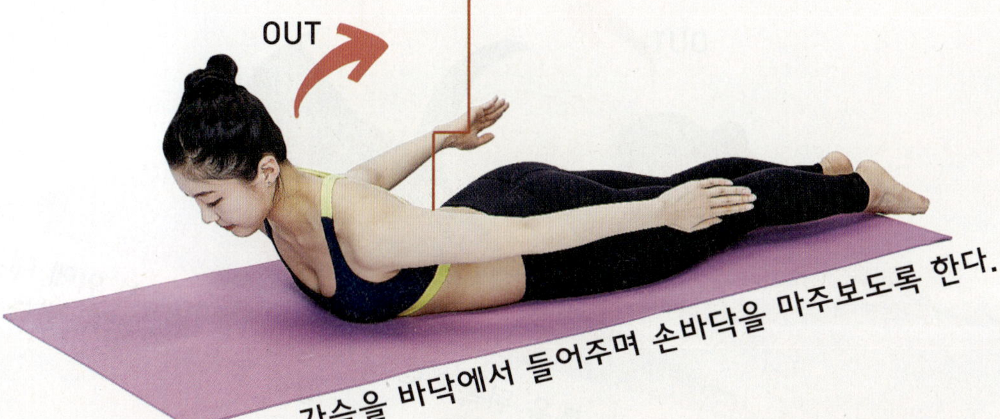

가슴을 바닥에서 들어주며 손바닥을 마주보도록 한다.

주의! 시선은 바닥을 향하고, 날개뼈는 허리로 끌어내리는 상상을 한다.

4 마무리 동작 : 휴식 자세

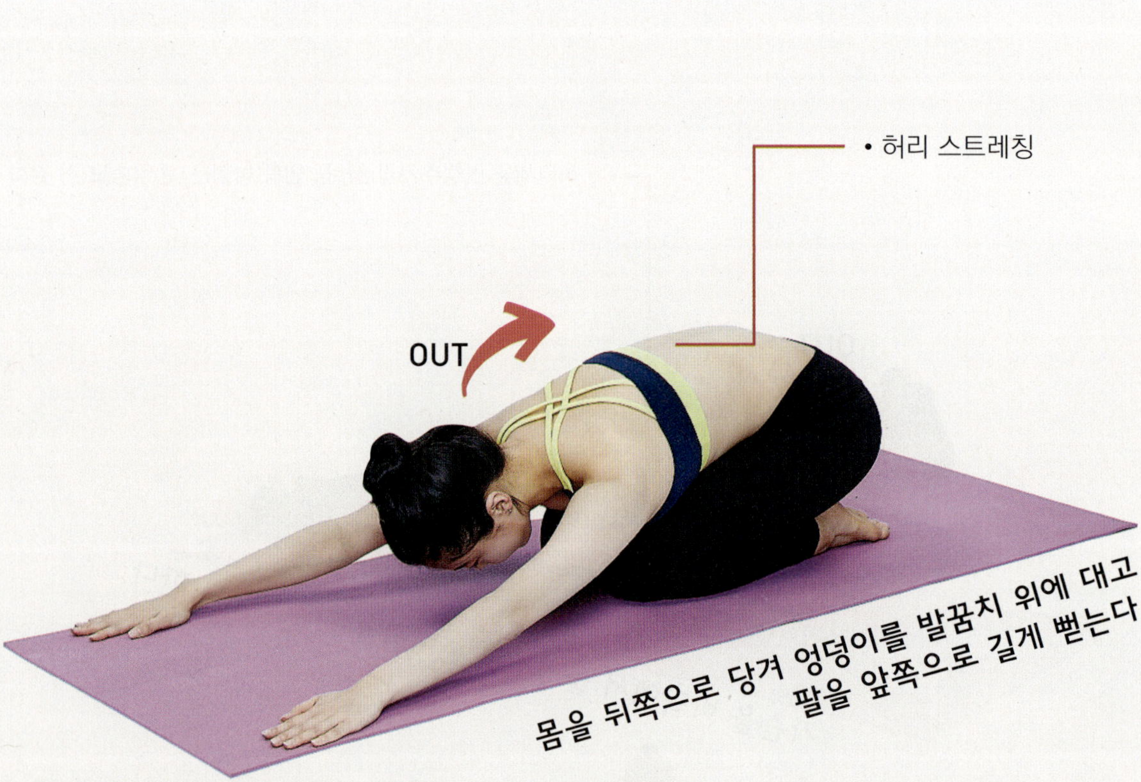
• 허리 스트레칭
OUT
몸을 뒤쪽으로 당겨 엉덩이를 발꿈치 위에 대고
팔을 앞쪽으로 길게 뻗는다.

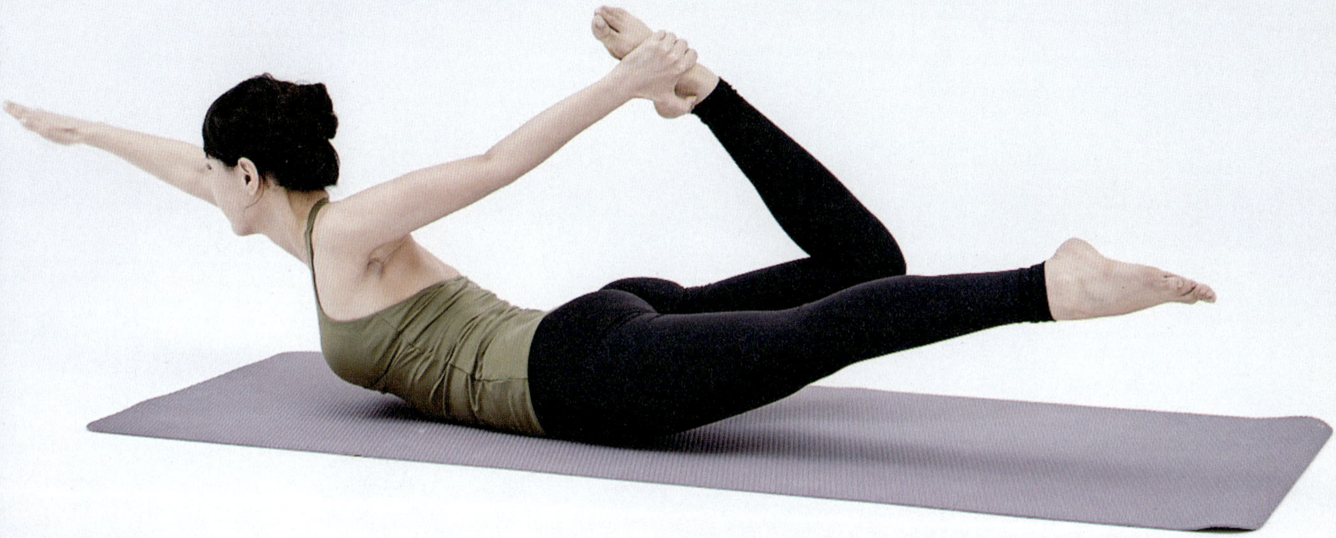

YOGA

요가

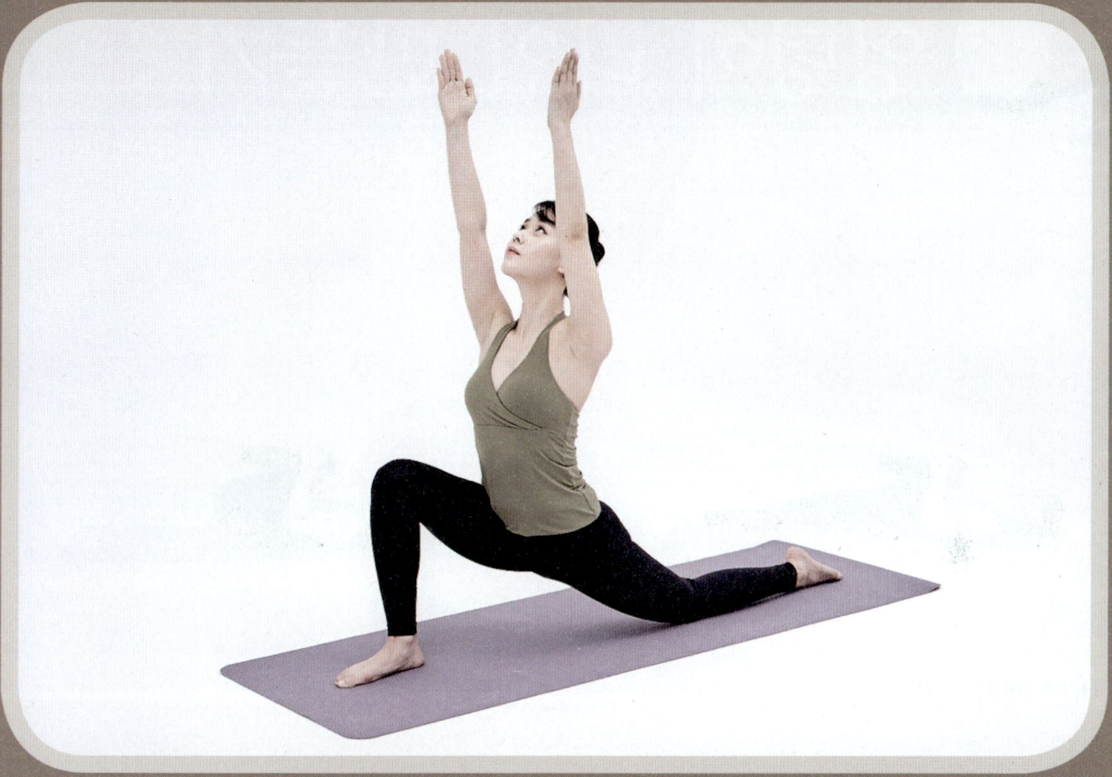

1 중심개념 호흡과 운동을 통한 신체적, 정신적, 심리적, 영적 수련

2 운동목적 호흡과 스트레스 관련 호르몬 조절
인체의 모든 조직과 근육 자극을 통한 순환 개선

3 운동효과 폐활량과 에너지 소비량 증가 및 체중 조절,
자세 교정, 신경 안정과 관절 가동범위 증가

4 운동원리 깊은 호흡을 통한 폐기능과 안정 시 대사량 증가
자세 유지 근육의 활성화 및 근육과 관절의 적절한 자극
교감신경과 부교감신경의 균형을 통한 스트레스 조절

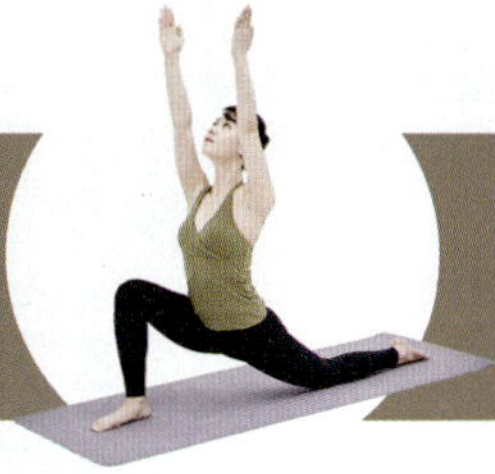

엉덩이 라인 만들기

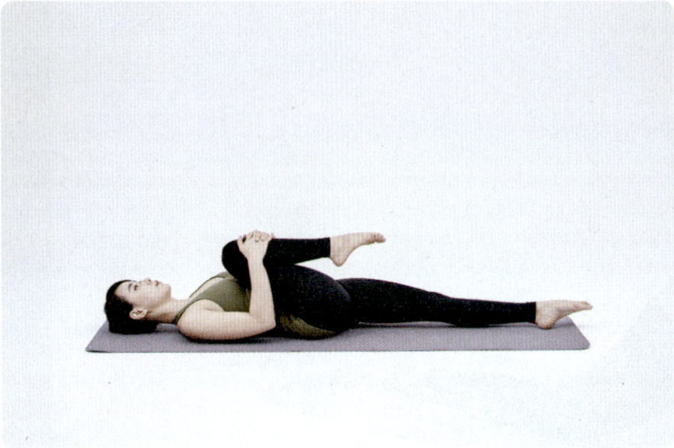

1 바람 빼기 자세

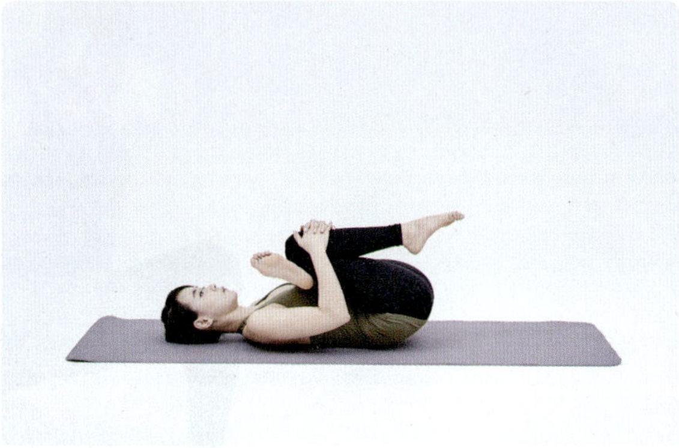

2 엉덩이 열어 주기

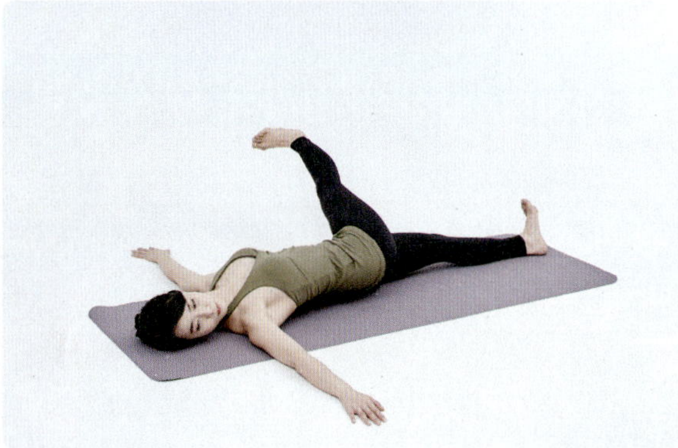

3 악어 자세

- ✓ 누운 자세에서 턱이 들리지 않도록 주의
- ✓ 동작별 10~15초 정지하기

ADVICE!

1 바람 빼기 자세

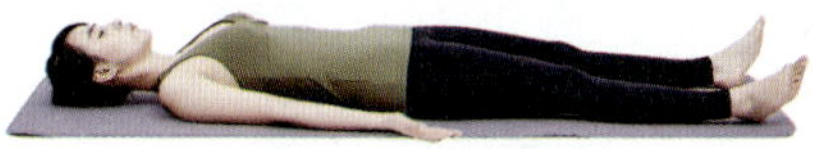

• 하늘을 보고 편안하게 눕는다.
• 양손은 몸 옆에 놓는다.

• 골반, 엉덩이(대둔근) 스트레칭

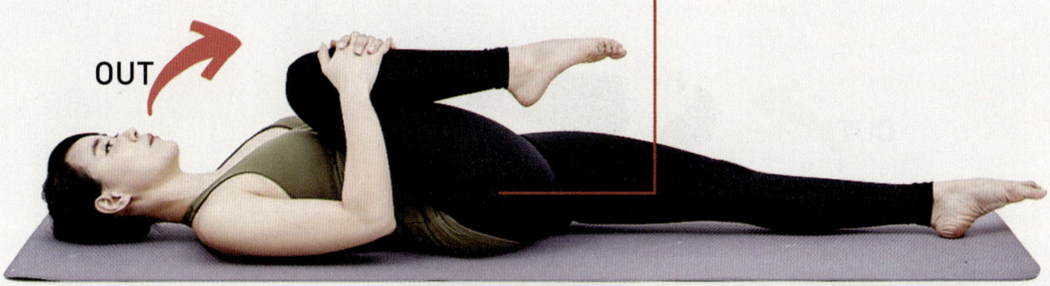

한쪽 다리를 접어 무릎을 가슴까지 끌어당긴다.

2 엉덩이 열어 주기

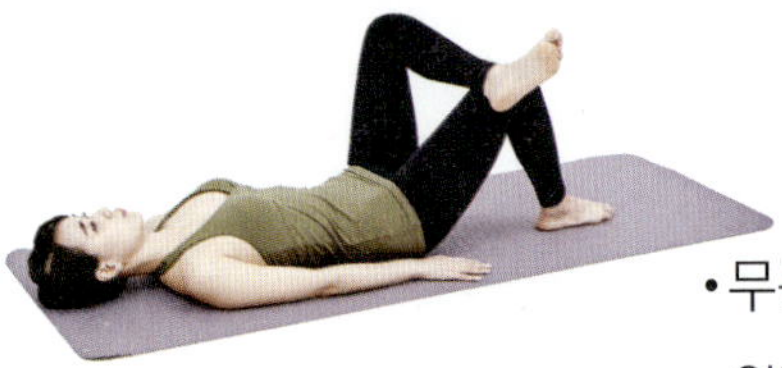

• 무릎을 45도 구부린 자세로 하늘을 보고 누워 왼쪽 발목을 오른쪽 무릎 위에 올린다.

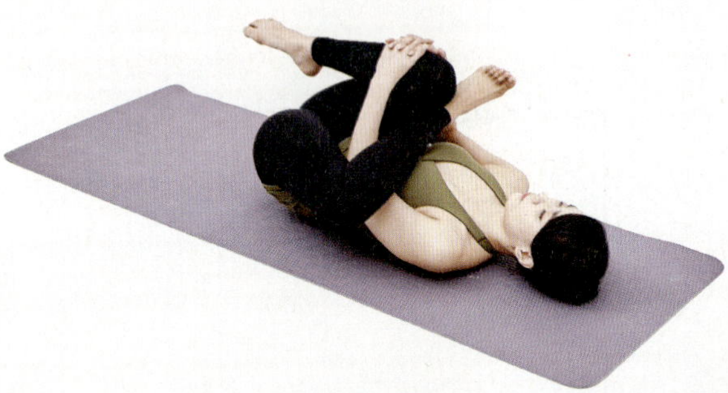

• 골반, 엉덩이(이상근) 스트레칭

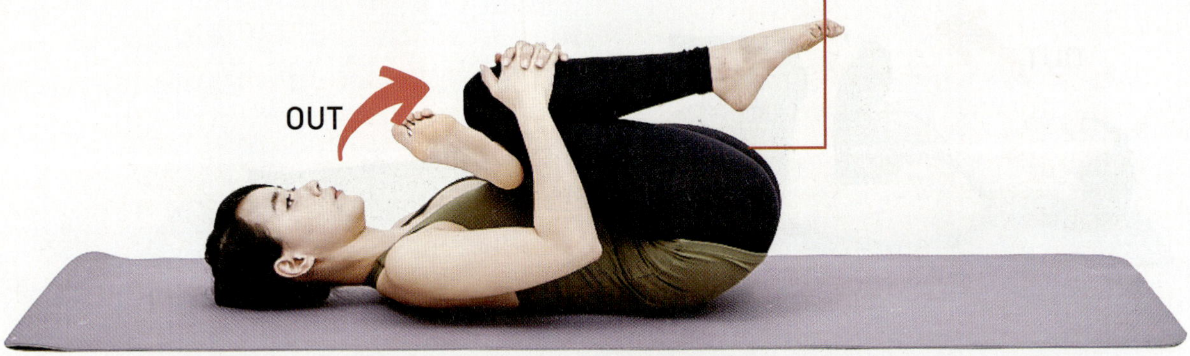

왼손을 다리 사이에 넣고 오른손과 깍지를 낀 후 무릎을 가슴으로 잡아당긴다.

3 악어 자세

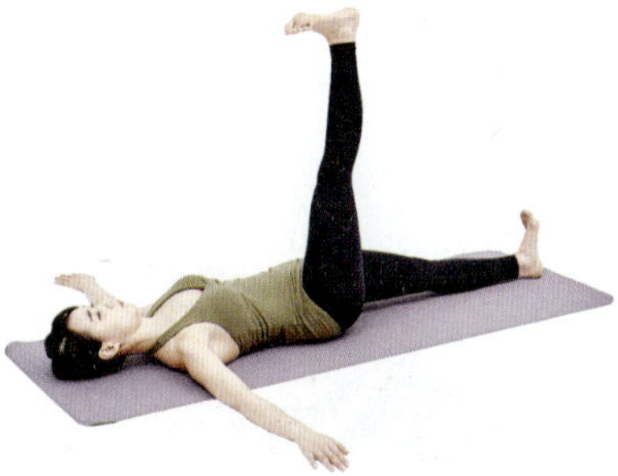

• 하늘을 보고 누운 자세에서 양팔을 어깨 높이로 벌린 후 오른쪽 다리를 들어올린다.
• 양발을 얼굴 쪽으로 당긴다.

• 척추, 엉덩이 스트레칭
• 골반 균형

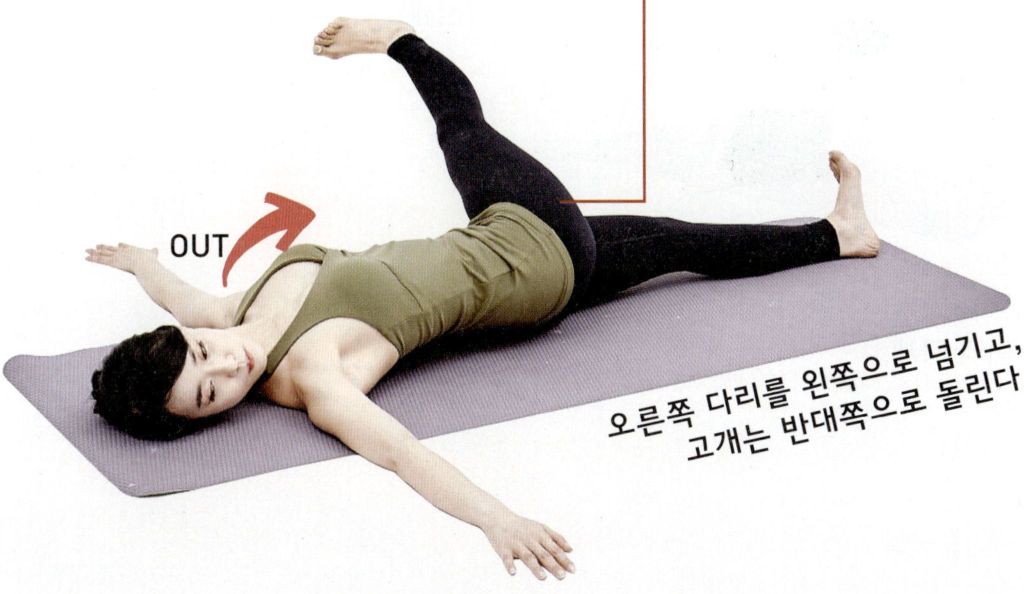
OUT
오른쪽 다리를 왼쪽으로 넘기고,
고개는 반대쪽으로 돌린다.

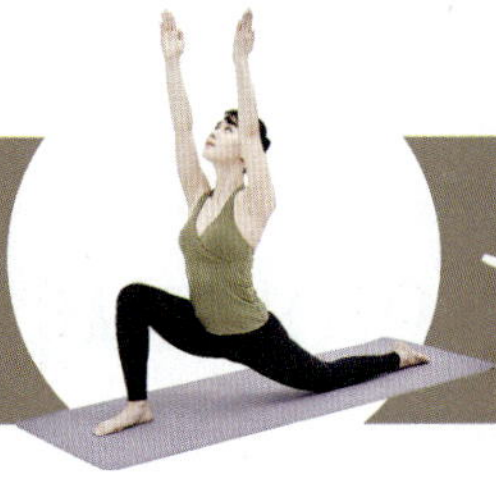

균형 잡힌 골반 만들기

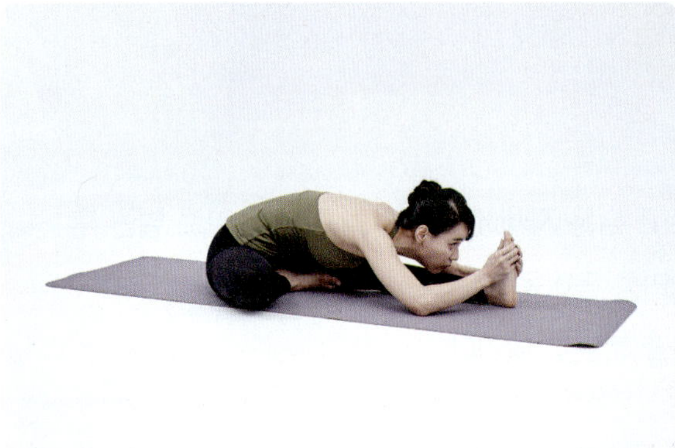

1 한 다리 상체 숙이기

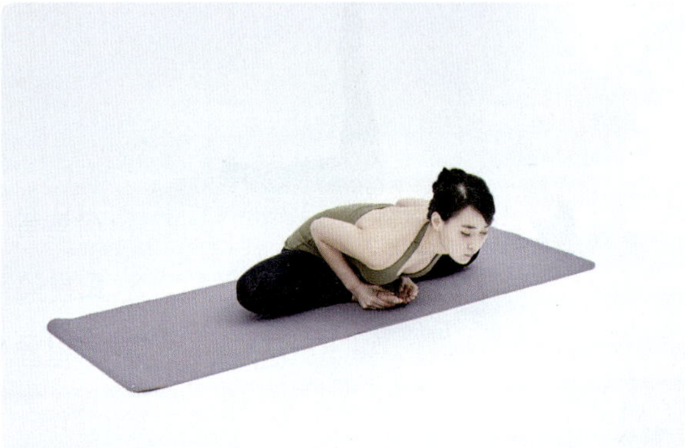

2 나비 자세

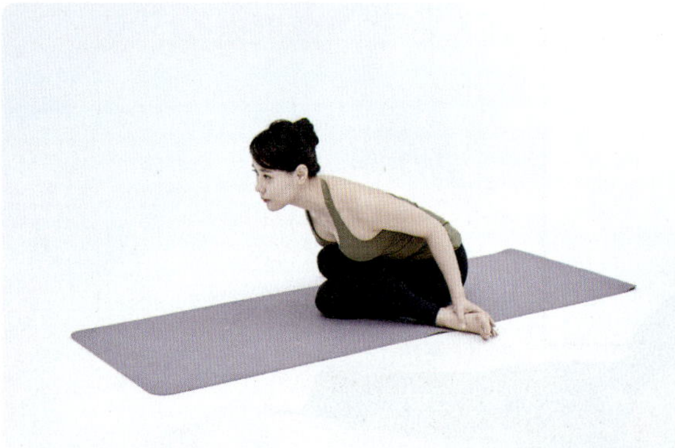

3 소머리 자세

- ✓ 엉덩이가 들리지 않도록 주의
- ✓ 고개를 들고 등을 펴서 내리기
- ✓ 동작별 10~15초 정지하기

ADVICE!

1 한 다리 상체 숙이기

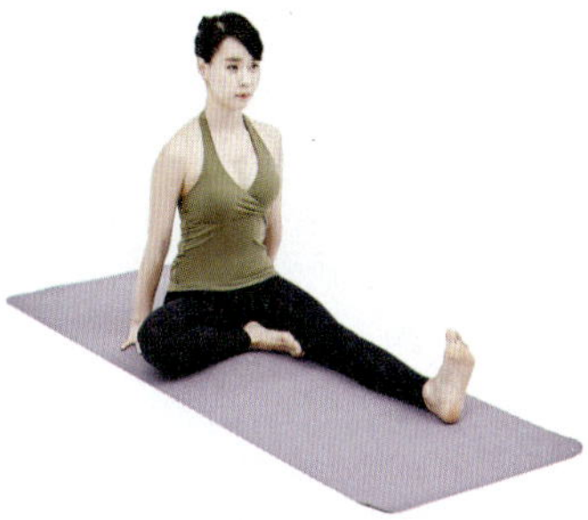

- 두 다리를 펴고 바닥에 앉아 허리를 세운다.
- 오른쪽 발을 구부려 왼쪽 다리의 허벅지 안쪽에 대고 무릎은 바닥에 댄다.
- 시선은 발끝을 본다.

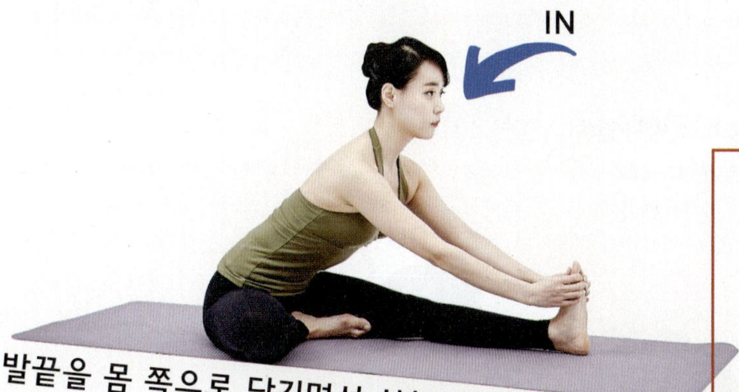

발끝을 몸 쪽으로 당기면서 상체를 앞으로 숙인다.

- 허리, 엉덩이, 허벅지 뒤(대퇴이두근) 스트레칭
- 골반 균형

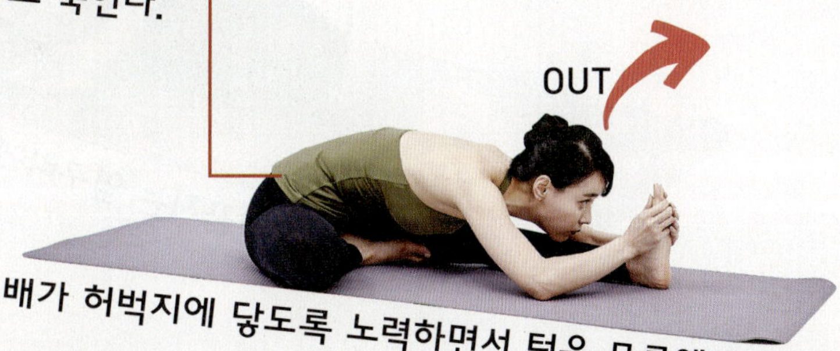

배가 허벅지에 닿도록 노력하면서 턱을 무릎에 붙인다.

주의! 귀와 어깨 사이가 멀어지도록 날개뼈를 허리로 끌어내린다.

2 나비 자세

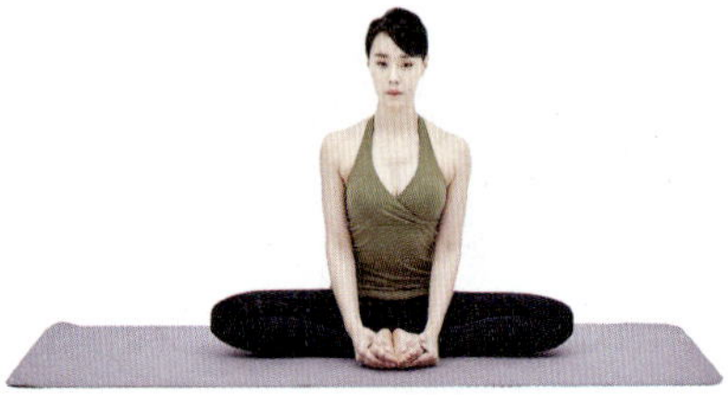

• 발바닥을 붙이고 앉는다.

• 양손으로 발을 잡고 무릎을 바닥에 붙여서 앉는다.

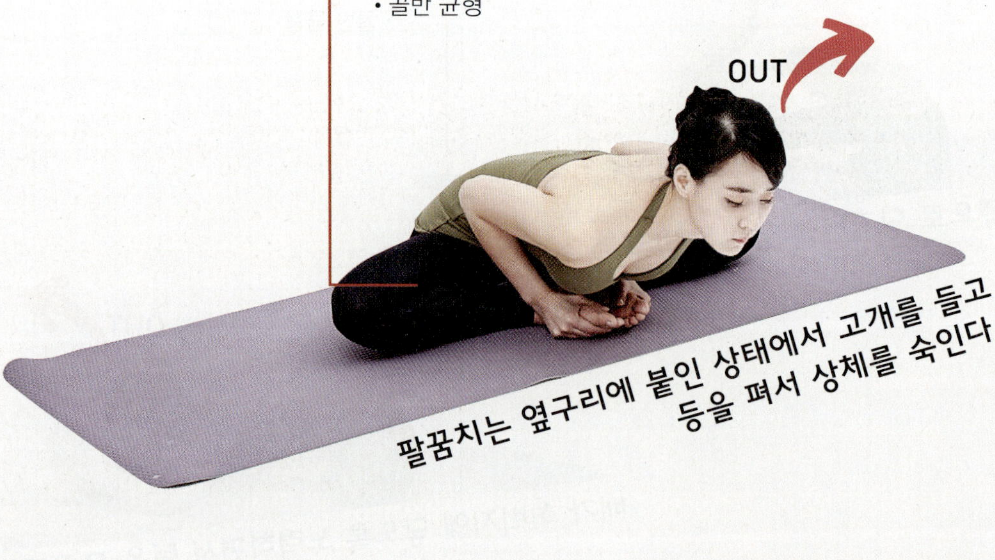
• 엉덩이, 허벅지 안쪽(내전근) 스트레칭
• 골반 균형
OUT
팔꿈치는 옆구리에 붙인 상태에서 고개를 들고
등을 펴서 상체를 숙인다.

3 소머리 자세

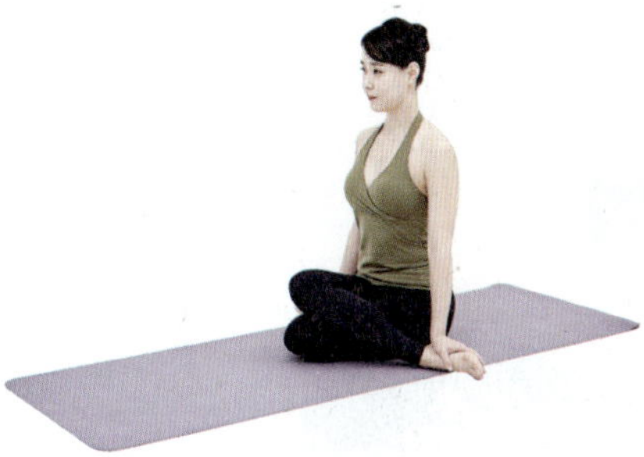

• 무릎이 일직선이 되도록 다리를 포개어 앉고, 양손으로 양발을 잡는다.

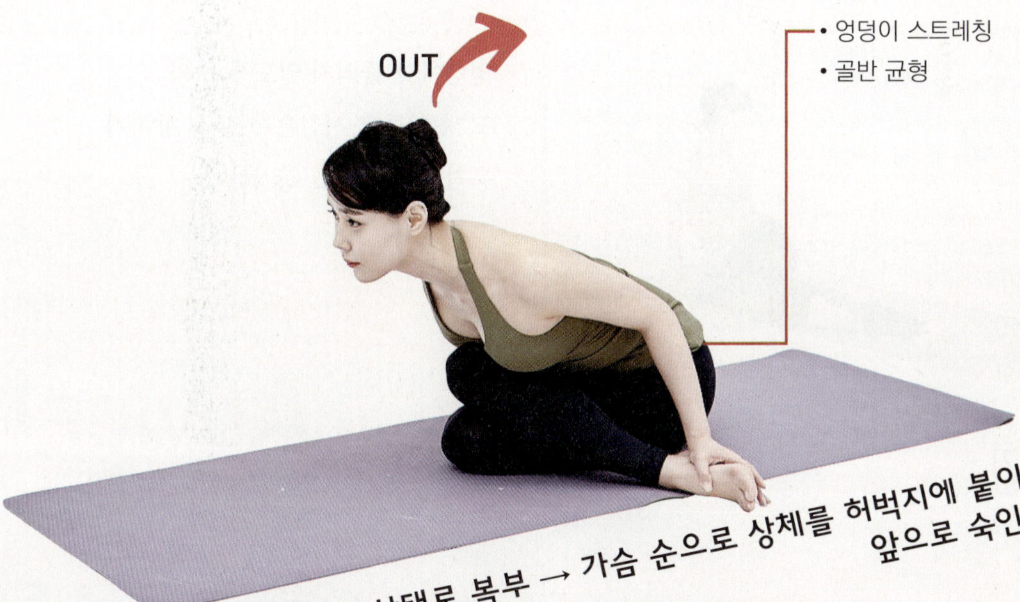

• 엉덩이 스트레칭
• 골반 균형

고개를 든 상태로 복부 → 가슴 순으로 상체를 허벅지에 붙이며 앞으로 숙인다.

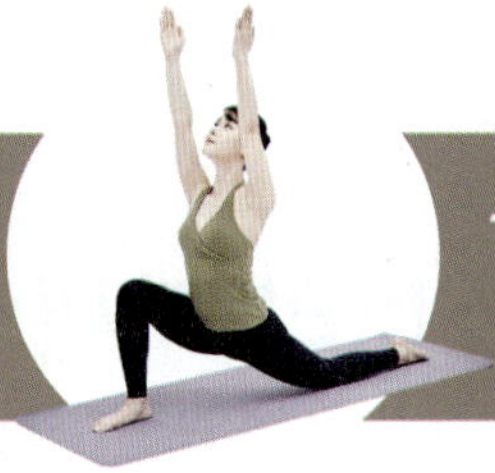

날씬한 허리 라인 만들기

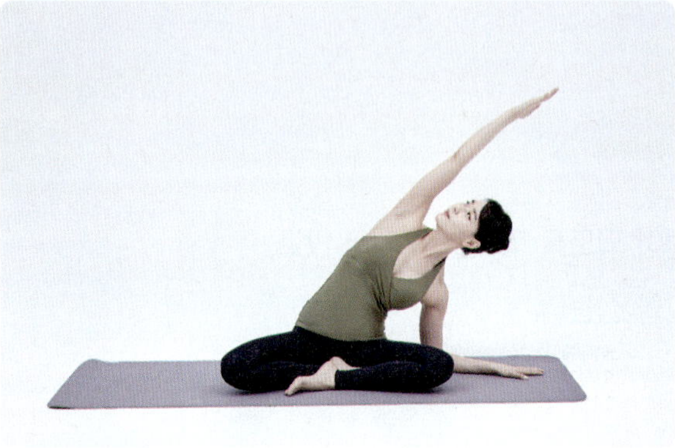

1 옆구리 늘리기

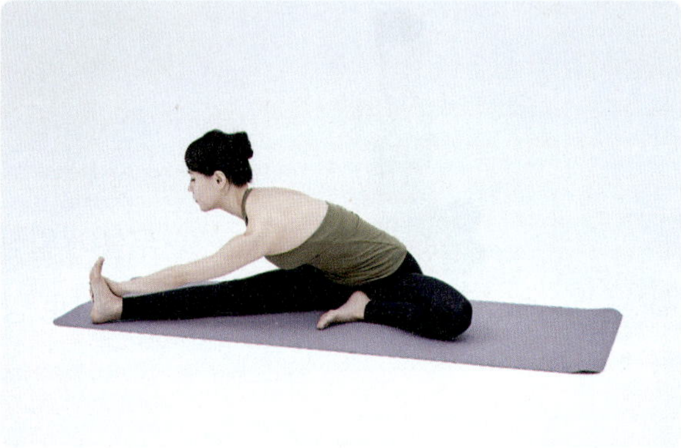

2 옆으로 상체 비틀어 내리기

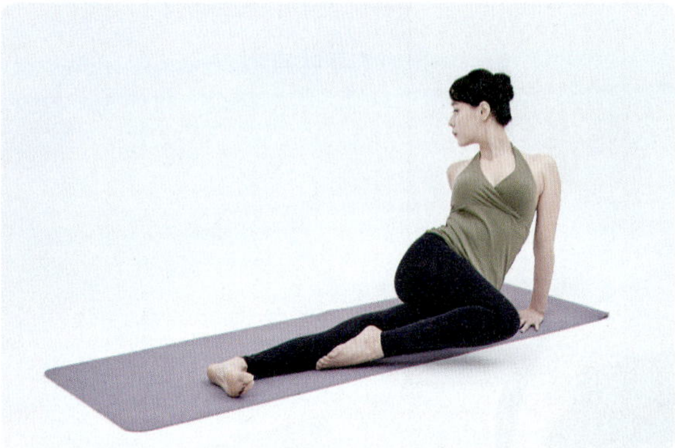

3 비틀기

- ✓ 엉덩이가 들리지 않도록 주의
- ✓ 고개를 들고 시선은 손끝을 향하기
- ✓ 동작별 10~15초 정지하기

ADVICE!

옆구리 늘리기

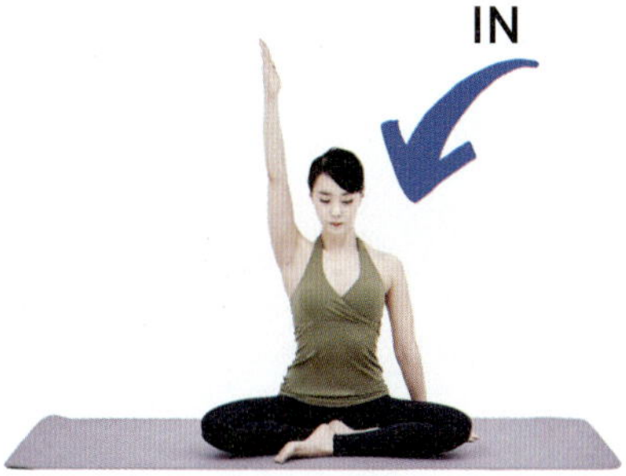
IN

• 정좌 자세로 앉아 왼팔로 바닥을 지지하고,
오른팔은 하늘로 뻗는다.

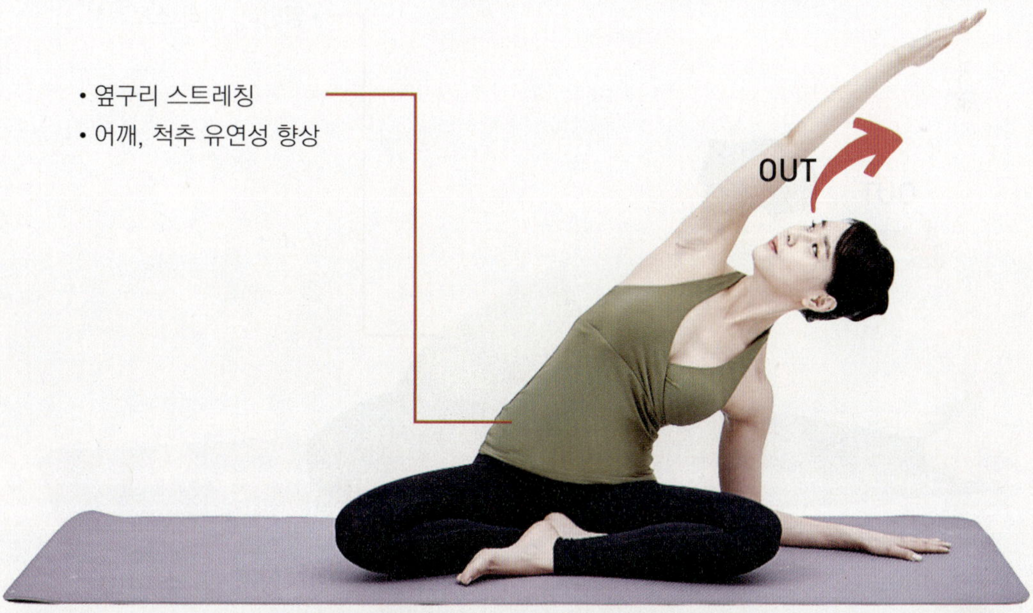
• 옆구리 스트레칭
• 어깨, 척추 유연성 향상
OUT

왼팔의 팔꿈치가 바닥과 닿도록 상체를 옆으로 구부린다.

주의! 오른쪽 엉덩이가 바닥에서 떨어지지 않도록 한다.

2 옆으로 상체 비틀어 내리기

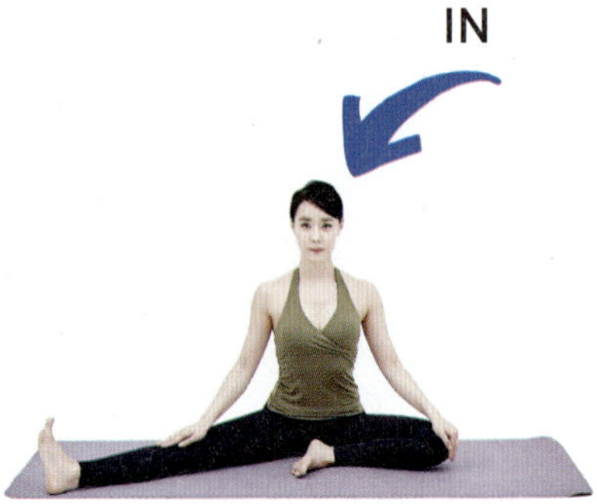

• 왼쪽 다리는 옆으로 눕혀서 구부리고,
오른쪽 다리는 벌리고 허리를 세워 앉는다.

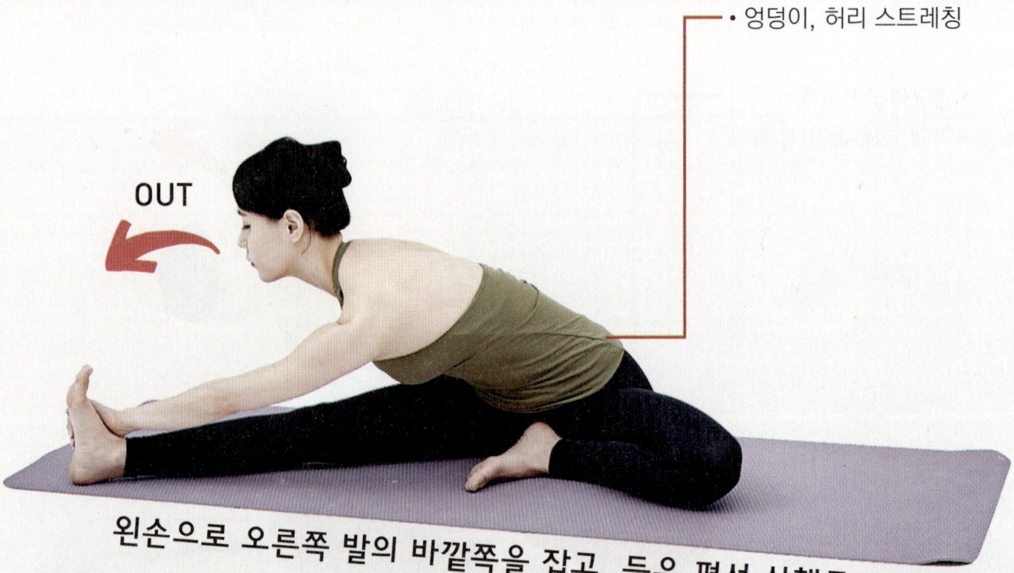

왼손으로 오른쪽 발의 바깥쪽을 잡고, 등은 펴서 상체를 숙인다.

주의! 왼쪽 엉덩이가 바닥에 밀착되도록 밀어낸다.

3 비틀기

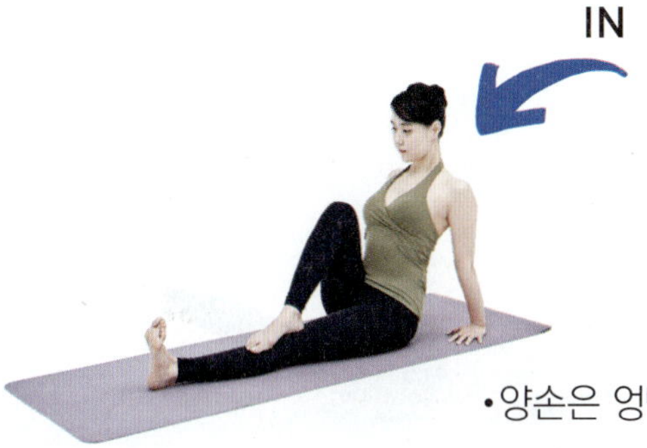
IN

•양손은 엉덩이 뒤 바닥을 짚고, 두 다리는 펴고 앉은 후 오른쪽 발을 들어서 왼쪽 무릎 위에 구부려 놓는다.

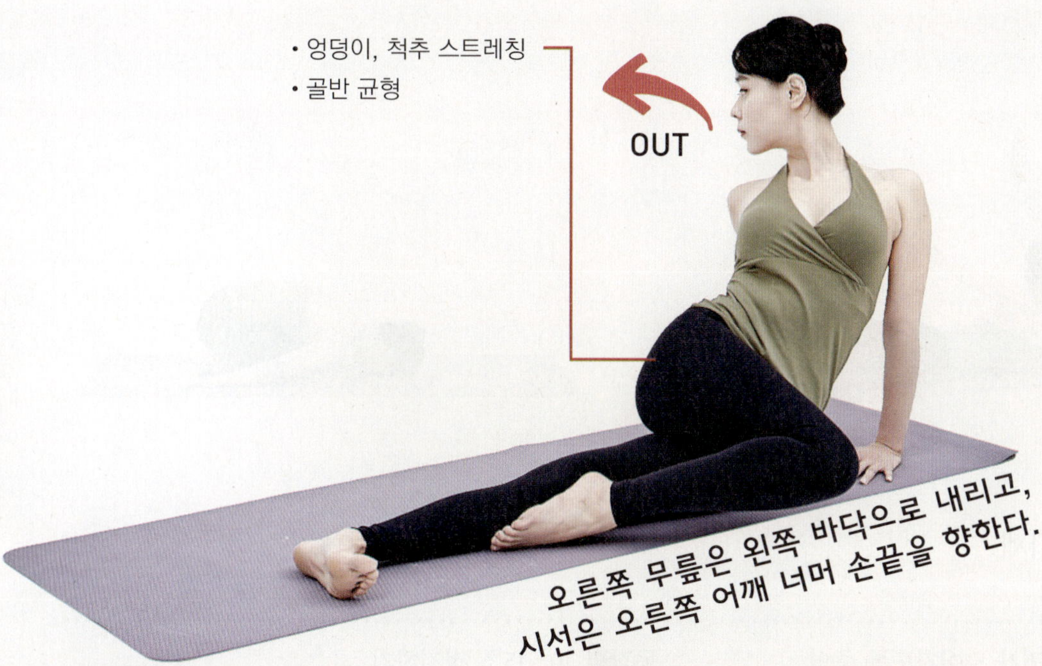
• 엉덩이, 척추 스트레칭
• 골반 균형
OUT
오른쪽 무릎은 왼쪽 바닥으로 내리고,
시선은 오른쪽 어깨 너머 손끝을 향한다.

주의! 어깨와 귀가 멀어지도록 어깨를 끌어내리며 실시한다.

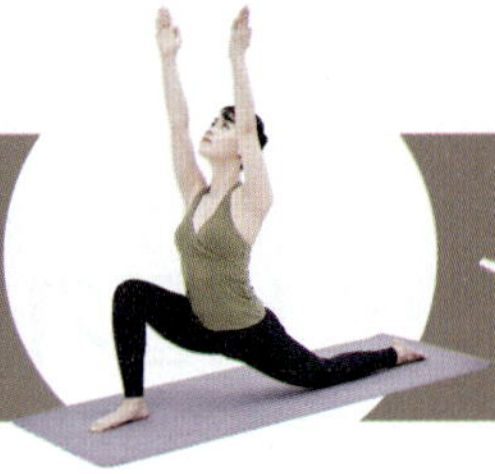

군살 없는 등 라인 만들기

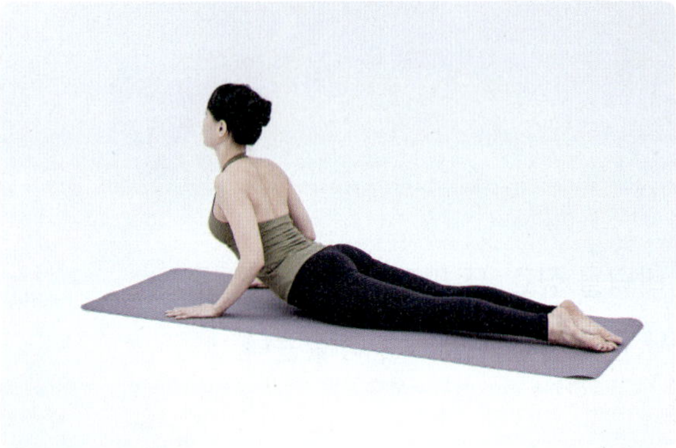

1 코브라 자세

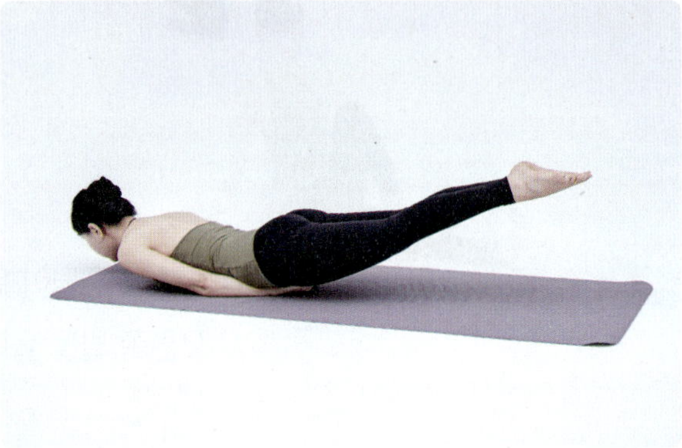

2 메뚜기 자세

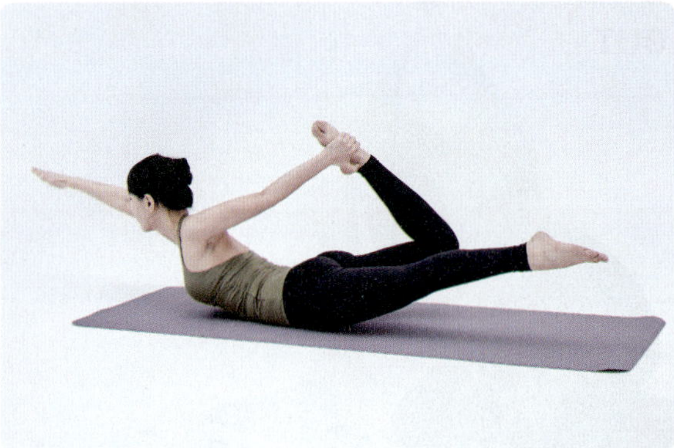

3 반 활 자세

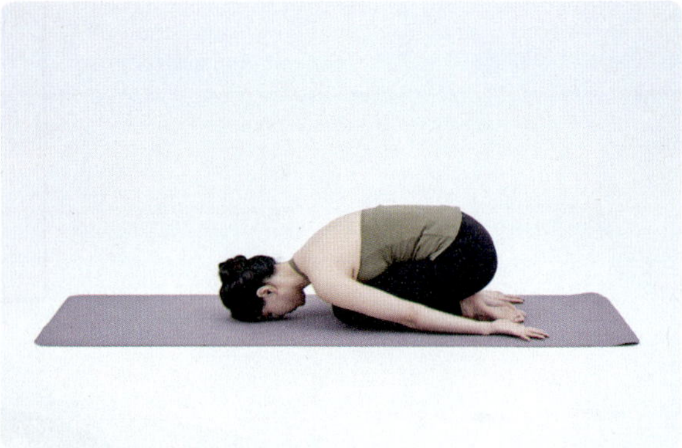

4 아기 자세

ADVICE!

- ✓ 어깨와 귀가 멀어지도록 주의
- ✓ 배꼽을 복부 안으로 당기고 실시
- ✓ 동작별 10~15초 정지하기

코브라 자세

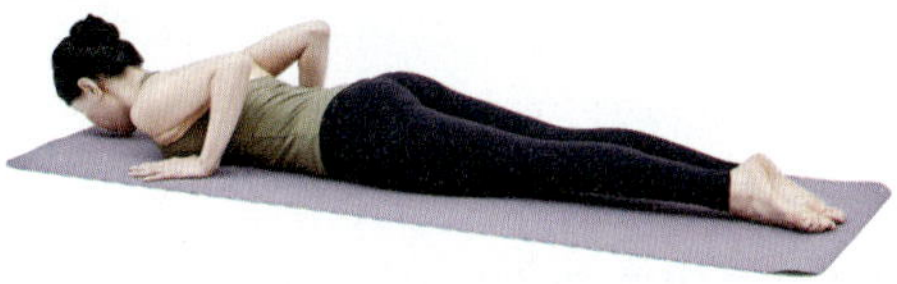

•양손으로 가슴 옆을 짚고 바닥에 엎드린다.

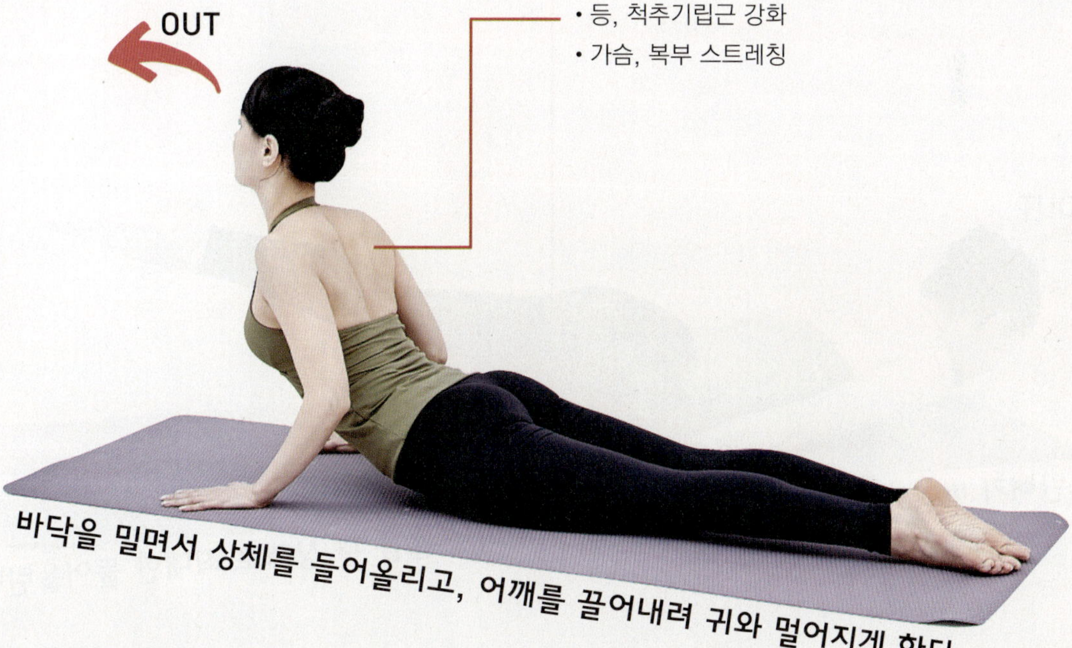

• 등, 척추기립근 강화
• 가슴, 복부 스트레칭

바닥을 밀면서 상체를 들어올리고, 어깨를 끌어내려 귀와 멀어지게 한다.

2 메뚜기 자세

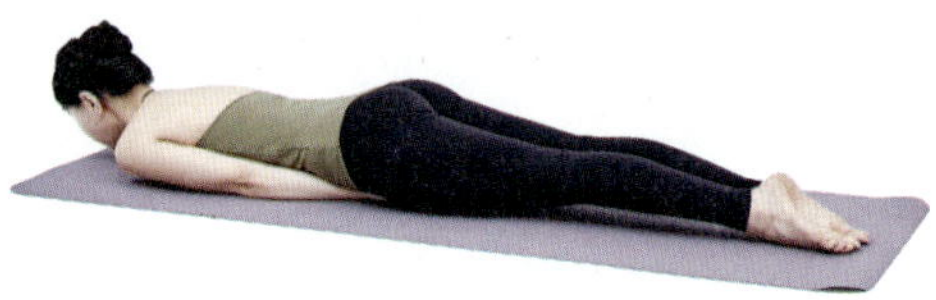

- 다리를 펴서 모은 자세로 엎드리고 양손을 양 허벅지 밑에 둔다.
- 턱을 바닥에 붙이고 호흡을 2~3회 한다.

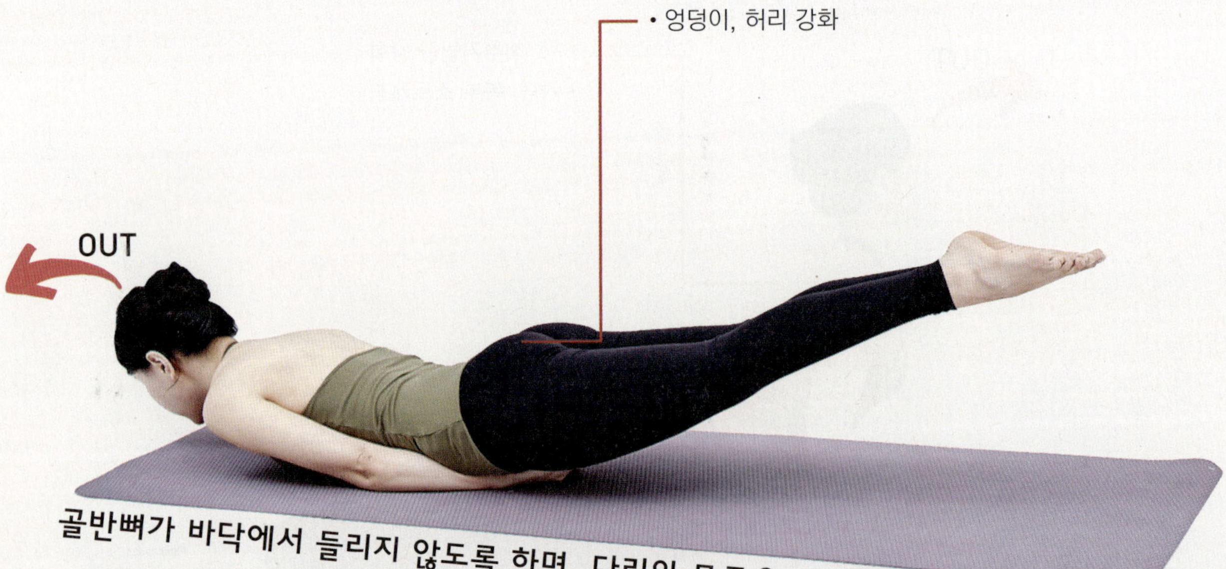

골반뼈가 바닥에서 들리지 않도록 하며, 다리의 무릎을 편 상태로 최대한 들어올린다.

3 반 활 자세

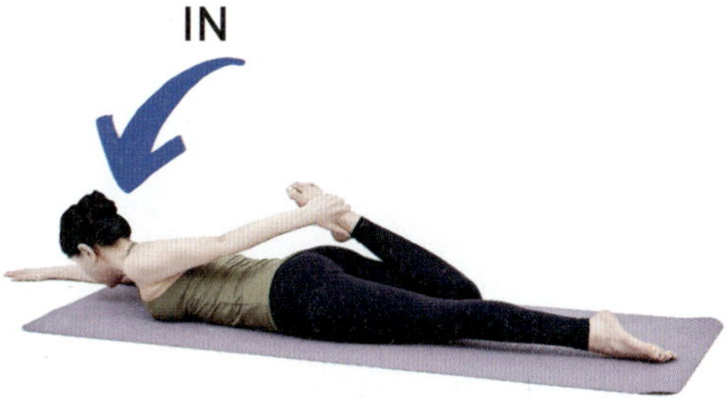
IN

• 바닥에 엎드린 자세에서 왼손으로 오른쪽 발목을 잡는다.

• 이마를 바닥에 대고 호흡을 2~3회 한다.

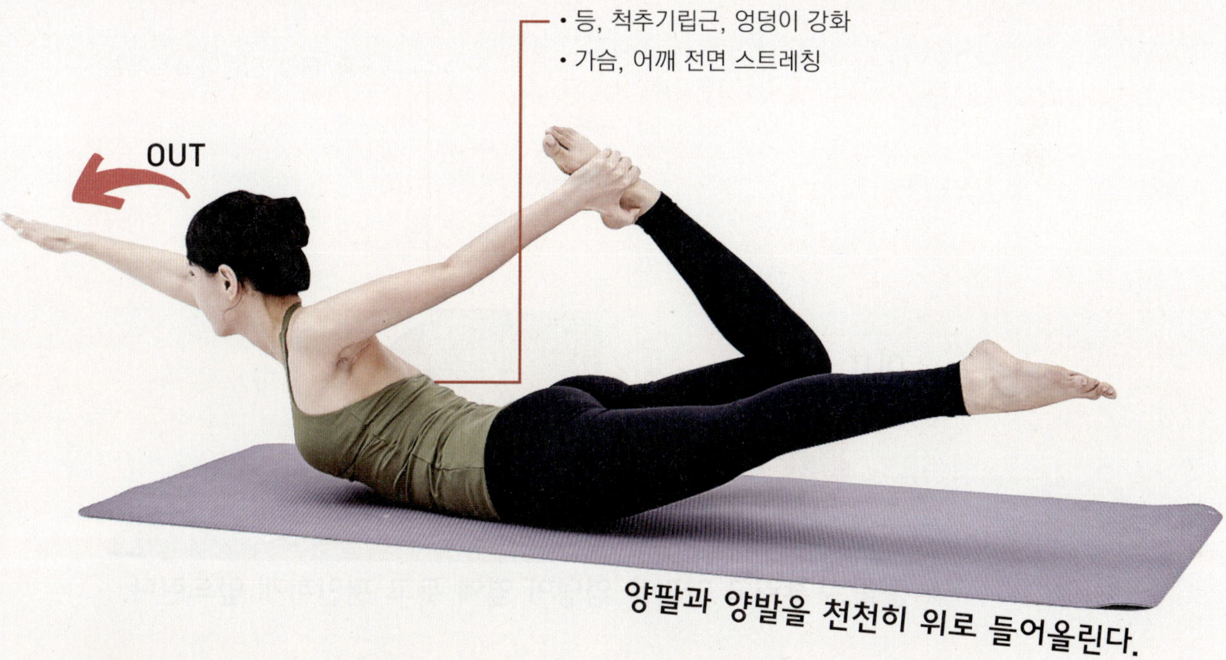
OUT
• 등, 척추기립근, 엉덩이 강화
• 가슴, 어깨 전면 스트레칭

양팔과 양발을 천천히 위로 들어올린다.

주의! 시선은 손끝을 향하고 어깨와 무릎이 일직선이 되도록 올린다.

4 아기 자세

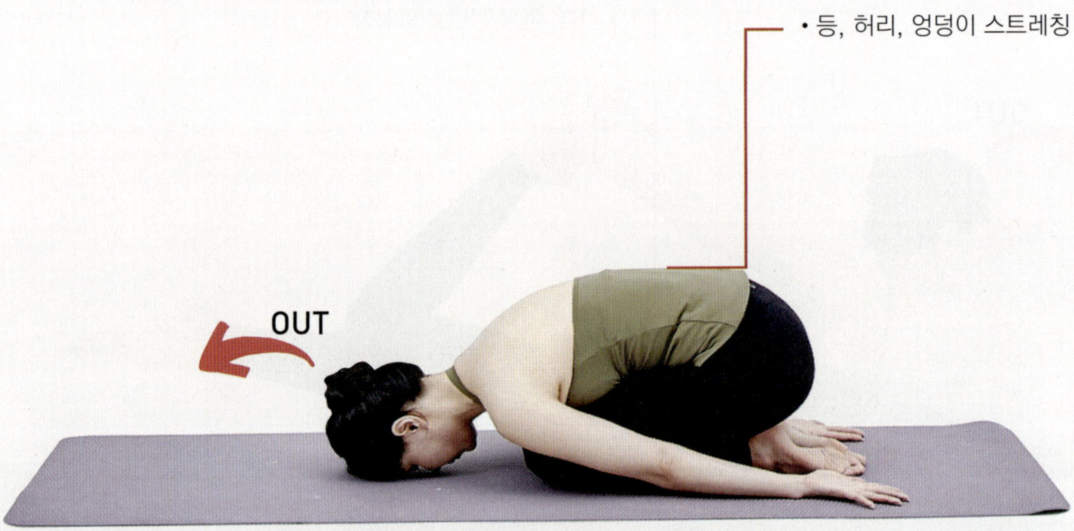

무릎을 구부리고 양팔을 엉덩이 옆에 두고 편안하게 엎드린다.

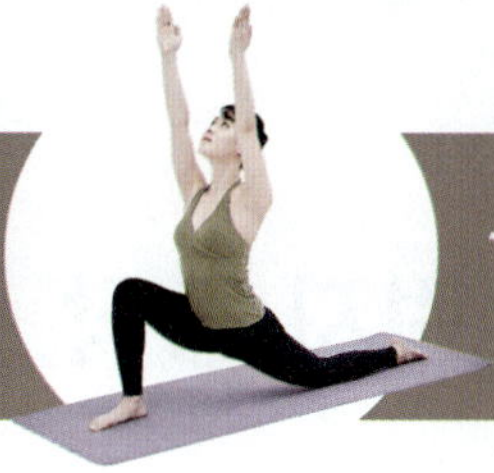

매끈한 다리 라인 만들기

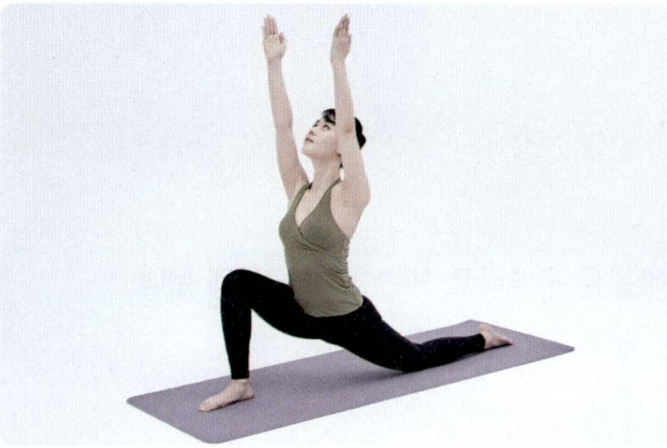

1 런지 동작

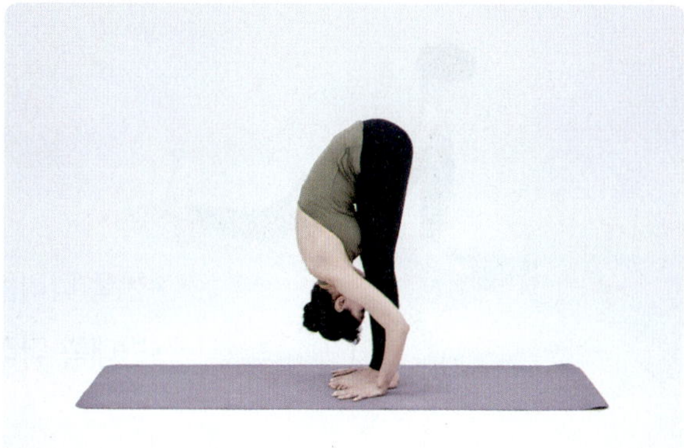

2 상체 숙이기

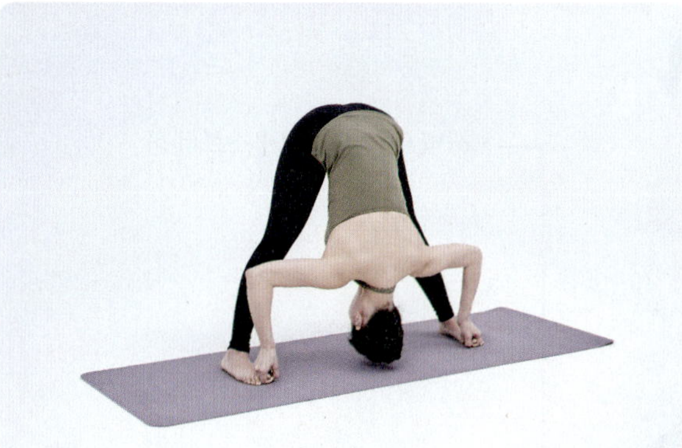

3 다리 벌리고 상체 숙이기

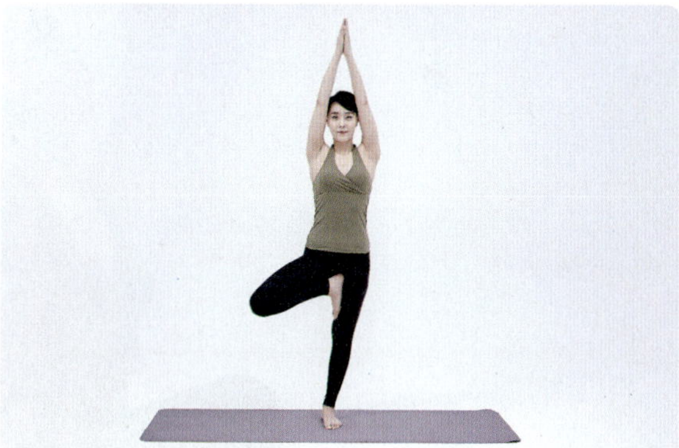

4 나무 자세

ADVICE!

- ✓ 무릎이 흔들리지 않도록 주의
- ✓ 다리가 과신전되지 않도록 주의
- ✓ 고개는 들고 등을 펴서 숙이기
- ✓ 동작별 10~15초 정지하기

1 런지 동작

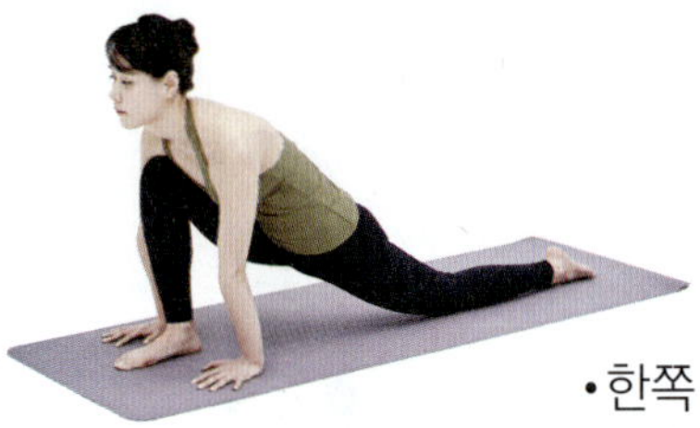

•한쪽 다리는 무릎을 구부리고, 양손을 발 양옆에 둔다.
•반대쪽 다리는 뒤로 길게 뻗는다.

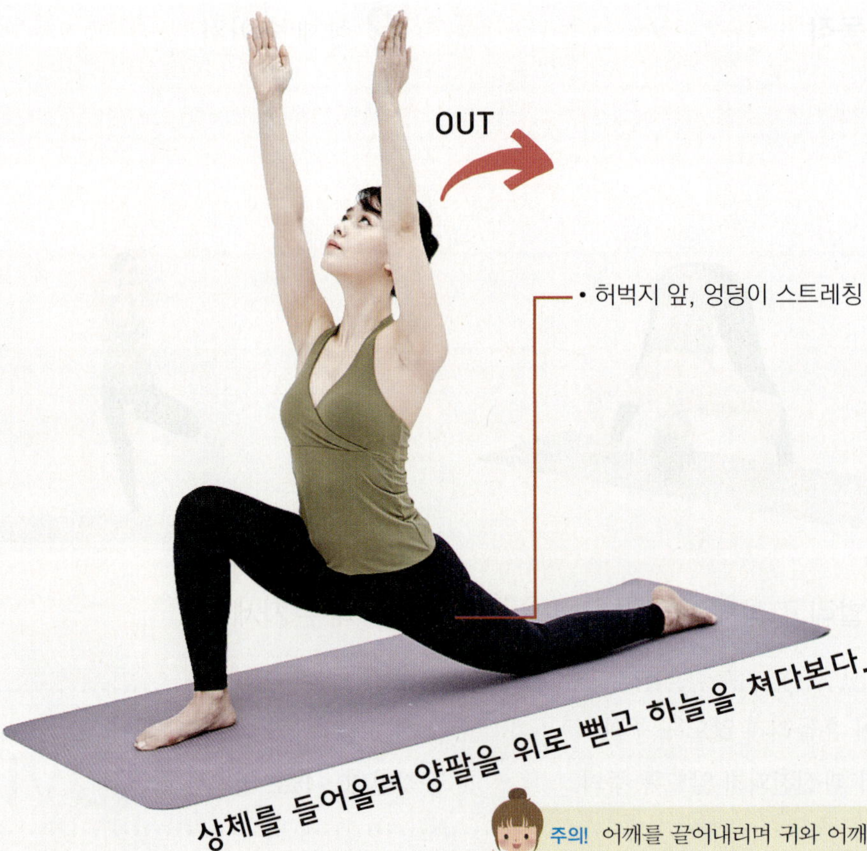
OUT
• 허벅지 앞, 엉덩이 스트레칭
상체를 들어올려 양팔을 위로 뻗고 하늘을 쳐다본다.

주의! 어깨를 끌어내리며 귀와 어깨가 멀어지도록 한다.

2 상체 숙이기

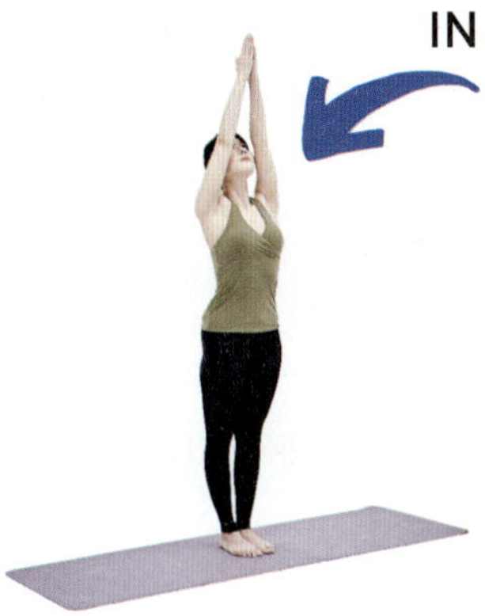

• 턱과 복부를 당기고 양팔을 위로 올려 합장을 한 상태로 선다.

• 허리, 엉덩이, 허벅지 뒤(대퇴이두근) 스트레칭

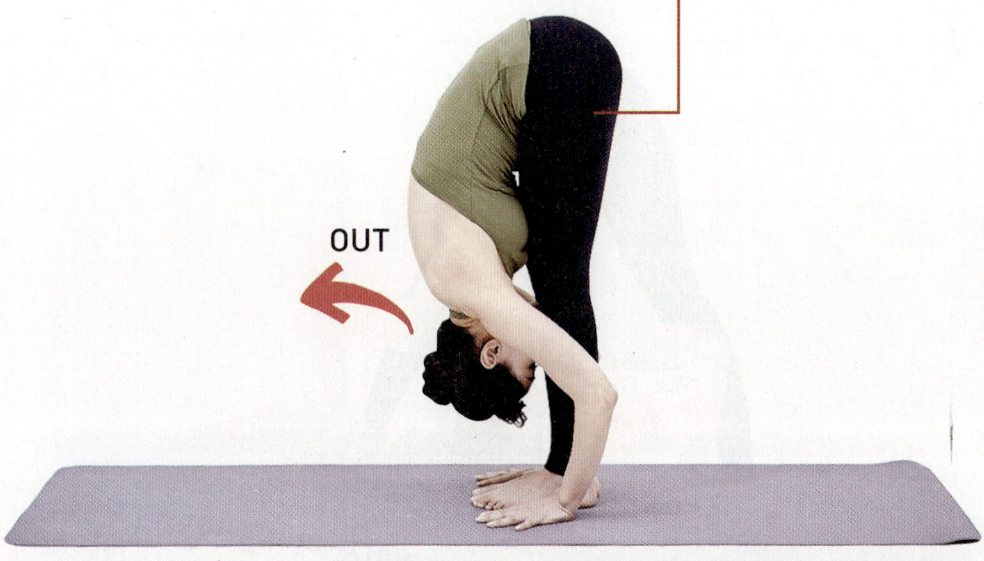

상체를 내리며 고개를 숙여 이마를 다리에 붙인다.

3 다리 벌리고 상체 숙이기

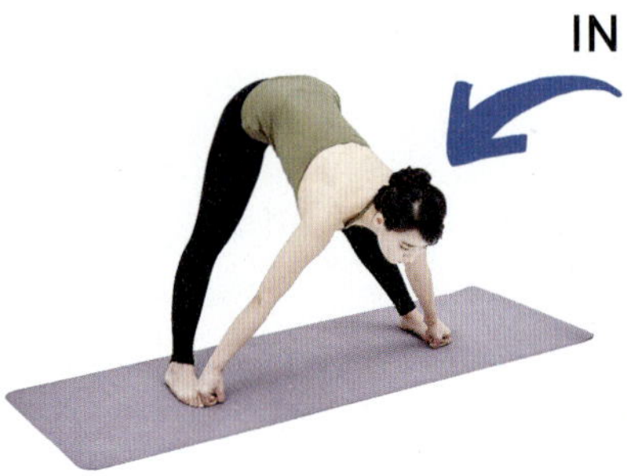
IN

- 양발을 1m 정도 벌리고 선다.
- 등을 편 상태로 상체를 숙이고 검지와 중지손가락을 이용하여 엄지발가락을 잡는다.

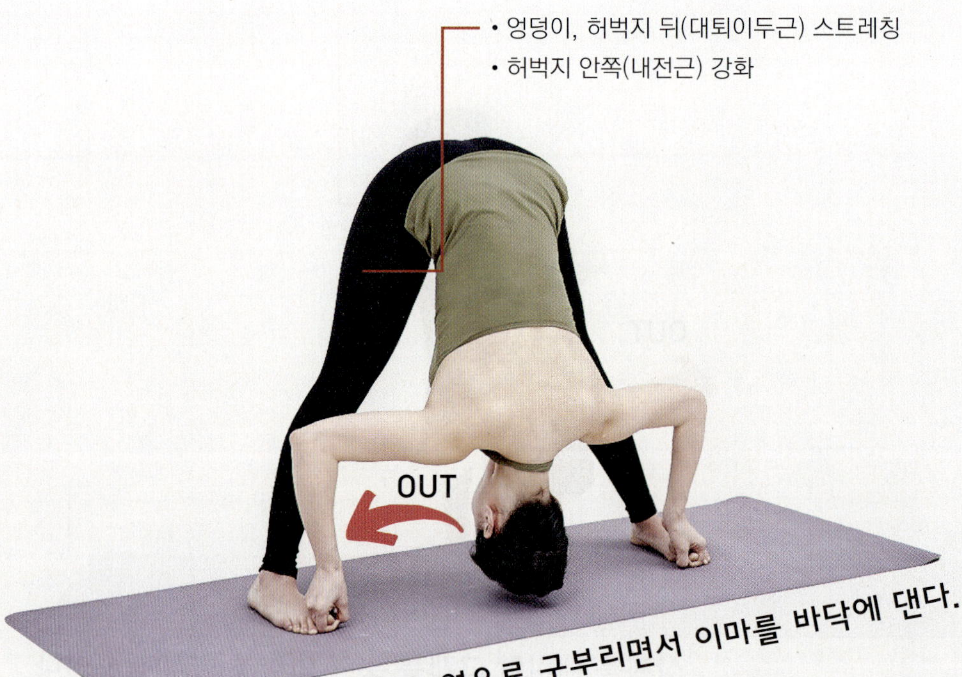
• 엉덩이, 허벅지 뒤(대퇴이두근) 스트레칭
• 허벅지 안쪽(내전근) 강화
OUT
팔을 옆으로 구부리면서 이마를 바닥에 댄다.

4 나무 자세

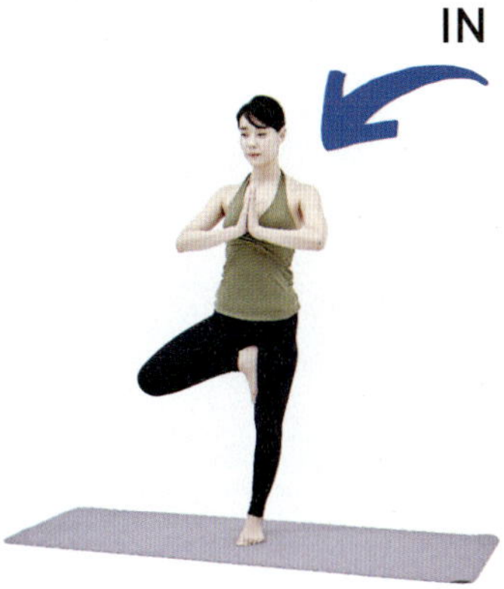

- 양발을 모으고 척추를 세워 바르게 선 후 오른쪽 발을 왼쪽 다리 허벅지 안쪽에 댄다.
- 양손은 합장하여 가슴 앞에 모은다.

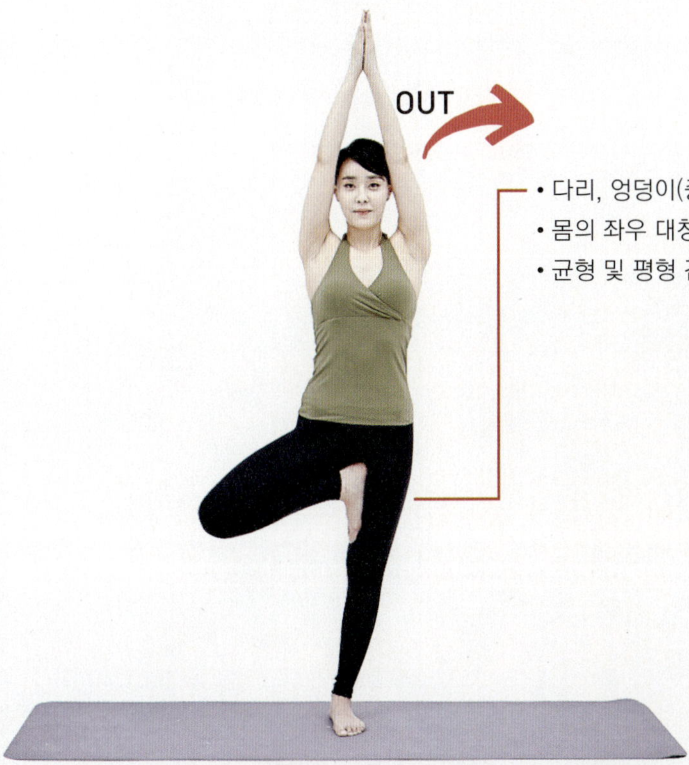

- 다리, 엉덩이(중둔근) 강화
- 몸의 좌우 대칭 조절
- 균형 및 평형 감각 향상

합장한 손을 최대한 위로 뻗는다.

초보자 변형 동작

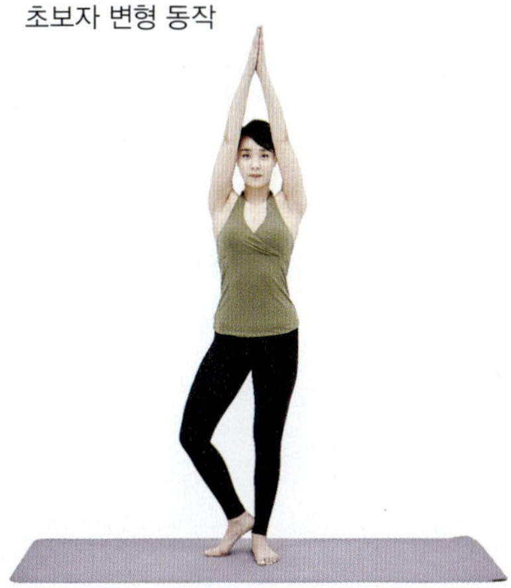

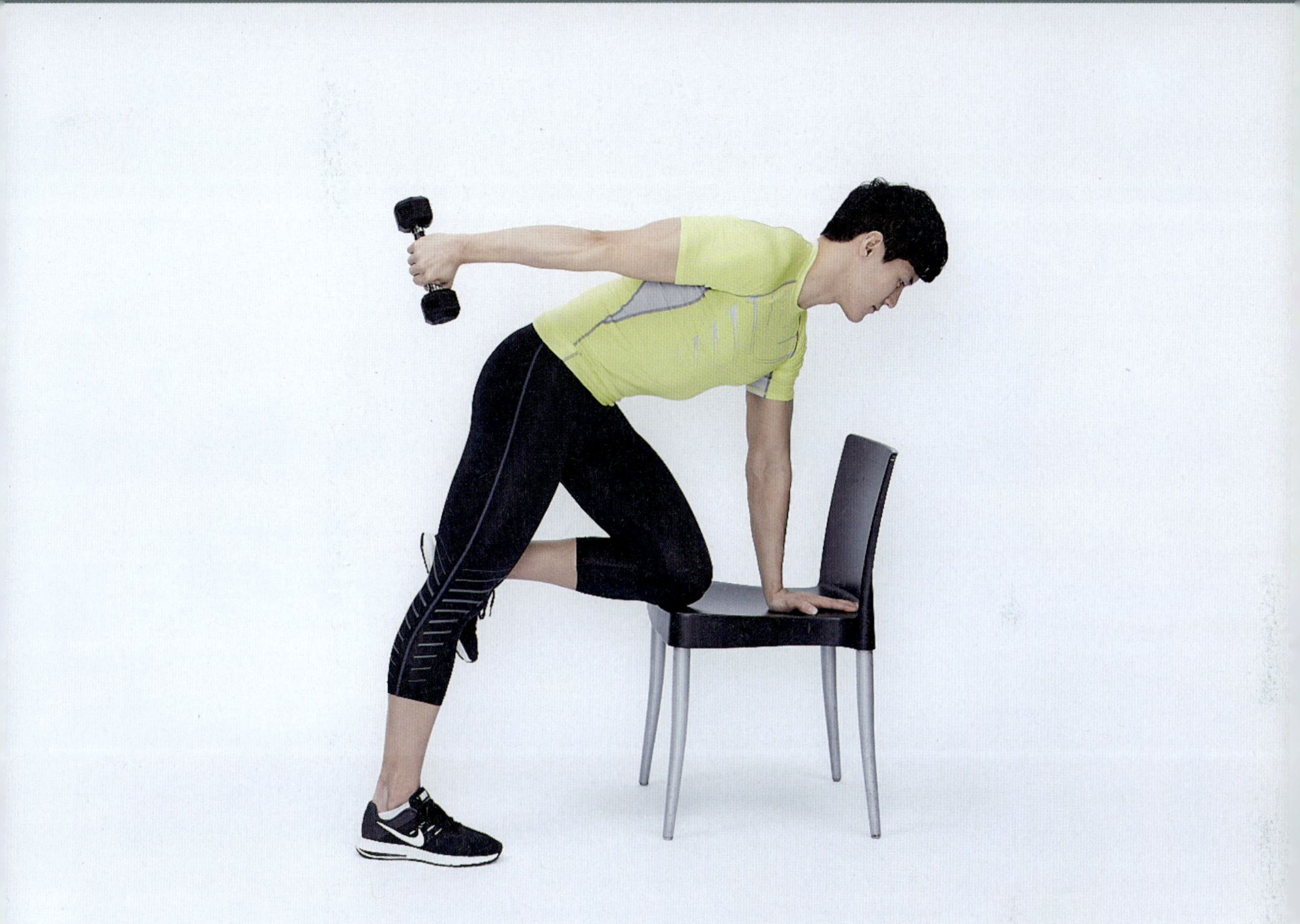

DUMBBELL

덤벨운동

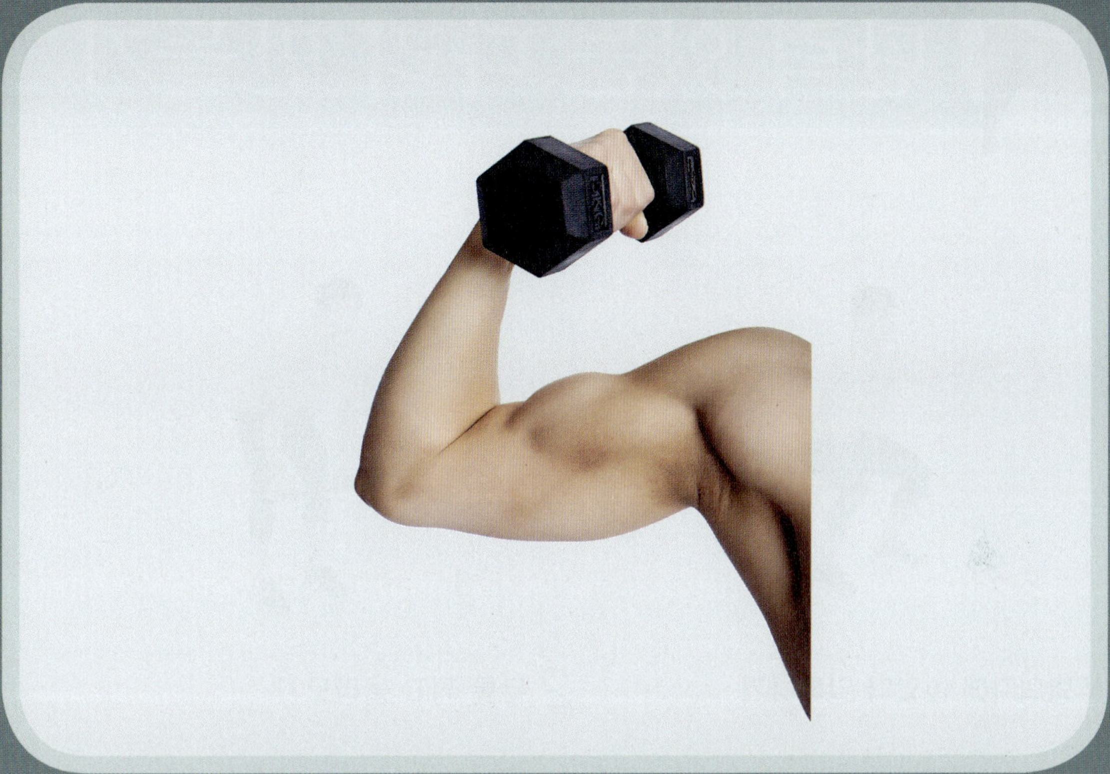

1 중심개념 무게 부하를 이용한 근골격계 강화

2 운동목적 초보자와 신체 기능이 약한 사람이 접근하기 쉬운 전신 근력운동방법

3 운동효과 체지방률 감소를 통한 멋진 바디 라인 형성
근력과 근지구력 증진을 통한 건강과 삶의 질 개선

4 운동원리 다양한 관절과 운동 범위 증가를 통한 신체 기능 개선
무게 부하 운동을 통한 근육량 증진과 에너지 소비량 증가
저강도 부하를 이용한 운동 부상 예방과 지방 연소

탄력 있는 다리 만들기

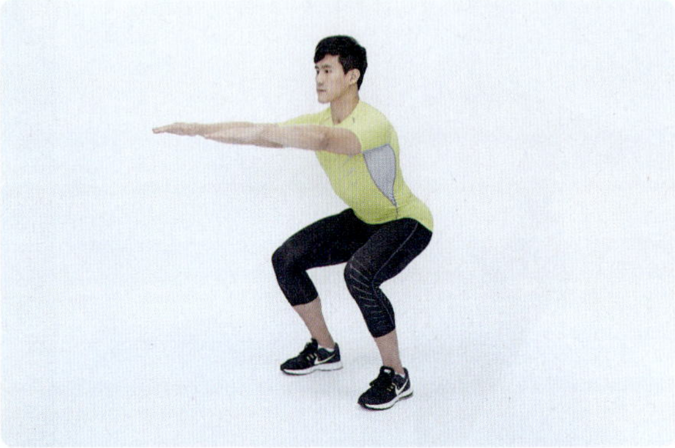

1 투명의자에 앉았다 일어나기

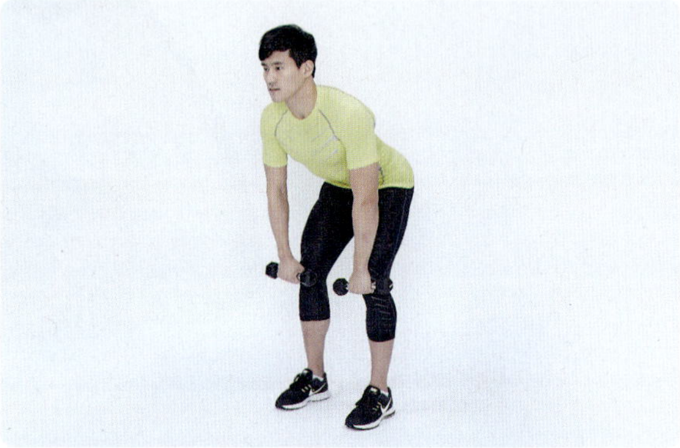

2 무릎 찍고 올라오기

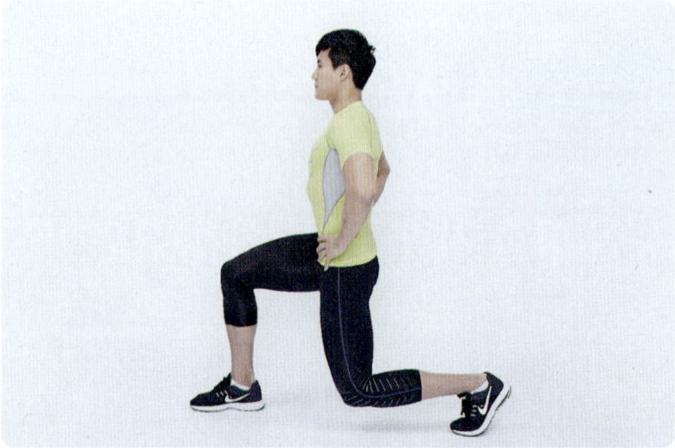

3 한 다리 뒤로 접어 앉기

- ✓ 무릎이 발끝을 넘지 않도록 주의
- ✓ 시선은 정면을 보고 등을 펴기
- ✓ 동작을 시작하면서는 1-2-3-4 속도
  원위치로 돌아올 땐 1-2 속도
- ✓ 동작별 12~15회씩 실시하기

ADVICE!

탄력 있는 다리 만들기

투명의자에 앉았다 일어나기

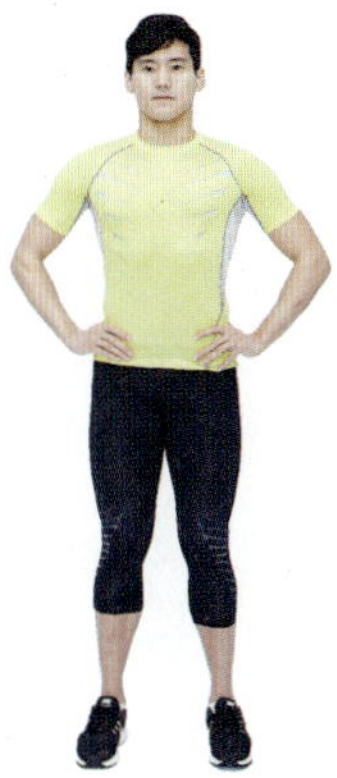

• 양발을 어깨넓이로 벌리고 선다.

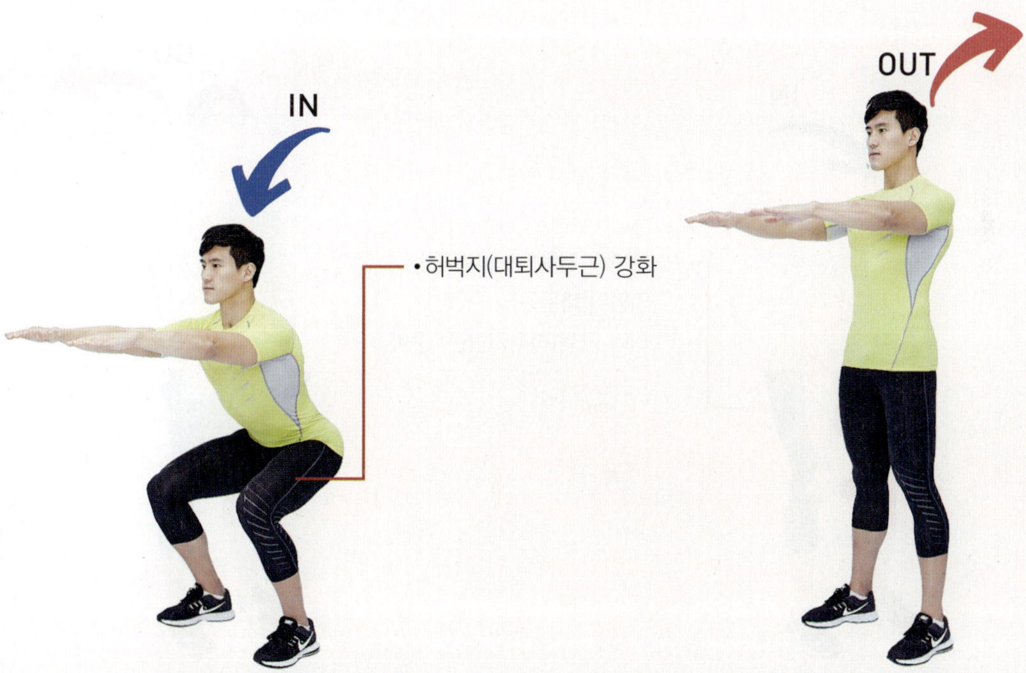

뒤로 쪼그려 앉는다는 느낌으로 무릎을 구부려 허벅지가 지면과 평행이 될 때까지 내린 후 다시 시작 자세로 돌아온다.

주의! 무릎이 발끝 밖으로 나가지 않도록 한다.

2 무릎 찍고 올라오기

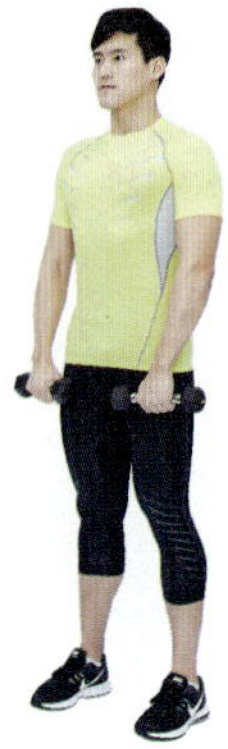

•양발을 어깨넓이로 벌리고 선다.
•양손에 덤벨을 들고 허벅지 앞에 놓는다.

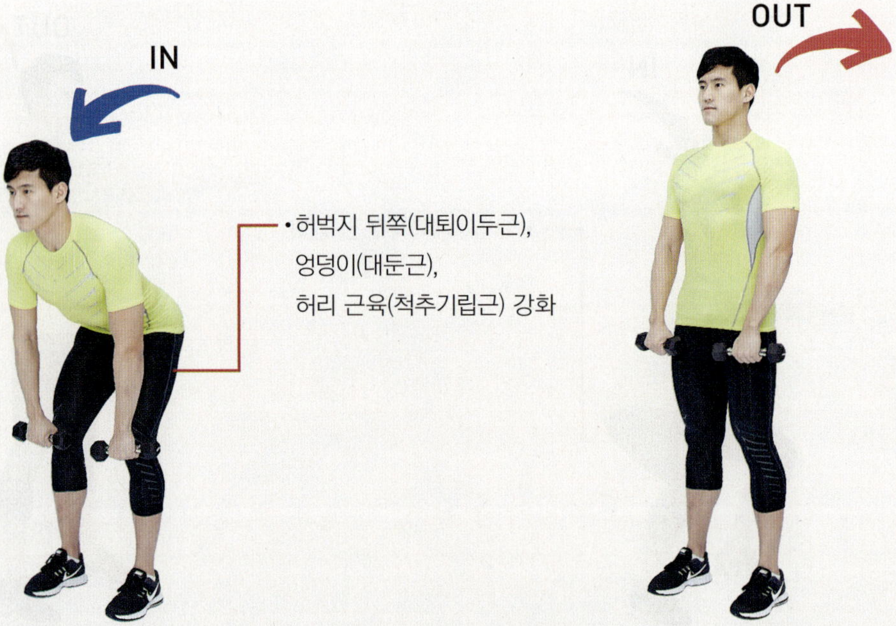
IN
OUT
•허벅지 뒤쪽(대퇴이두근),
엉덩이(대둔근),
허리 근육(척추기립근) 강화

무릎은 고정하고 엉덩이를 뒤로 빼며 덤벨이 무릎(혹은 발끝)을 찍고 올라온다.

주의! 고개를 들고 등이 펴진 상태를 유지한다.

3 한 다리 뒤로 접어 앉기

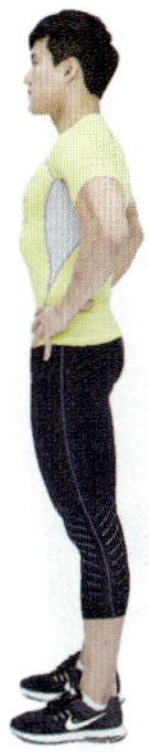

• 발을 바닥에 붙이고 선다.

• 양손은 허리나 골반 위에 놓는다.

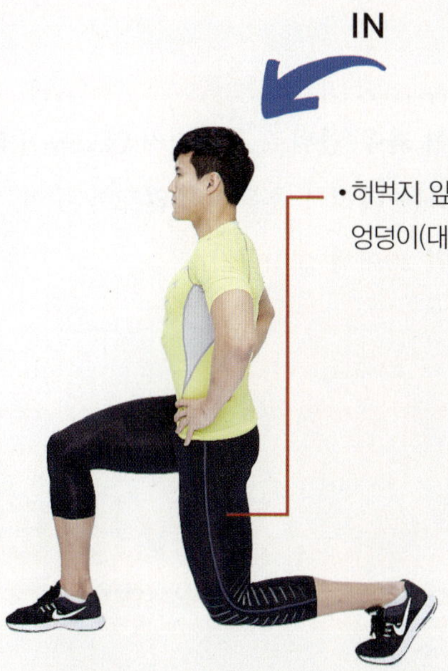

• 허벅지 앞쪽(대퇴직근), 허벅지 뒤쪽(슬굴곡근), 엉덩이(대둔근) 강화

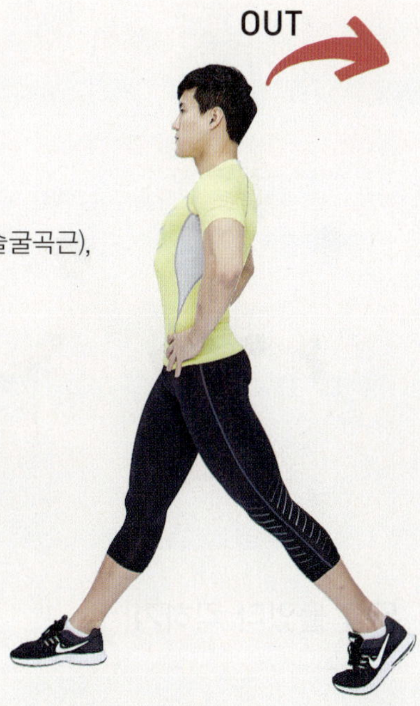

다리를 뒤로 빼면서 무릎을 구부린다. 허벅지가 바닥과 평행하게 될 때까지 구부렸다 올라온다.

주의! 두 다리가 직각이 되도록 한다. 앞다리의 무릎이 발끝을 나가지 않도록 한다.

탄력 있는 다리 라인 만들기

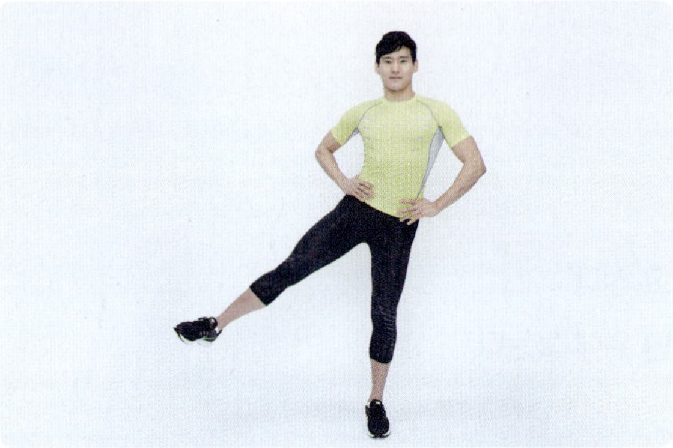

1 한 다리 옆으로 차기

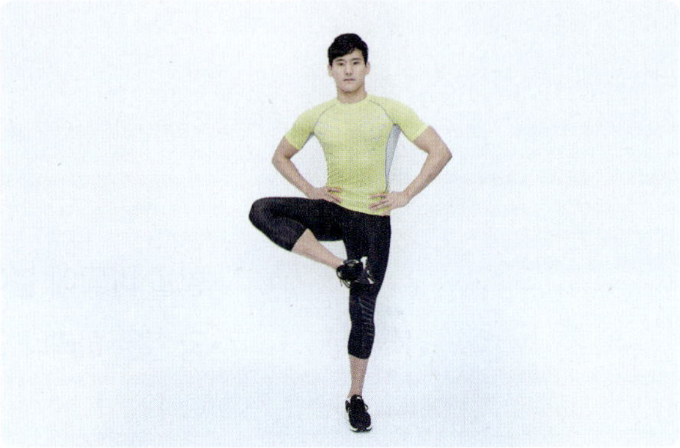

2 제기차기

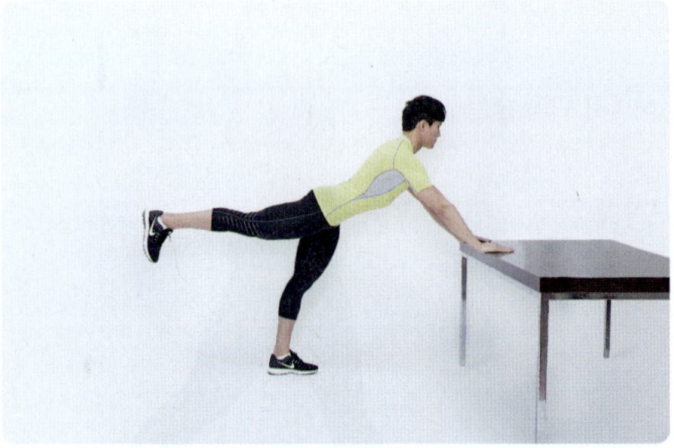

3 무릎 들었다 킥하기

- ✓ 몸통이 좌우/앞뒤로 흔들리지 않도록 주의
- ✓ 지지하는 다리가 흔들리지 않도록 주의
- ✓ 동작별 20회씩 실시하기

ADVICE!

탄력 있는 다리 라인 만들기

한 다리 옆으로 차기

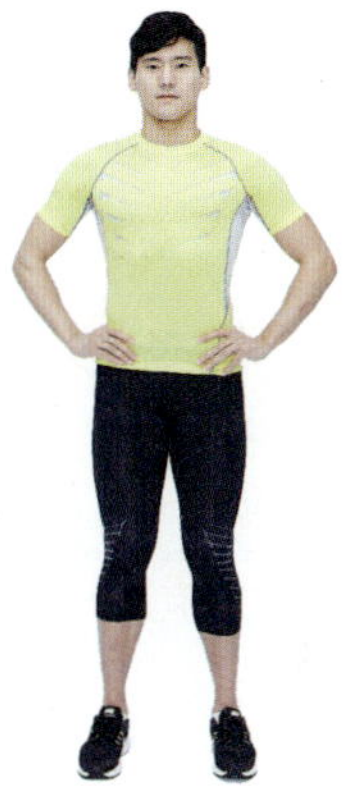

•양발을 어깨넓이로 벌리고 선다.

•양손은 허리 위에 놓는다.

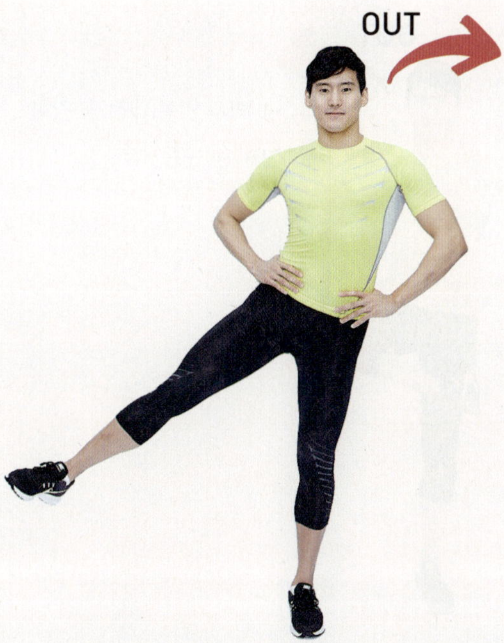

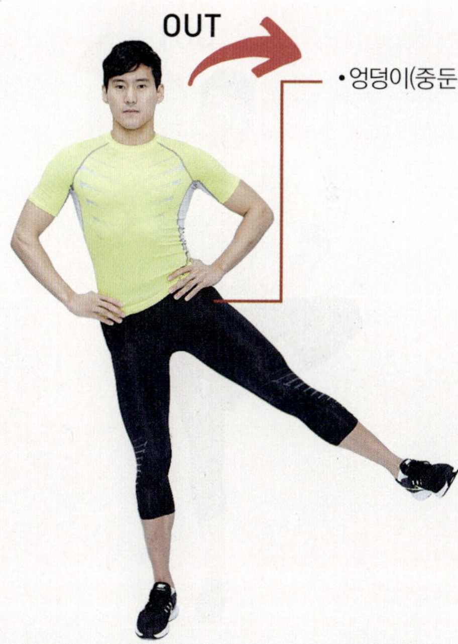

한 발은 바닥을 지지하고, 반대 다리를 옆으로 들어주는 동작을 좌우로 실시한다.

주의! 몸통이 옆으로 기울어지지 않도록 한다.

탄력 있는 다리 라인 만들기

2 제기차기

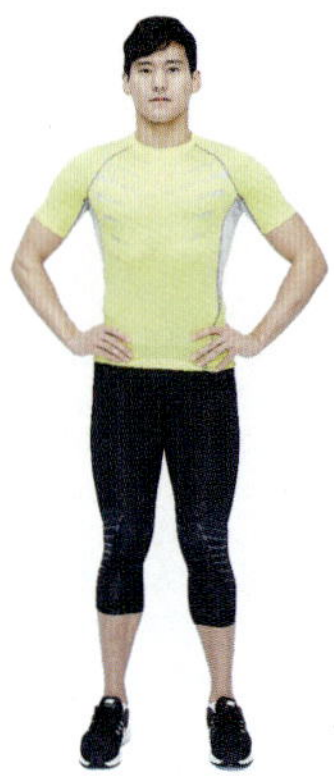

•양발을 어깨넓이로 벌리고 선다.

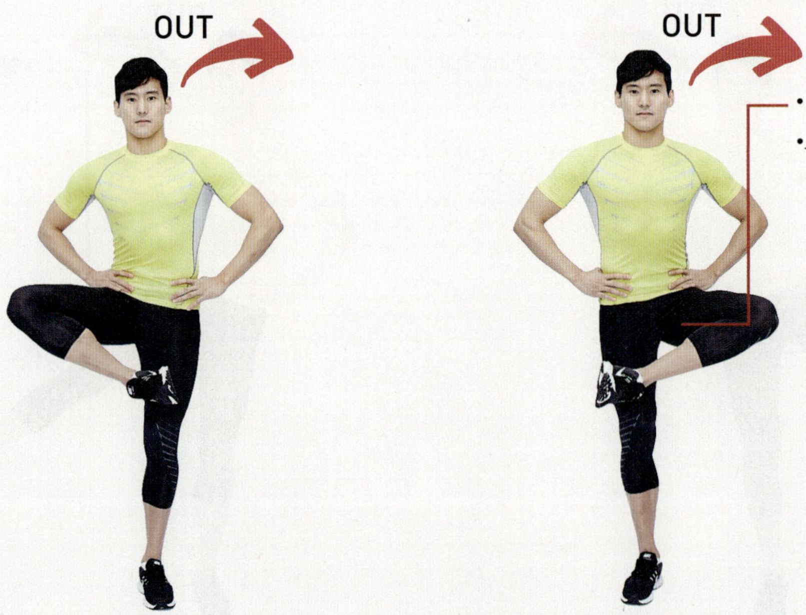

•허벅지 안쪽(내전근) 강화
•고관절 스트레칭

한쪽 다리를 바깥 방향으로 접어 제기차기 동작을 좌우로 실시한다.

3 무릎 들었다 킥하기

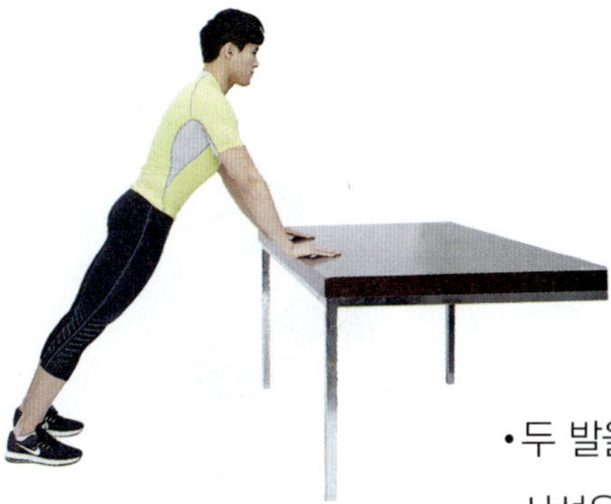

• 두 발을 모아서 의자나 고정물에 지탱하고 선다.
• 시선은 정면을 향한다.

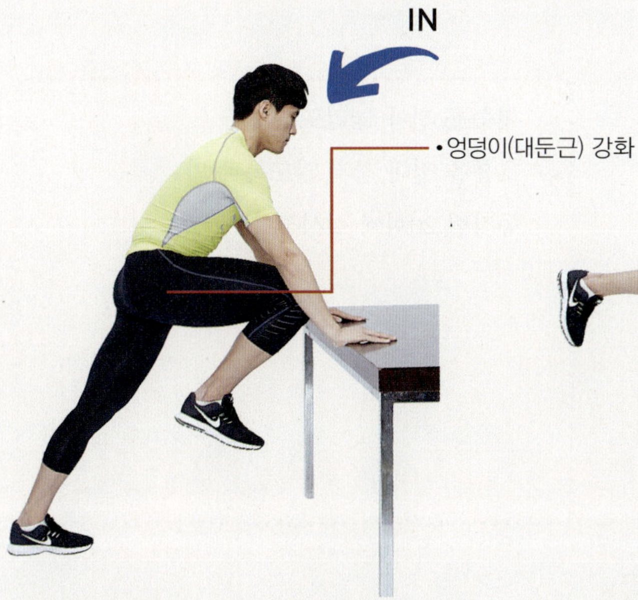

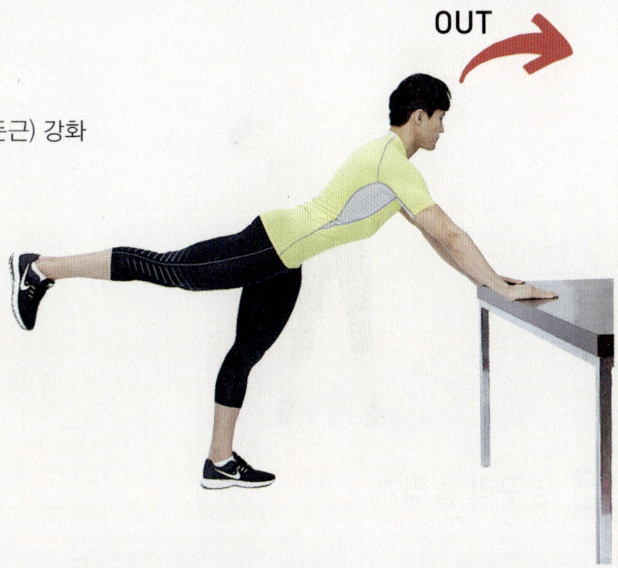

한쪽 다리를 바닥과 평행한 높이로 들어올린다.

들어올린 다리를 엉덩이에 힘이 들어가도록 뒤로 길게 찬다.

날씬한 몸통 만들기

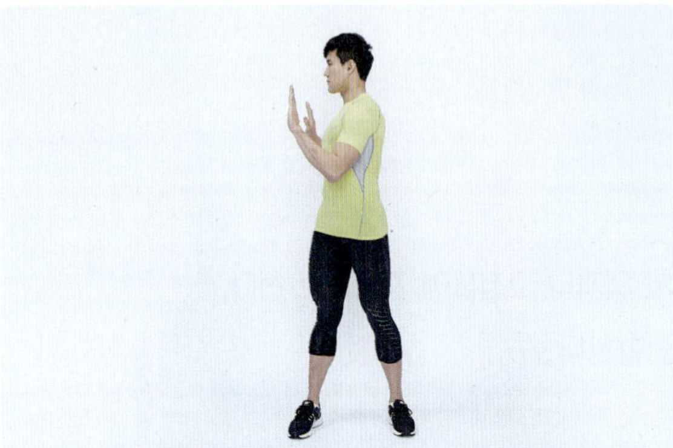

1 몸통 비틀기

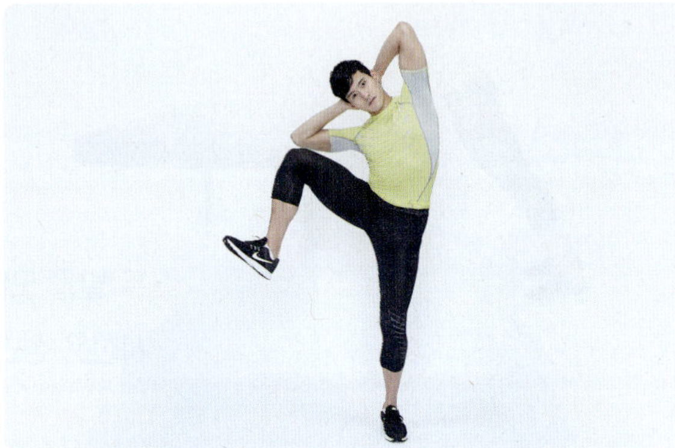

2 개구리 자세

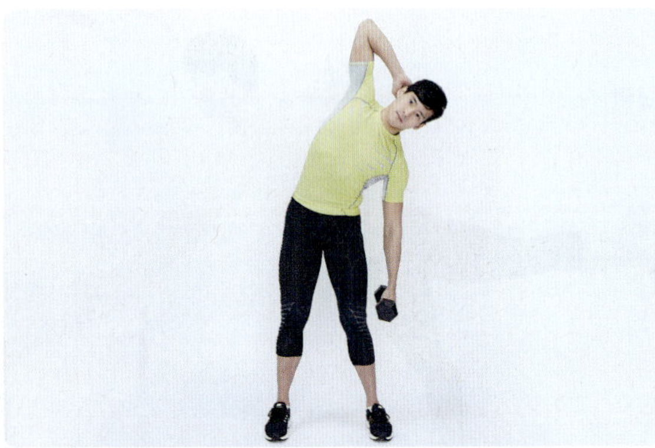

3 옆구리 늘리기

- ✓ 횟수를 점차 늘리도록 함
- ✓ 호흡을 절대 참지 않도록 주의
- ✓ 동작별 20회씩 실시하기

ADVICE!

몸통 비틀기

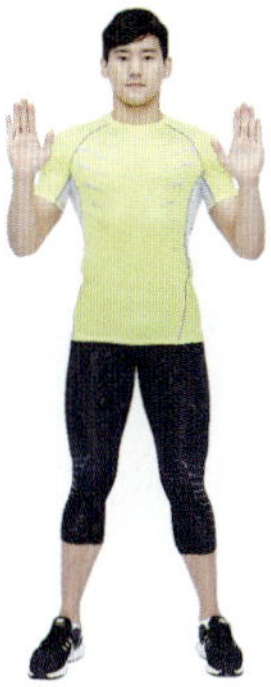

•양발을 어깨넓이로 벌리고 선다.
•양손은 펴서 어깨높이로 올린다.

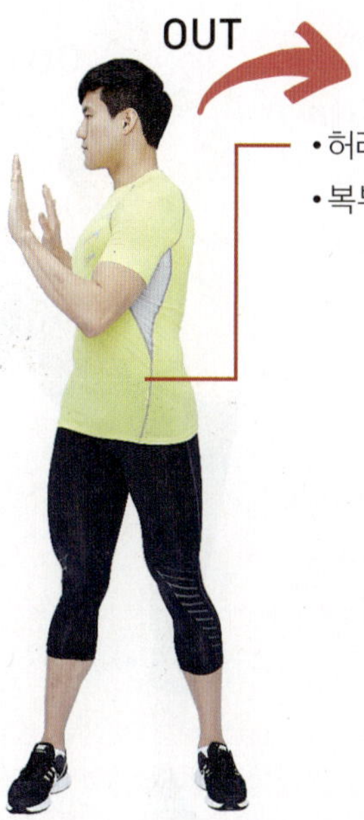

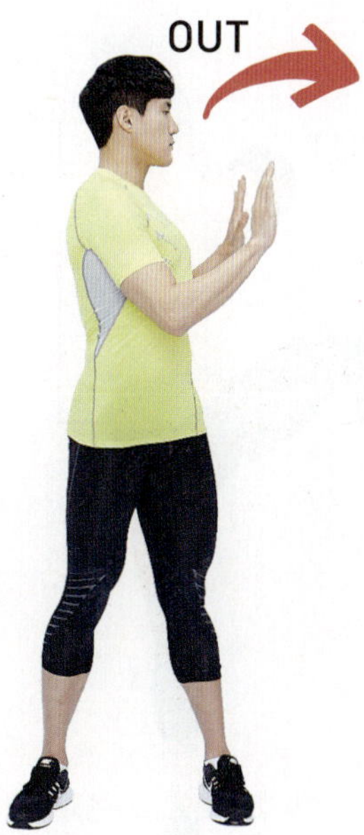

오른쪽에서 왼쪽으로 몸통을 90도(또는 180도) 돌리고, 휴식 없이 왼쪽으로도 돌린다.

주의! 무릎과 발이 움직이지 않도록 한다.

2 개구리 자세

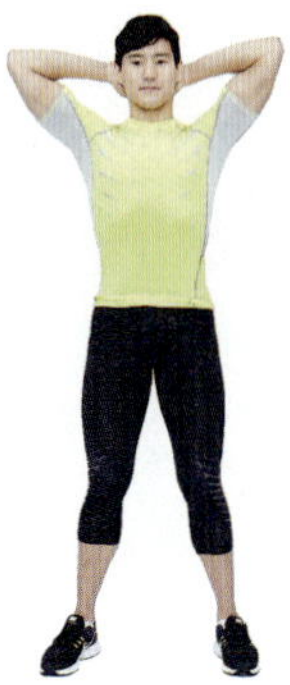

- 양발은 어깨넓이로 벌리고 선다.
- 손은 머리 뒤나 옆에 팔꿈치를 구부려 놓는다.

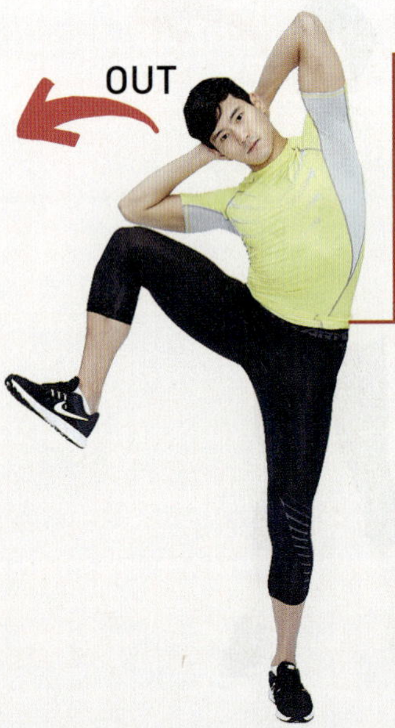

- 옆구리(내·외 복사근) 스트레칭
- 엉덩이(중둔근) 강화

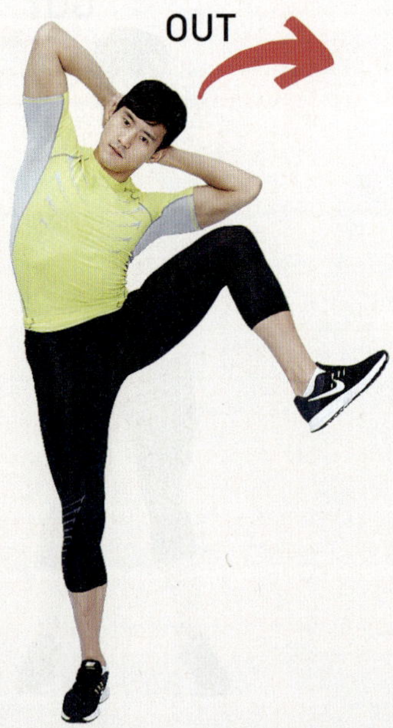

오른쪽 무릎을 바깥으로 접어 올리는 동시에 오른쪽 팔꿈치를 내려서 무릎과 팔꿈치가 닿도록 한다. 양쪽을 번갈아서 연속적으로 실시한다.

3 옆구리 늘리기

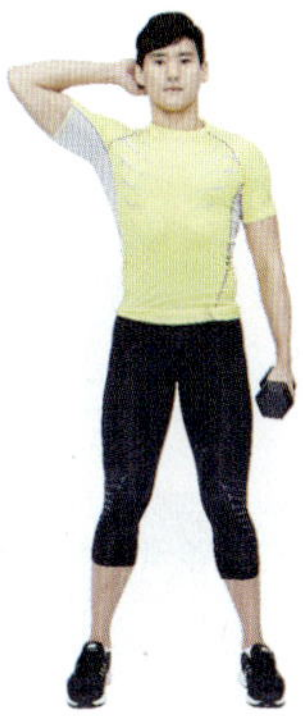

• 양발은 어깨넓이로 벌리고 선다.

• 한 손에 덤벨을 들고 다른 손은 머리 뒤쪽에 둔다.

• 옆구리(내·외 복사근) 스트레칭 및 강화

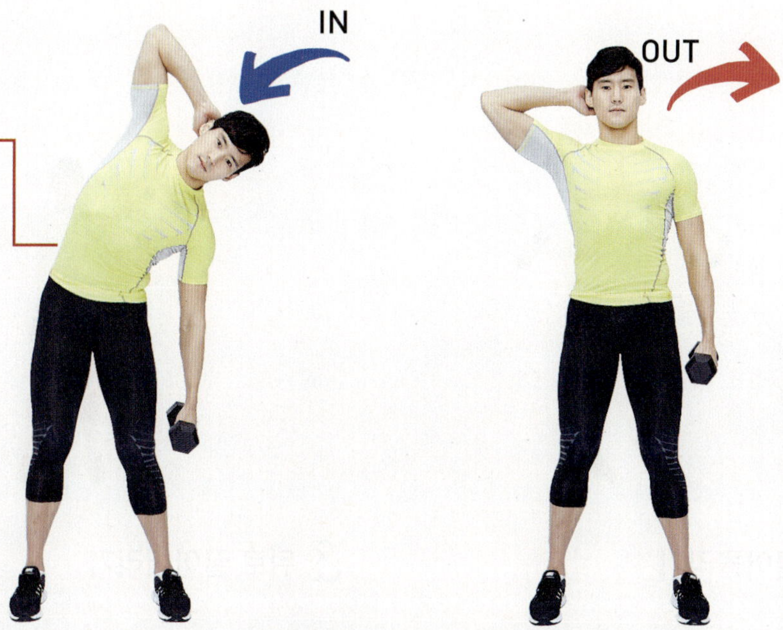

덤벨을 든 쪽으로 상체를 구부렸다가 원위치로 올라온다.

주의! 엉덩이가 옆으로 밀려나가지 않도록 골반을 고정시킨다.

군살 없는 등 라인 만들기

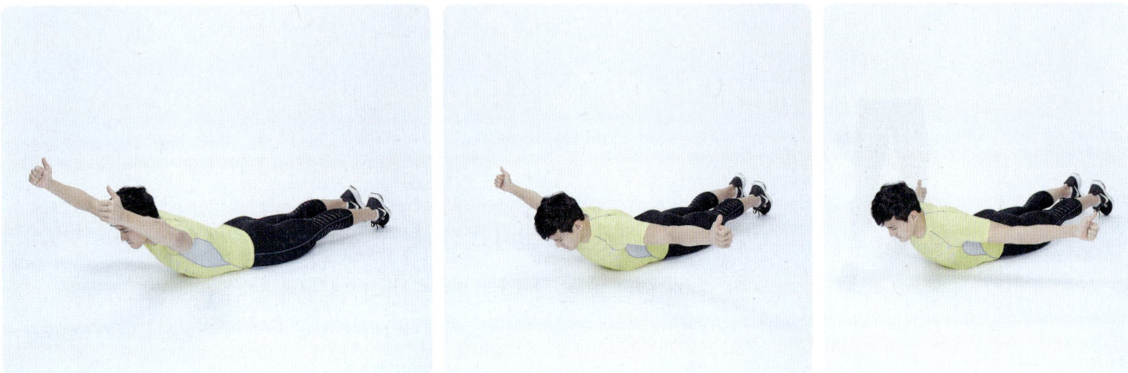

1 상체 들어올리기

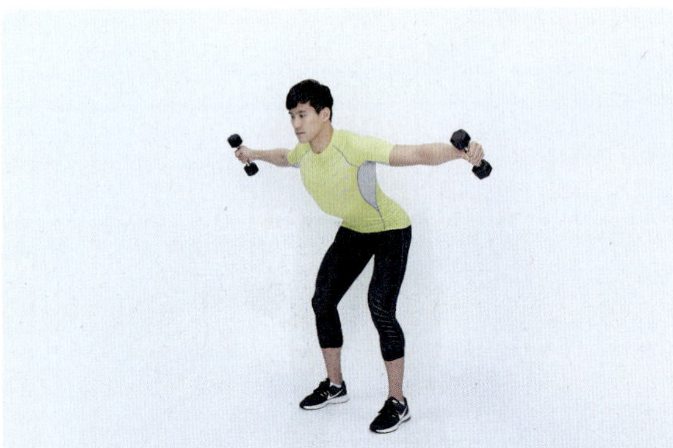

2 뒤로 끌어올리기

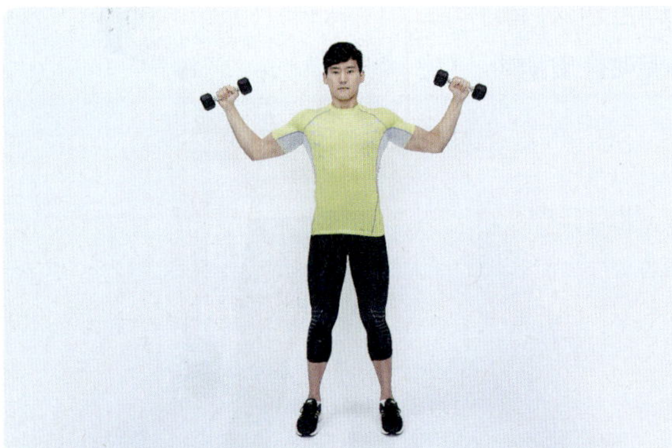

3 뒤로 끌어내리기

ADVICE!

- ✓ 고개를 들고 등을 편 자세를 유지하기
- ✓ 동작별 12~15회씩 실시하기
- ✓ 동작을 시작하면서 1-2-3-4 속도 / 원위치로 돌아올 땐 1-2 속도

상체 들어올리기

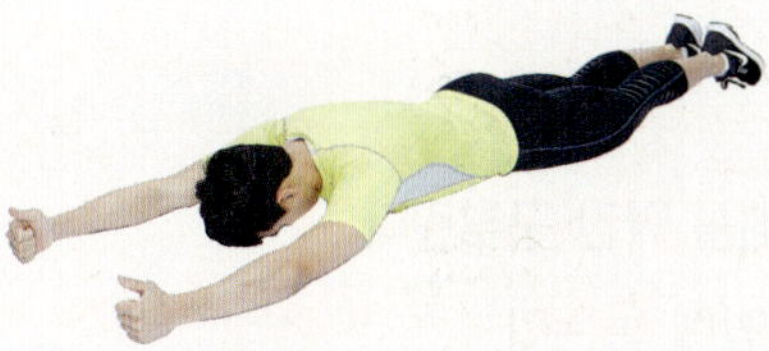

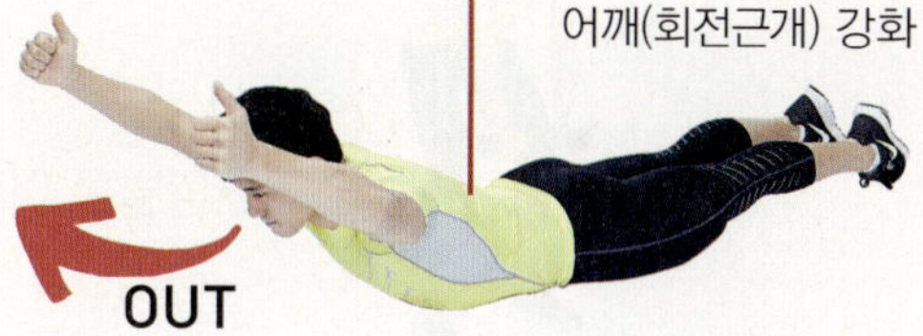

•등 근육(승모근 및 능형근)과 어깨(회전근개) 강화

•이마를 바닥에 대고 양팔을 머리 위로 뻗고 엄지를 세운다.

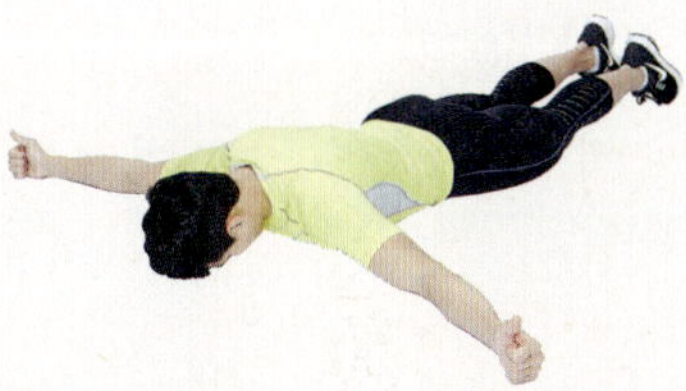

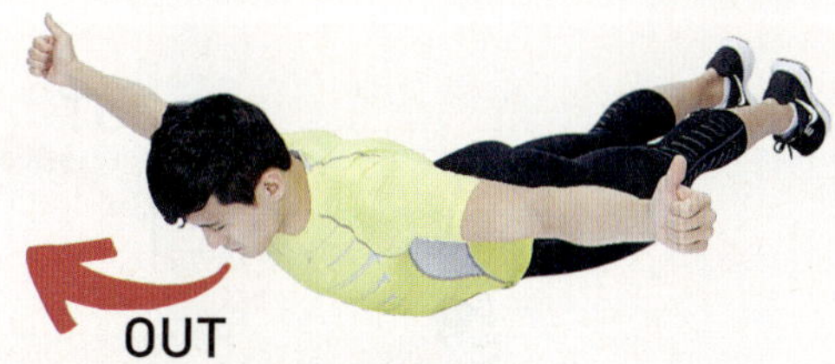

•이마를 바닥에 대고 양팔을 옆으로 뻗고 엄지를 세운다.

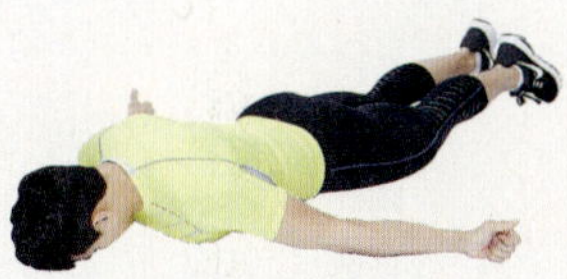

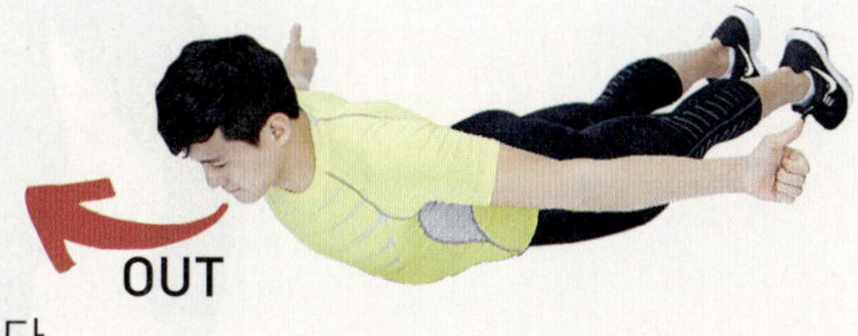

•이마를 바닥에 대고 양팔을 엉덩이 옆에 두고 엄지를 세운다.

주먹 쥔 손을 바닥에서 수직으로 올린다. 견갑골을 허리 쪽으로 끌어내리며 1~2초간 수축 자세를 유지한 후 팔을 내려놓는다.

2 뒤로 끌어올리기

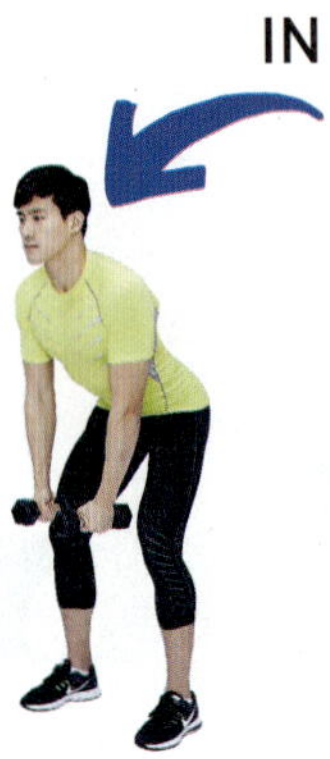
IN

- 양발은 어깨넓이로 벌리고 상체를 약간 구부린다.
- 양손으로 덤벨을 잡고 허벅지 앞에 놓는다.
- 팔꿈치는 약간 구부린다.

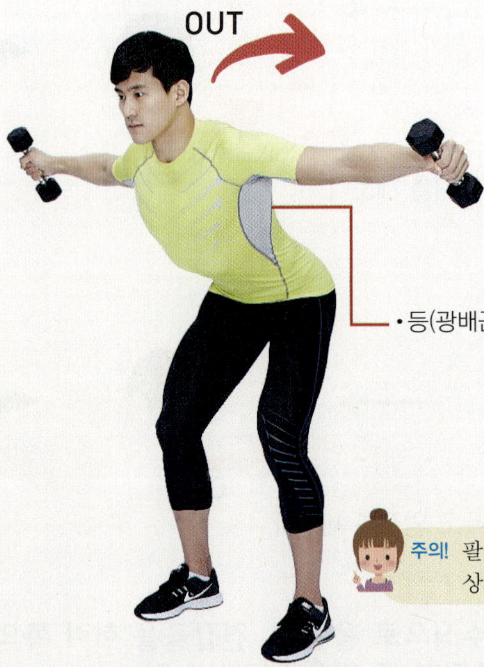
OUT
• 등(광배근 능형근), 어깨 후면(후면삼각근) 강화

주의! 팔이 과도하게 펴지거나 구부러지지 않도록 하고, 상체가 위 아래로 움직이지 않도록 한다.

팔꿈치는 약간 구부린 상태를 유지하며 팔을 양쪽으로 들어올린다.

3 뒤로 끌어내리기

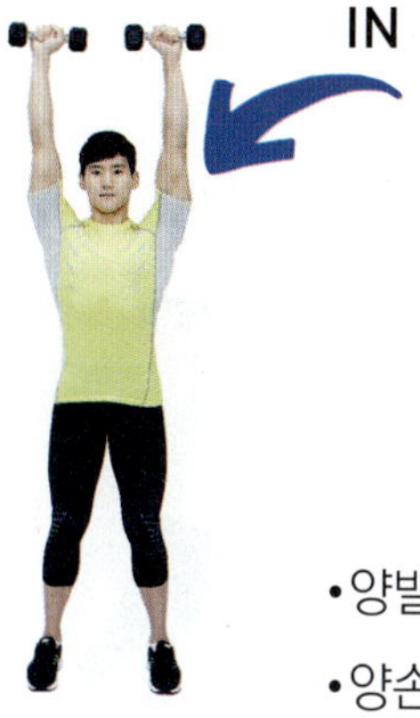

•양발은 어깨넓이로 벌리고 선다.

•양손으로 덤벨을 잡고 머리 위로 들어올린다.

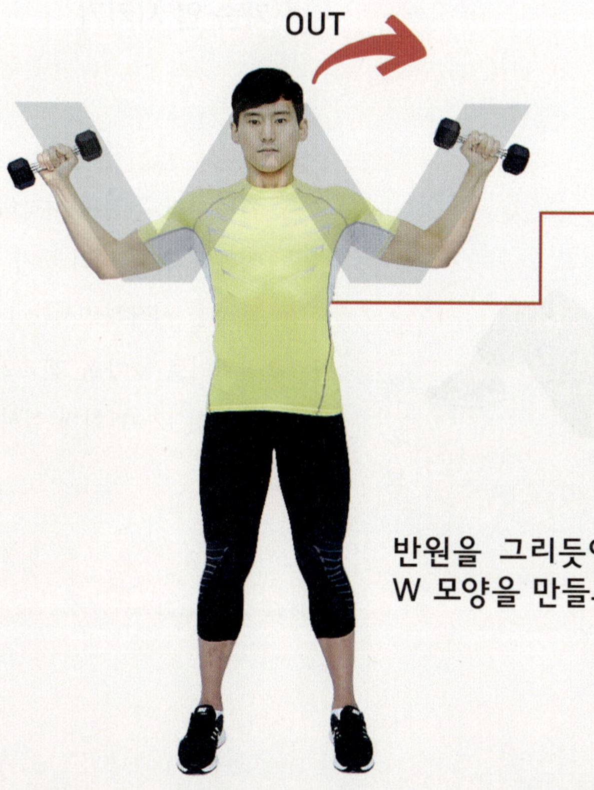

반원을 그리듯이 팔을 뒤로 끌어내려 W 모양을 만들고 원위치로 돌아간다.

탄력적인 가슴 라인 만들기

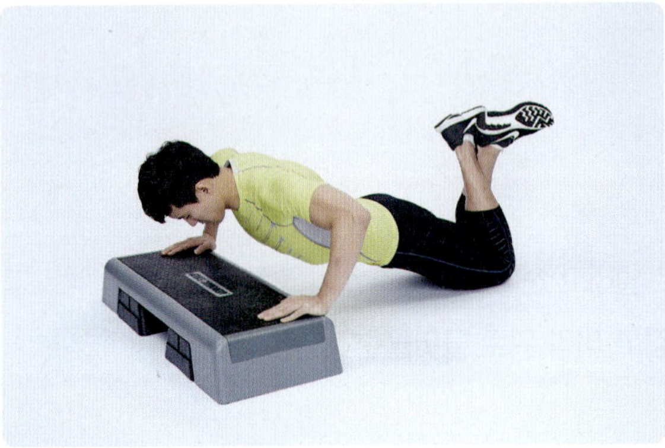

1 팔굽혀펴기

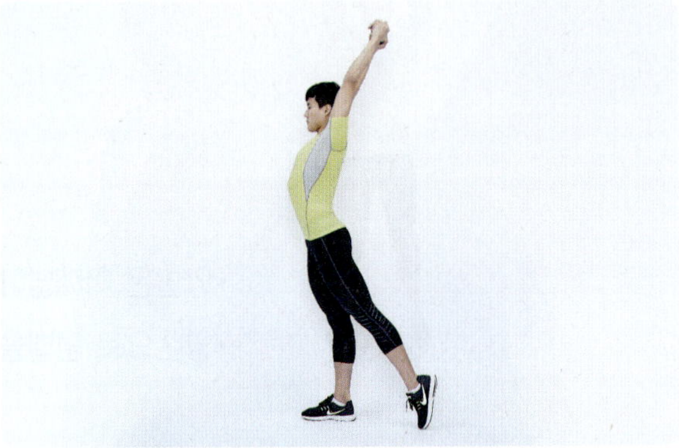

2 가슴 업 시키기

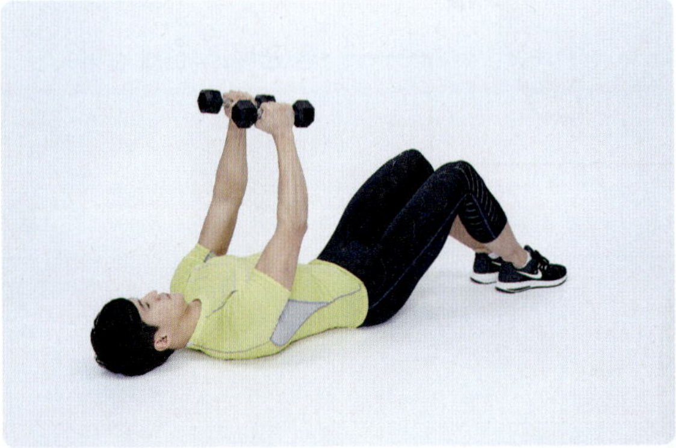

3 양팔 벌렸다 모으기

- ✓ 처음부터 무겁게 시작하지 않도록 주의
- ✓ 어깨와 귀를 멀리 두기
- ✓ 동작을 시작하면서는 1-2-3-4 속도
  원위치로 돌아올 땐 1-2 속도
- ✓ 동작별 12~15회씩 실시하기

ADVICE!

탄력적인 가슴 라인 만들기 / 팔굽혀펴기

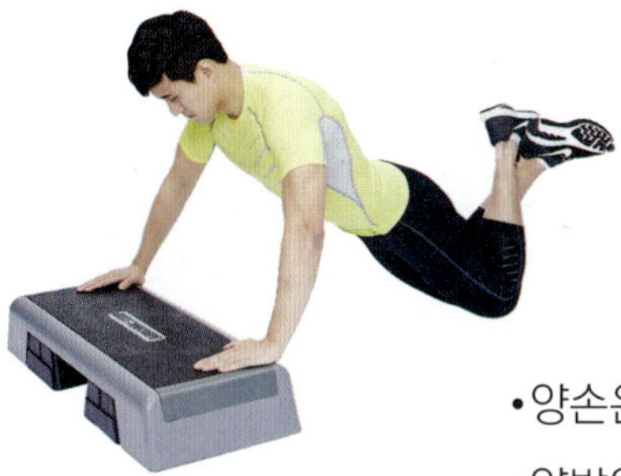

- 양손은 의자나 식탁에 대고 어깨넓이만큼 벌리고 엎드린다.
- 양발은 모은다.

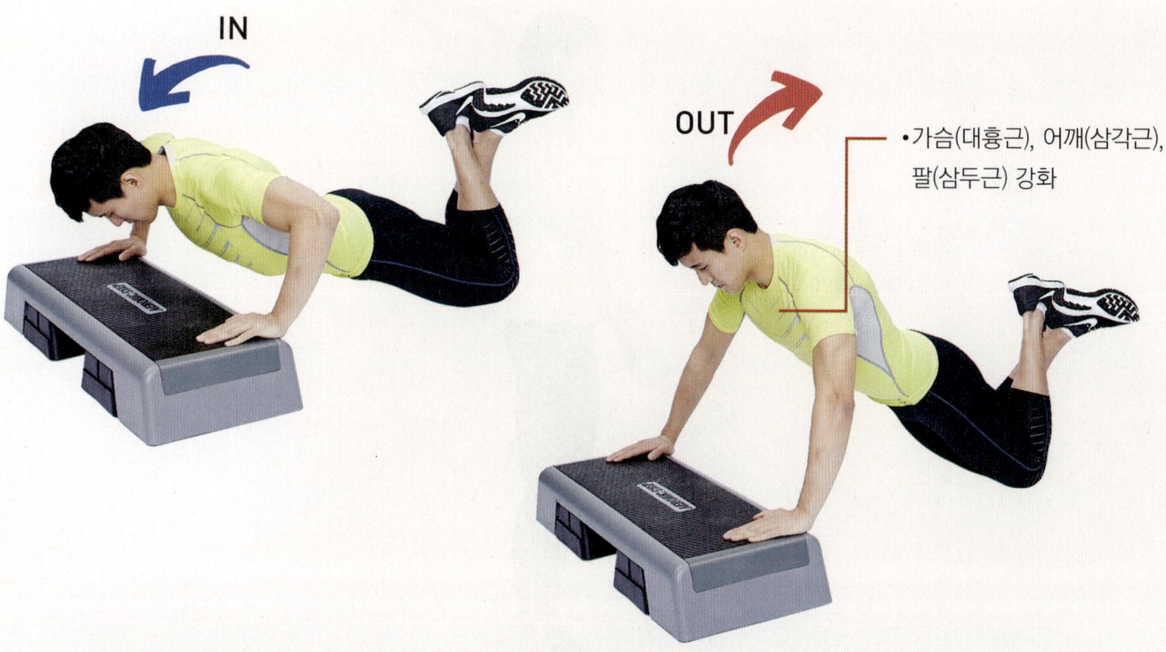
IN
OUT
•가슴(대흉근), 어깨(삼각근),
팔(삼두근) 강화

가슴이 바닥에 닿을 정도로 구부린 후 팔을 쭉 펴서 준비 자세로 돌아온다.

2 가슴 업 시키기

IN

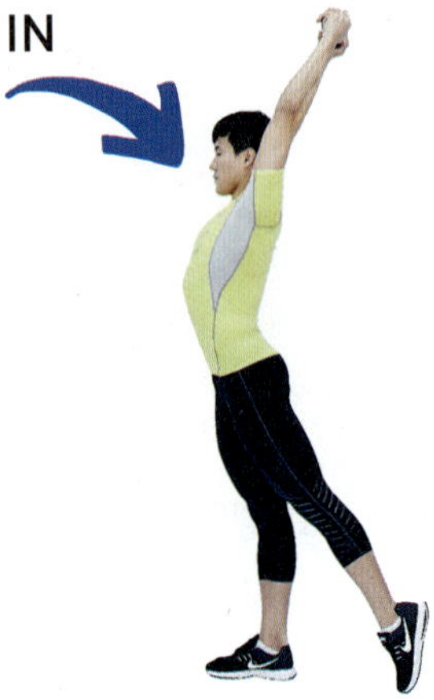

• 두 손으로 덤벨을 잡는다.
• 팔을 위로 쭉 펴서 머리 위로 올린다.

OUT

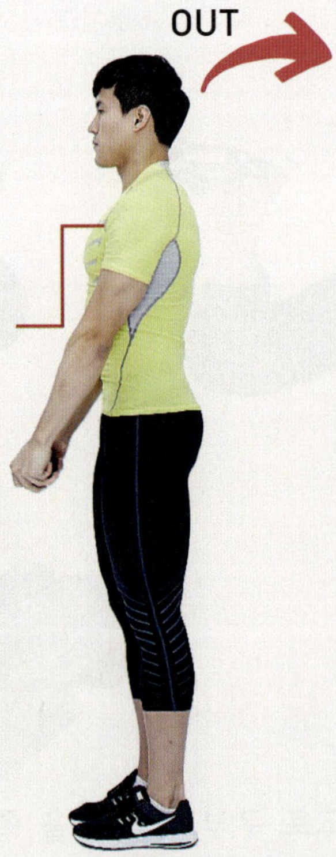

• 가슴 근육(대흉근 및 전거근) 강화 및 스트레칭

팔은 위로 쭉 펴서 머리 위로 올린 후 팔을 내리며 가슴을 위로 들어올린다.

3 양팔 벌렸다 모으기

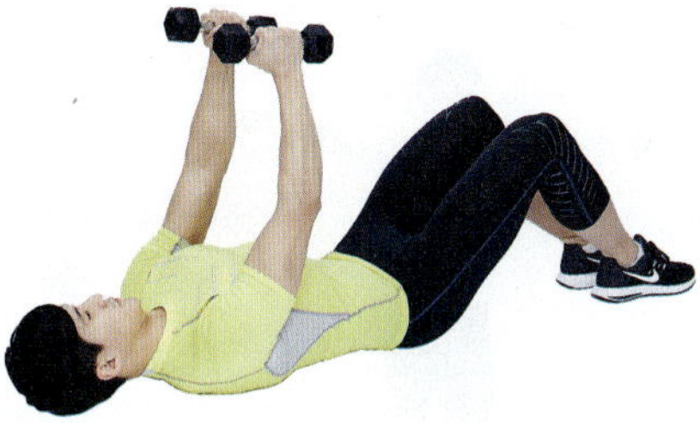

- 무릎은 구부리고 하늘을 보고 눕는다.
- 양손에 덤벨을 잡고 마주보도록 가슴 위쪽으로 들어올린다.
- 양손 사이는 주먹 하나가 들어갈 정도로 간격을 유지한다.
- 팔꿈치는 약간 구부린다.

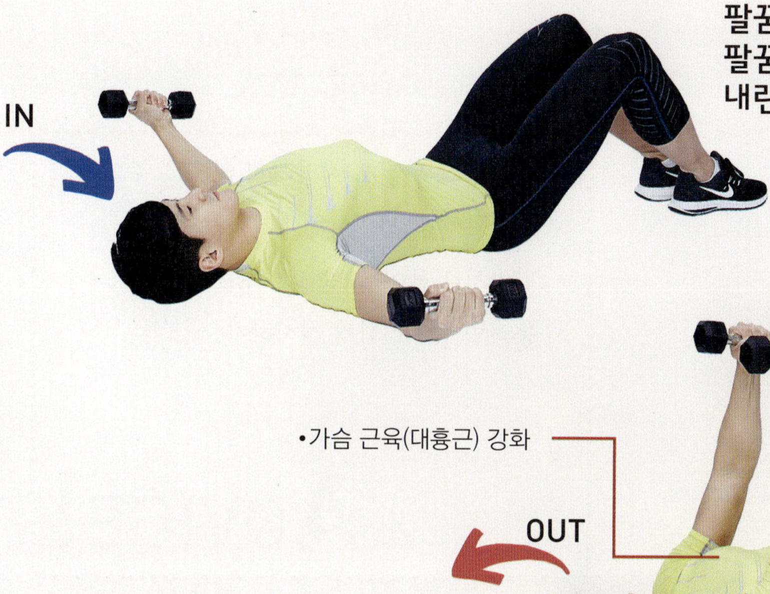

팔꿈치를 약간 구부린 상태로 팔꿈치가 지면에 닿기 전까지 내린다.

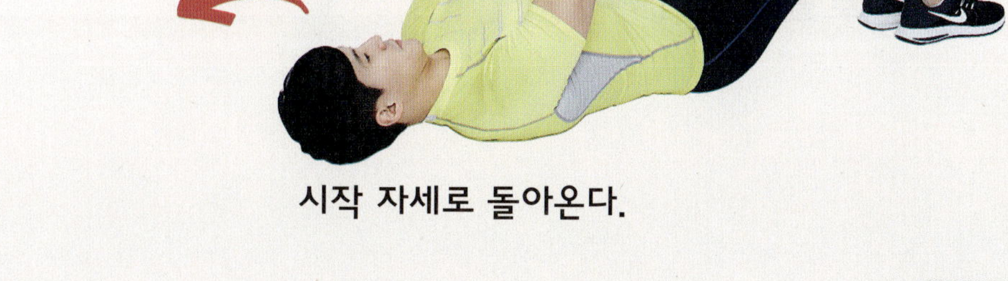

시작 자세로 돌아온다.

매력적인 어깨 라인 만들기

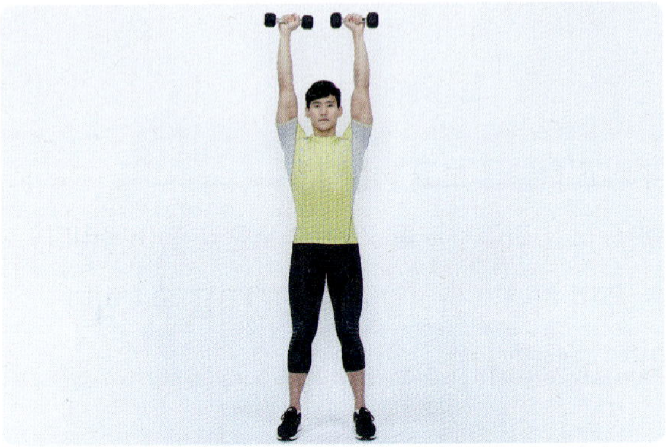

/ 팔 들어올리기

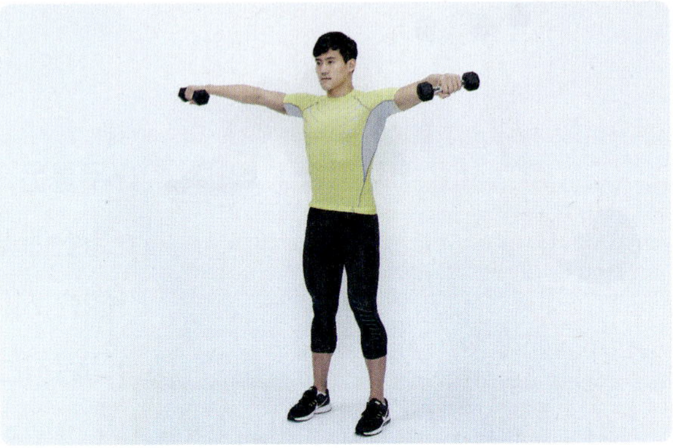

2 날개 펴기

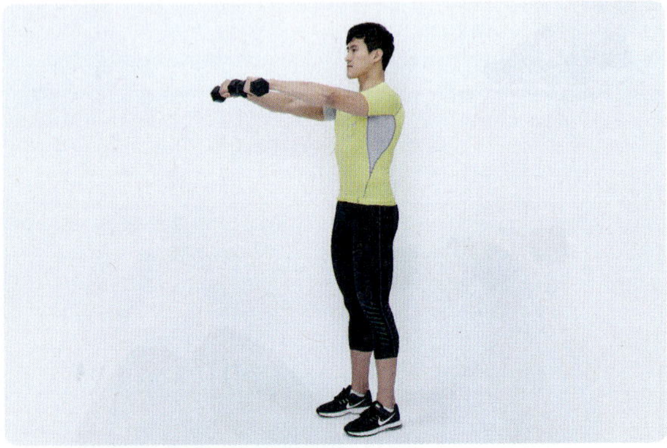

3 앞으로 들어올리기

✓ 처음부터 무겁게 시작하지 않도록 주의

✓ 동작을 시작하면서는 1-2-3-4 속도
원위치로 돌아올 땐 1-2 속도

✓ 동작별 12~15회씩 실시하기

ADVICE!

팔 들어올리기

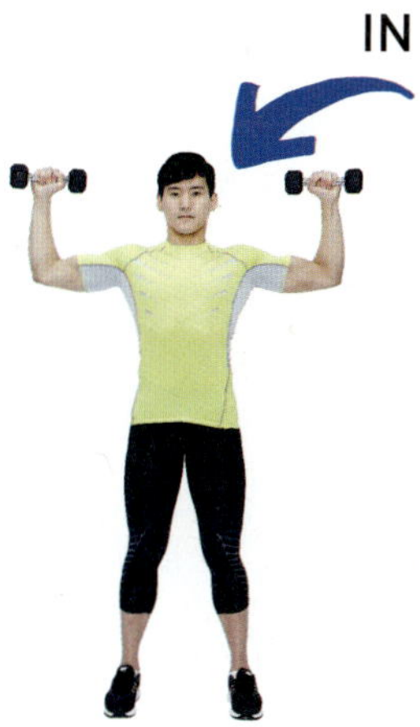

• 앉거나 선 자세에서 덤벨을 잡고 팔을 직각으로 만들어 머리 높이로 들어올린다.

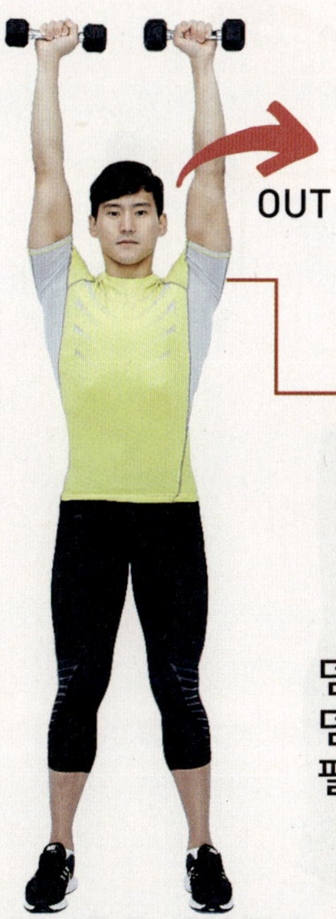

• 어깨(삼각근) 강화

덤벨이 가까워지도록 반원을 그리며 머리 위로 덤벨을 밀어 올린다.
팔을 완전히 펴지 말고 준비 자세로 돌아온다.

2 날개 펴기

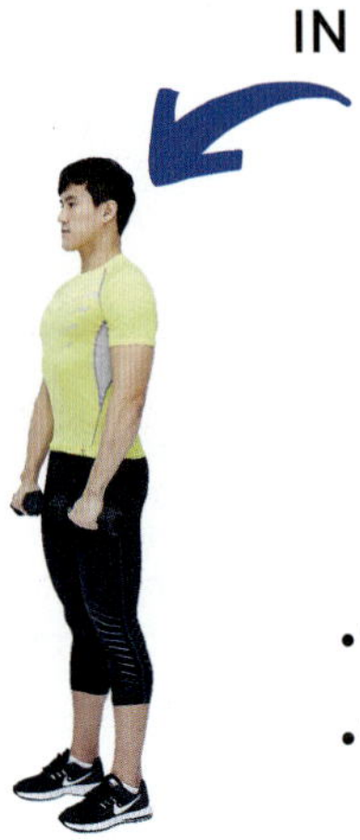

- 양발을 어깨넓이로 벌리고 선다.
- 양손으로 덤벨을 잡고 허벅지 옆에 놓는다.

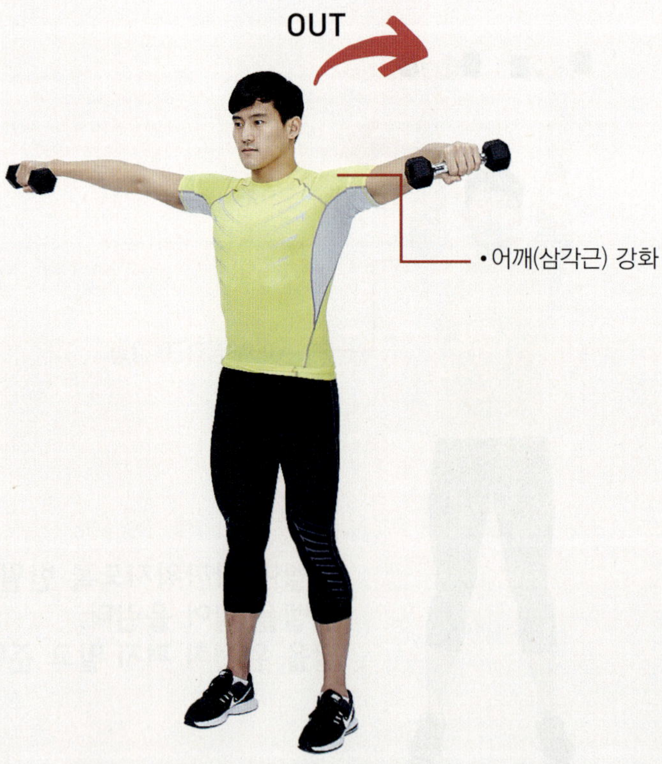

팔꿈치를 약간 구부린 상태로 양팔을 어깨보다 조금 높이 들어올린다.

3 앞으로 들어올리기

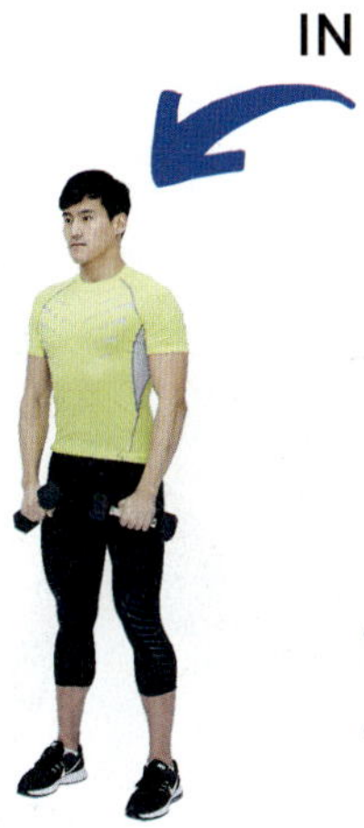

•양발을 어깨넓이로 벌리고 선다.
•양손으로 덤벨을 잡고 허벅지 옆에 놓는다.

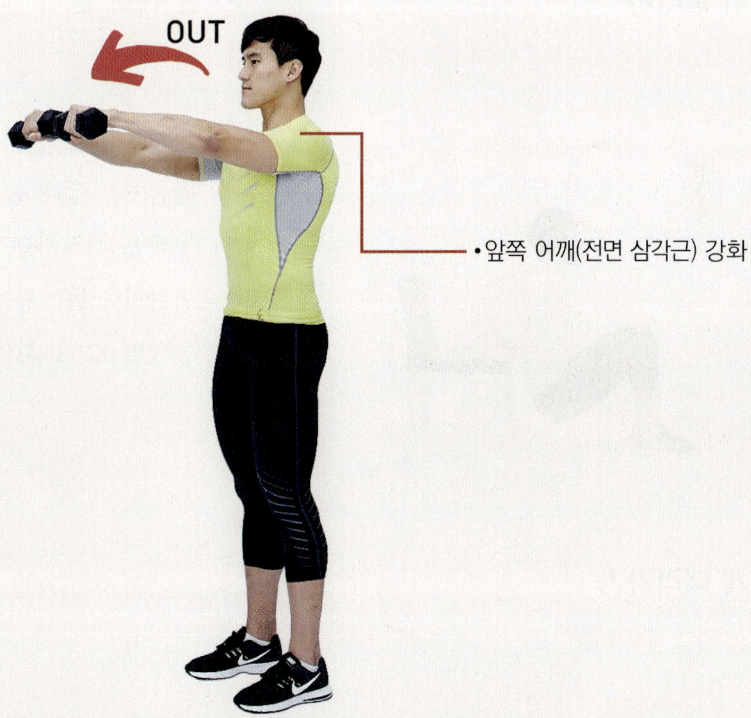

팔꿈치를 약간 구부린 상태로 양팔은 어깨보다 조금 높이 들어올린다.

군살 없는 팔 라인 만들기

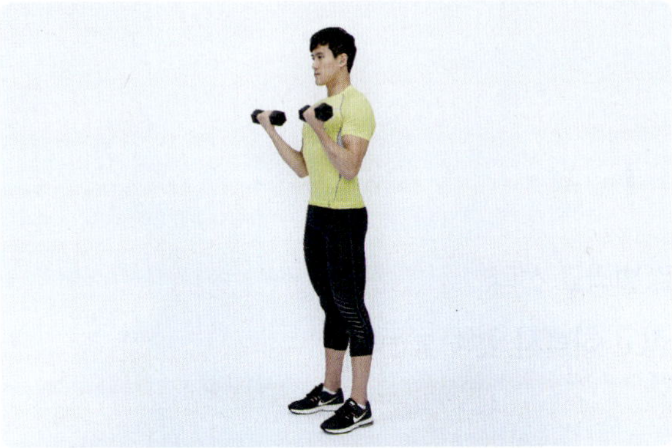

1 접어 올리기

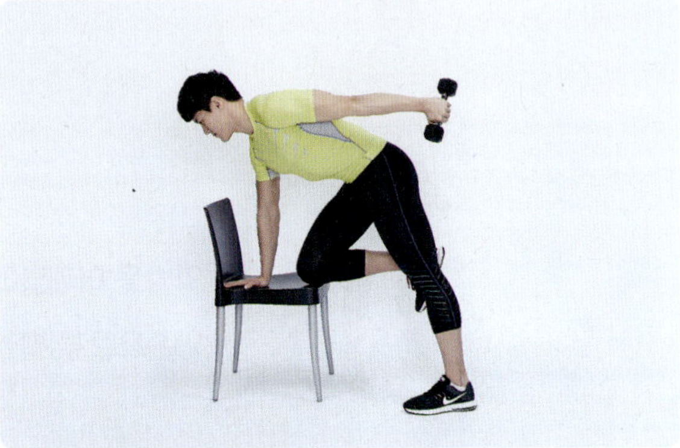

2 팔 뒤로 뻗기

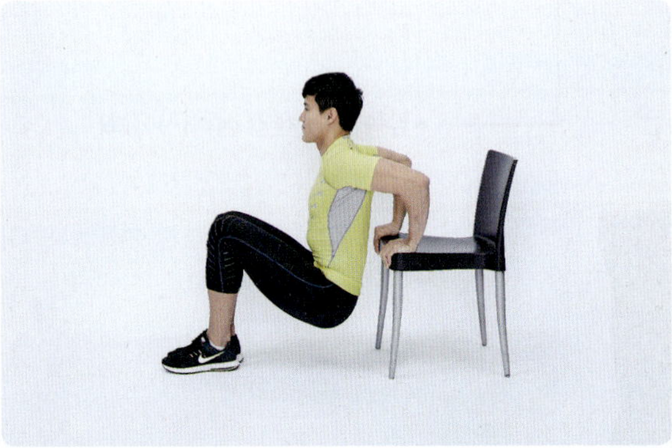

3 깊게 내려가기

- ✓ 팔꿈치는 절대 움직이지 않도록 주의
- ✓ 동작을 시작하면서는 1-2-3-4 속도
  원위치로 돌아올 땐 1-2 속도
- ✓ 동작별 12~15회씩 실시하기

ADVICE!

접어 올리기

IN

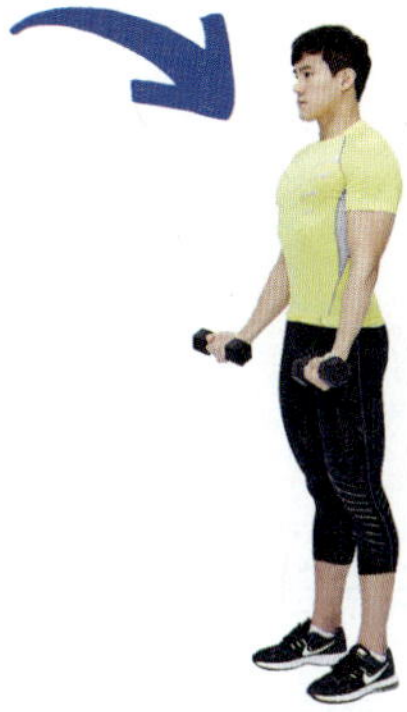

- 양발을 어깨넓이로 벌리고 선다.
- 덤벨을 잡고 손바닥이 정면으로 향하도록 허벅지 옆에 놓는다.

OUT

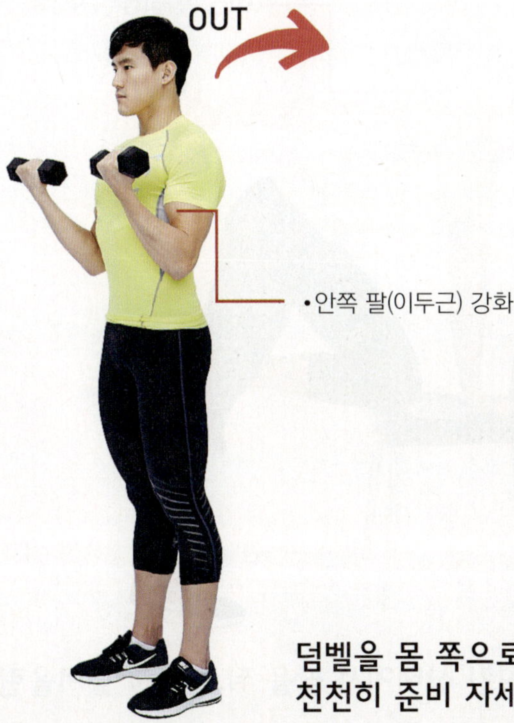

덤벨을 몸 쪽으로 들어올렸다가 천천히 준비 자세로 돌아온다.

2 팔 뒤로 뻗기

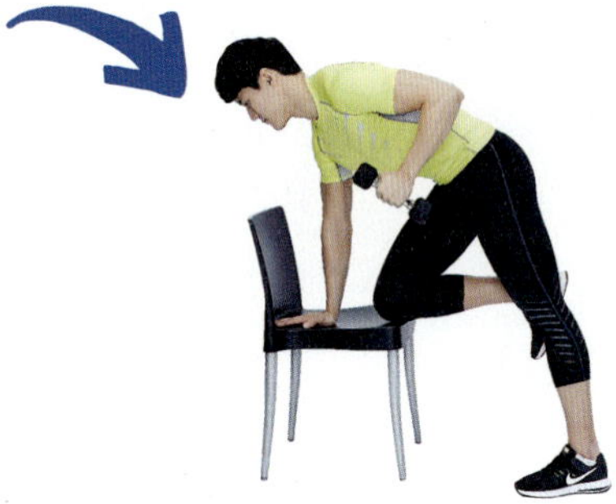

• 한쪽 무릎을 의자에 올리고 상체를 45도 숙인다.
• 한 손으로 덤벨을 잡고 팔꿈치를 구부려 팔을 몸통에 붙인다.

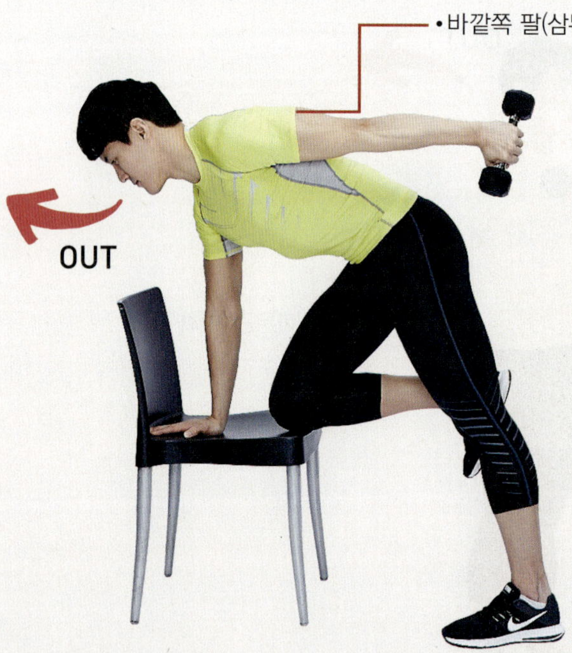

팔꿈치는 고정시킨 상태에서 팔을 뒤로 펴서 들어올린다.

3 깊게 내려가기

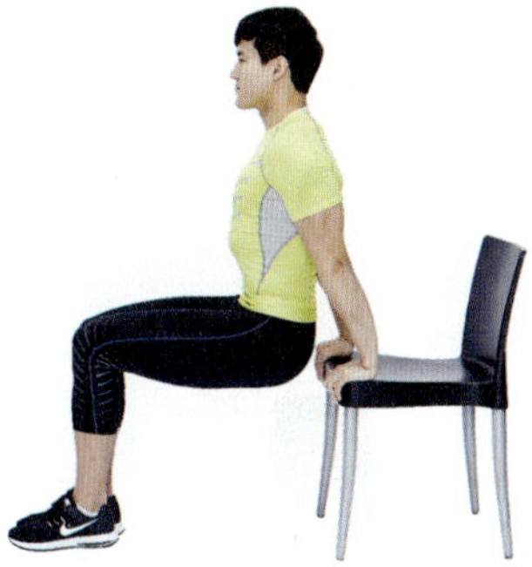

• 의자를 뒤에 두고 양손으로 의자 끝을 잡는다.
• 양발을 의자에서 멀리 두고 앉는 자세를 취한다.
• 어깨와 엉덩이가 수직이 되도록 유지한다.

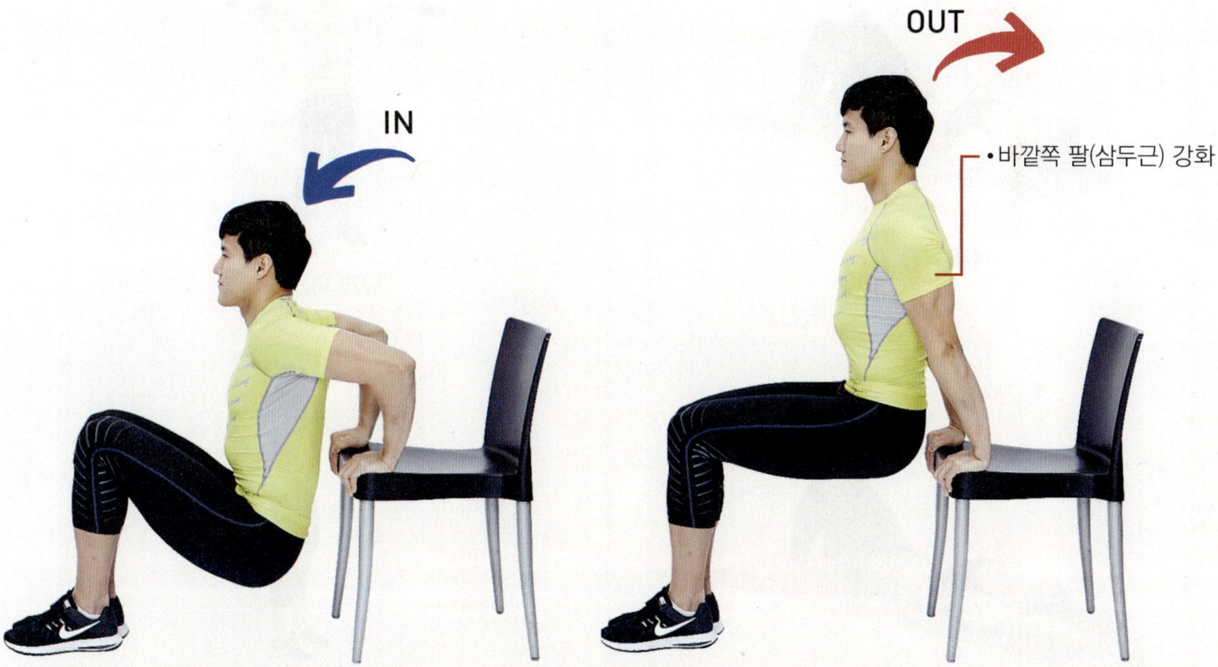

양팔을 구부려 엉덩이가 땅에 닿을 정도로 상체를 낮추었다가 팔을 펴며 수직으로 엉덩이를 들어 준다.

주의! 팔을 펴면서 힘을 준다.

탄력 있는 상체 라인 만들기

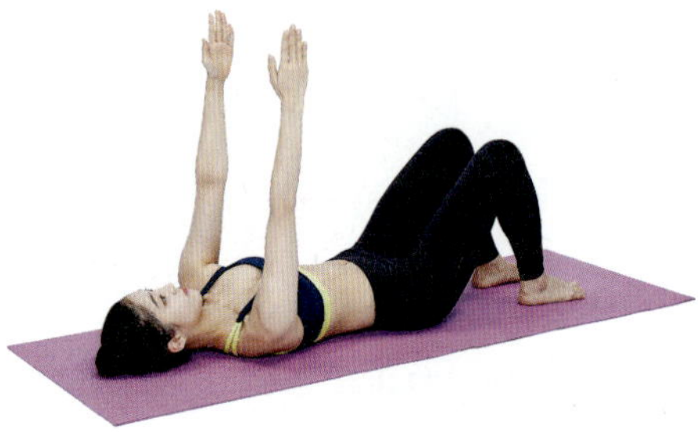

어깨 들었다 내려놓기

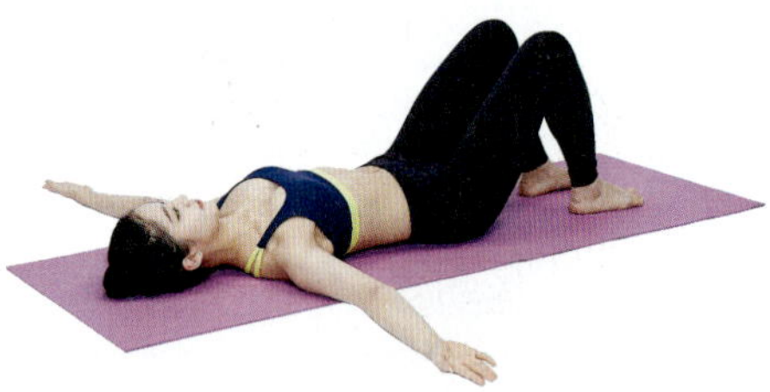

날개 가슴 펴기

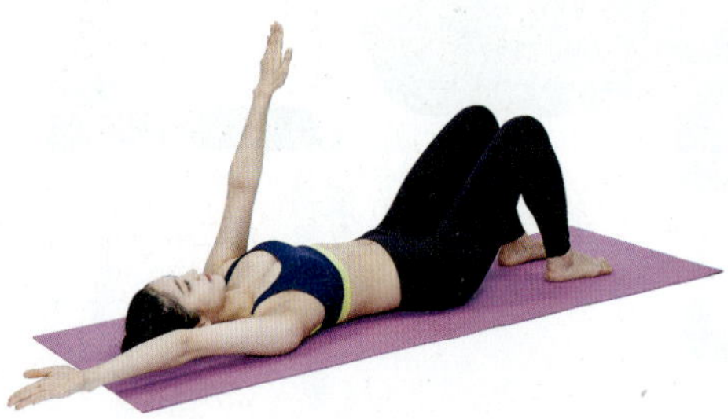

팔 엇갈리기

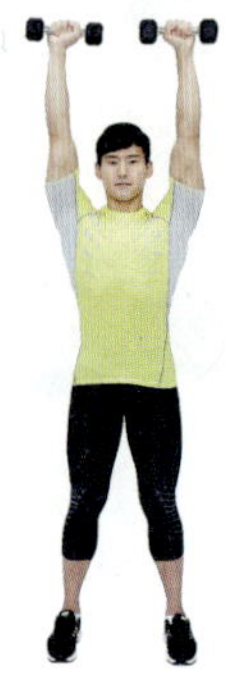

팔 들어올리기

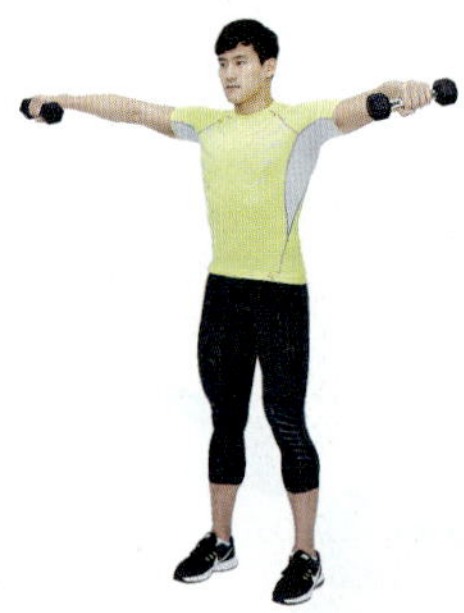

날개 펴기

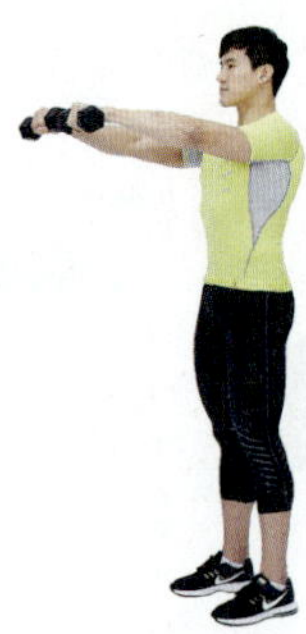

앞으로 들어올리기

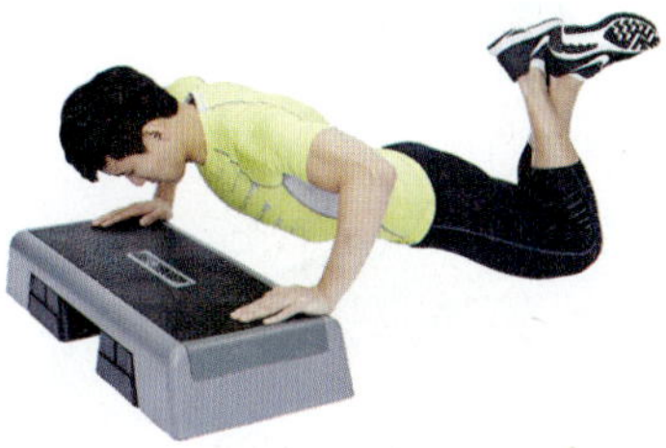

팔굽혀펴기

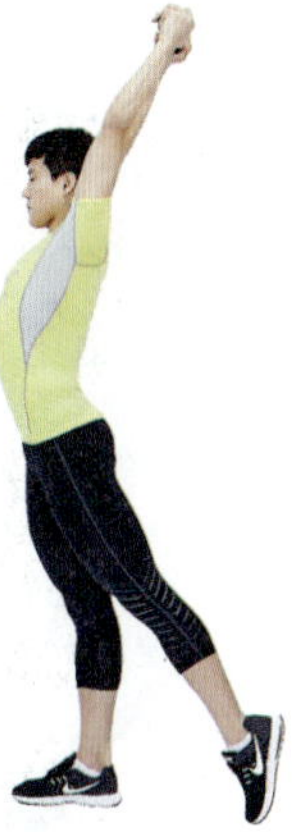

가슴 업 시키기

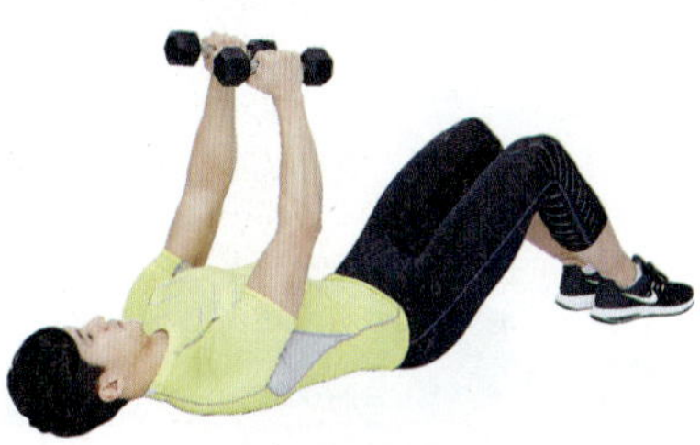

양팔 벌렸다 모으기

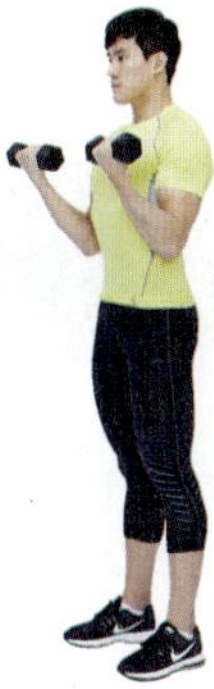

접어 올리기

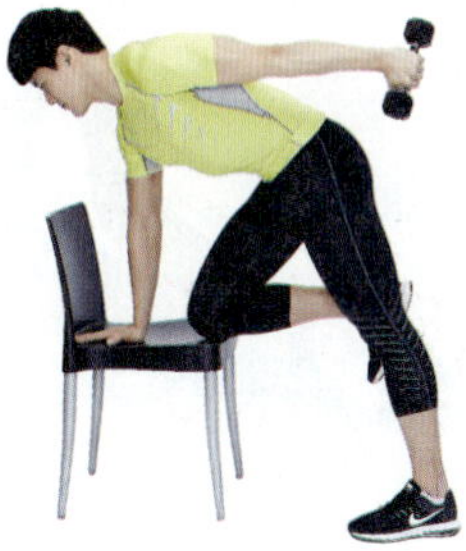

팔 뒤로 뻗기

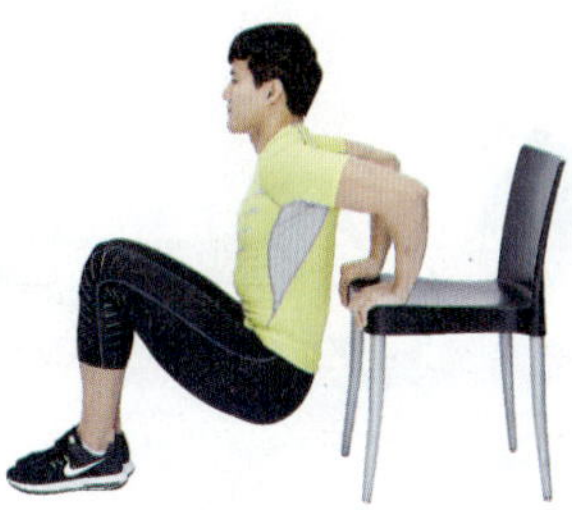

깊게 내려가기

군살 없는 등 라인 만들기

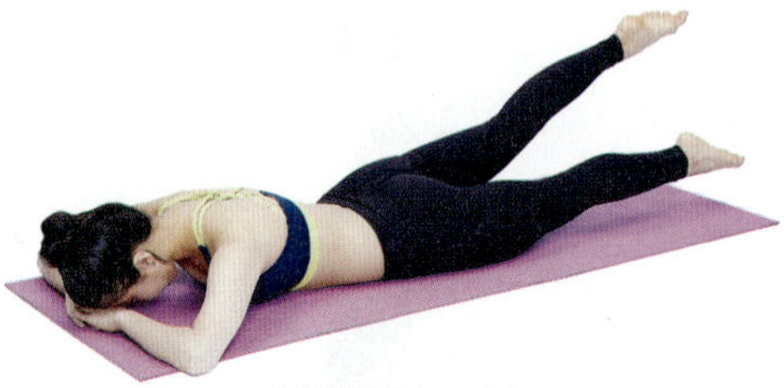
수영하기 level 1

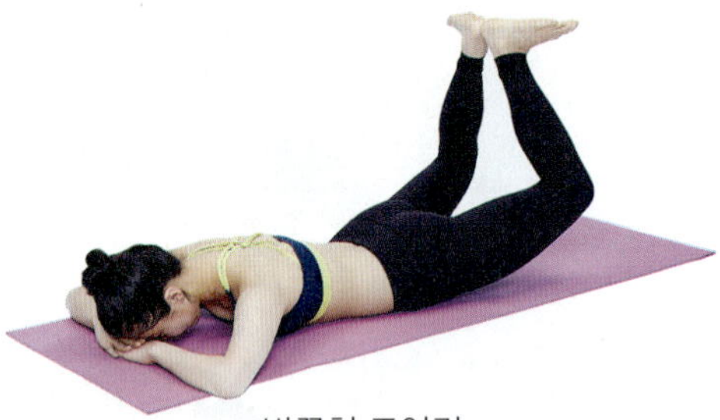
발꿈치 조이기

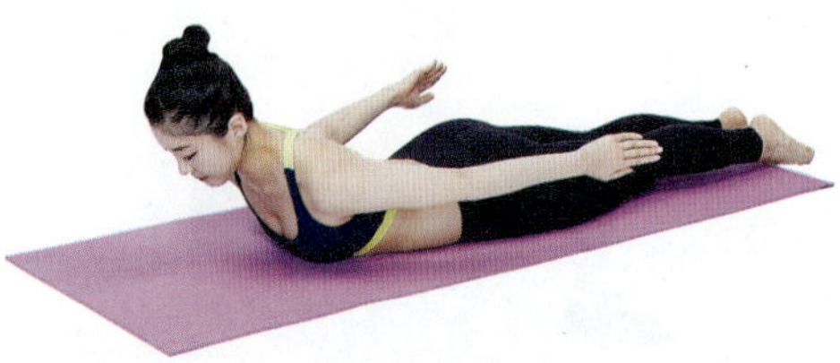
화살 자세

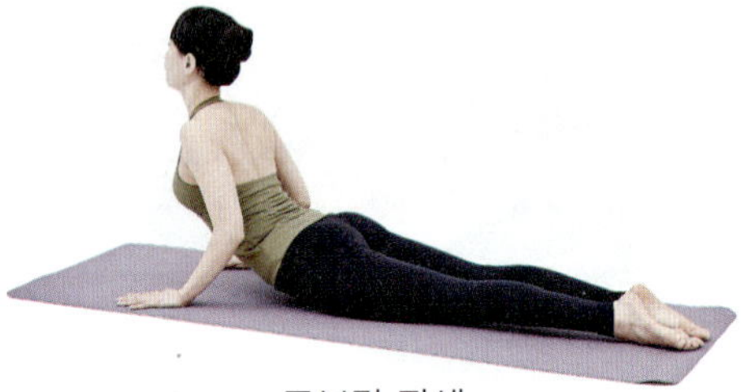
코브라 자세

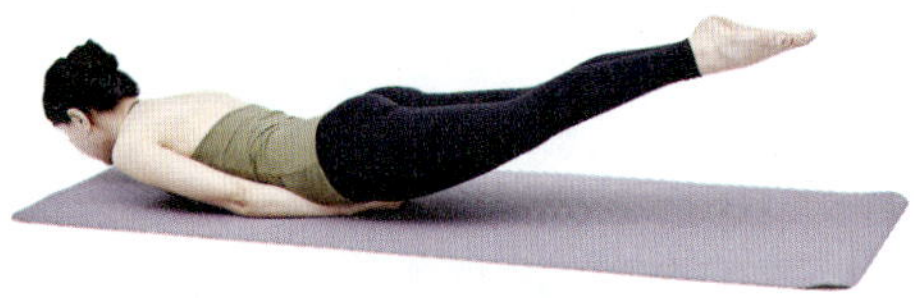
메뚜기 자세

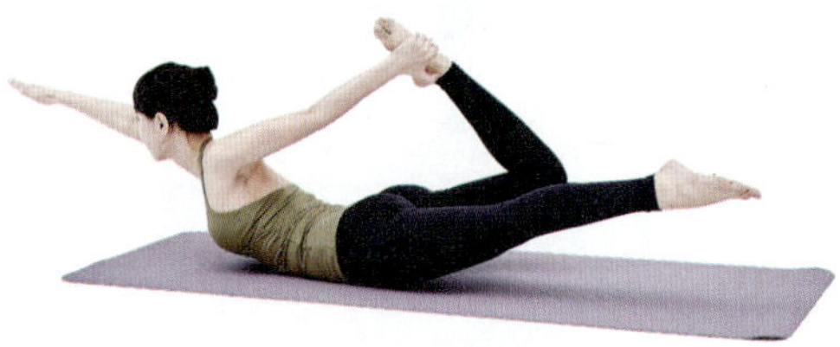
반 활 자세

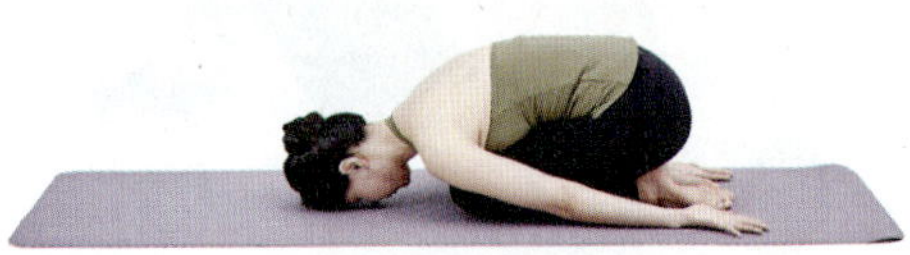
아기 자세

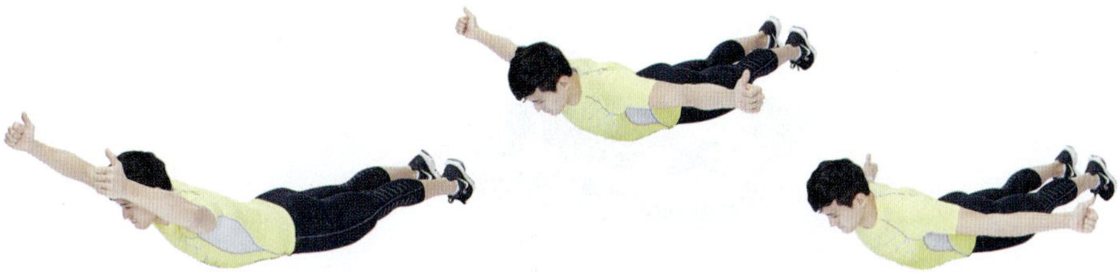

상체 들어올리기

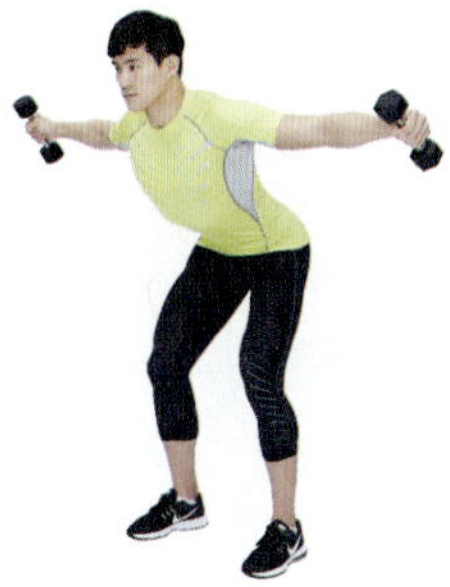

뒤로 끌어올리기

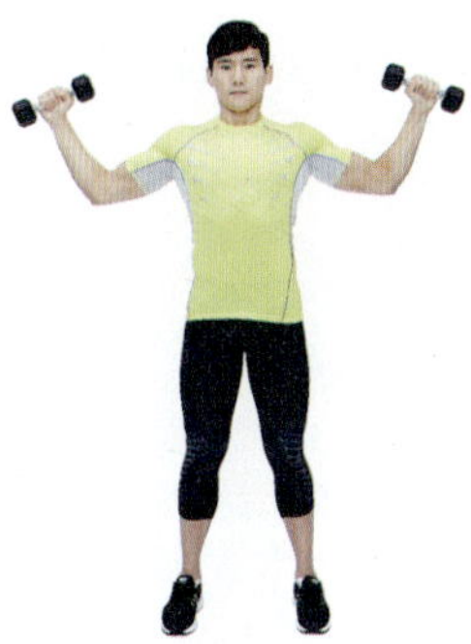

뒤로 끌어내리기

11자 복근과 날씬한 허리 라인 만들기

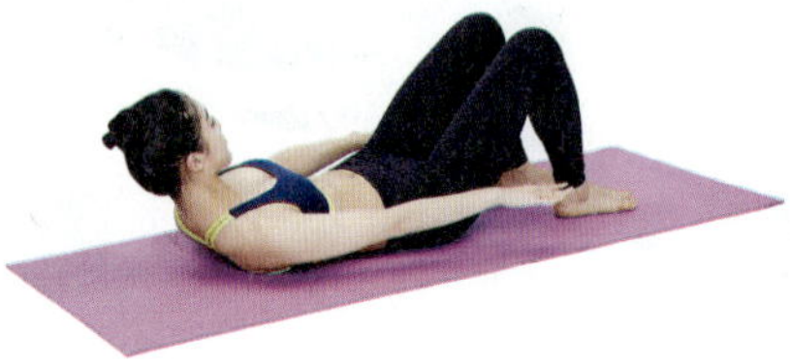

100회 흔들기

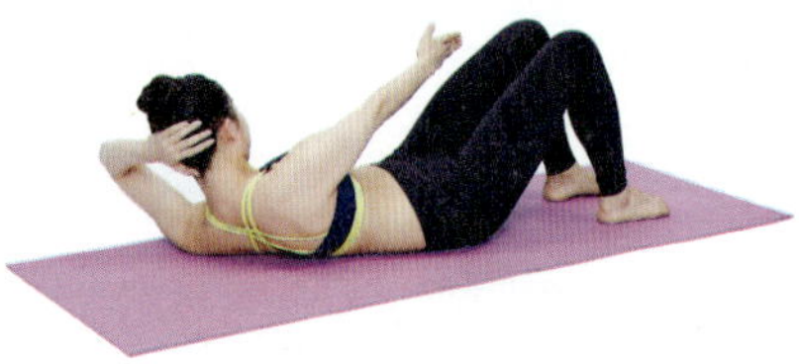

비스듬히 팔 뻗기

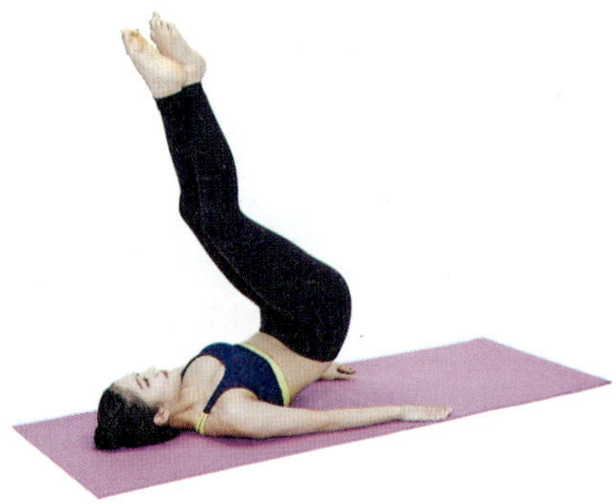

엉덩이 들기

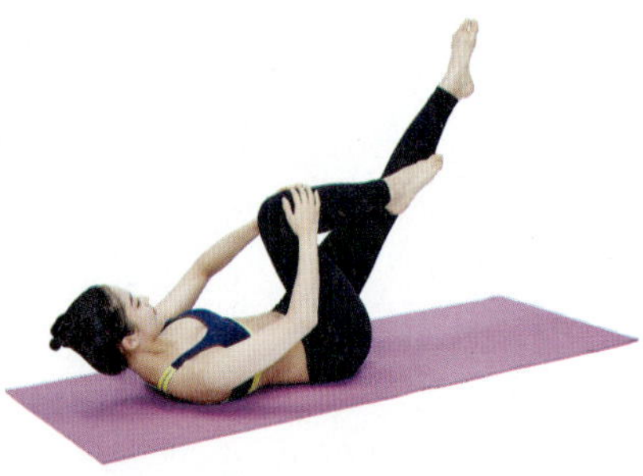

한 다리 스트레칭

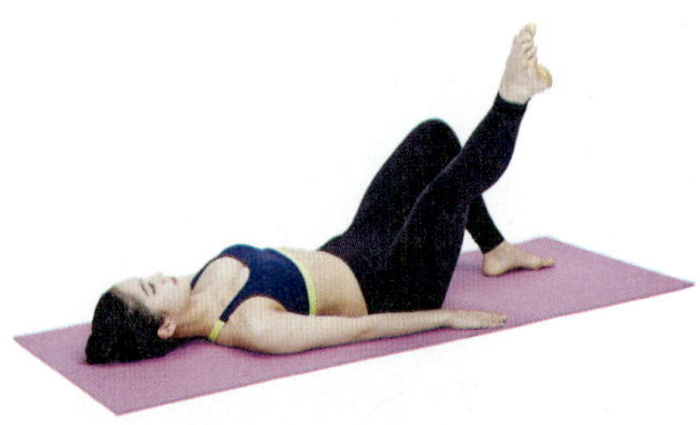

한 다리로 반원 그리기

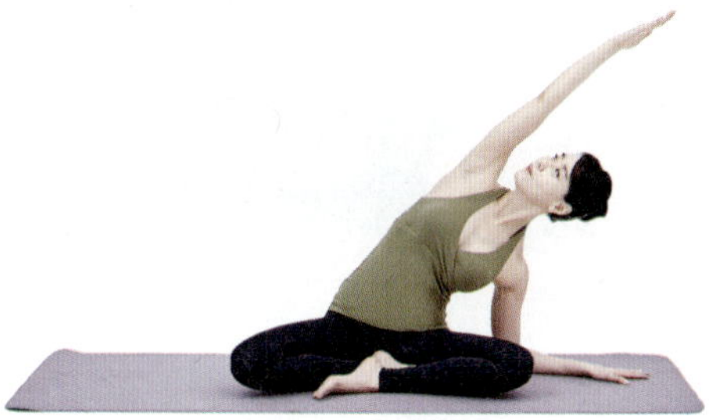
옆구리 늘리기

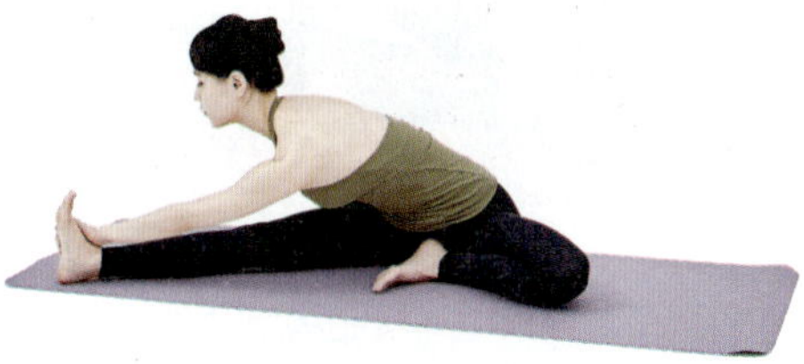
옆으로 한 다리 벌려 비틀어 내려가기

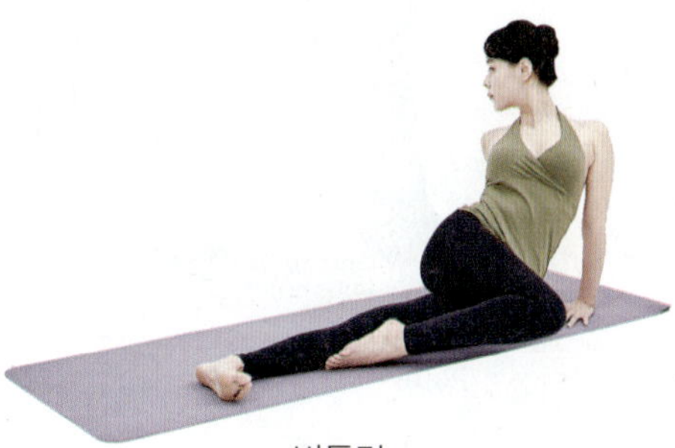
비틀기

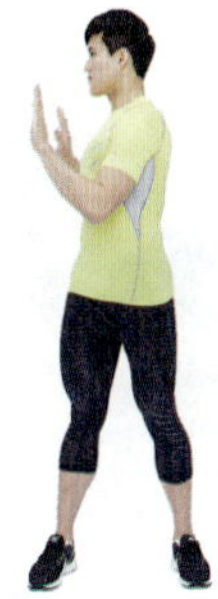
몸통 비틀기

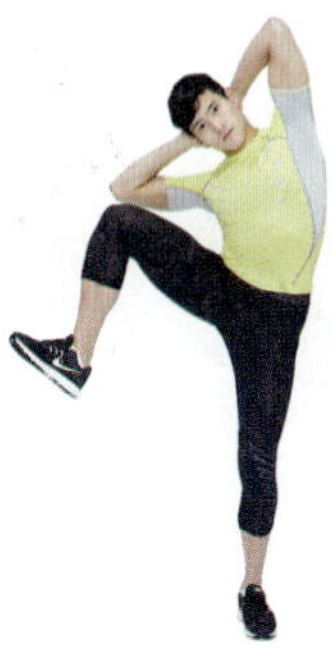
개구리 자세

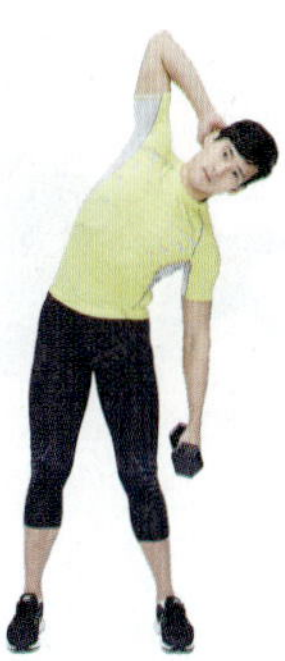
옆구리 늘리기

균형 잡힌 골반과 엉덩이 라인 만들기

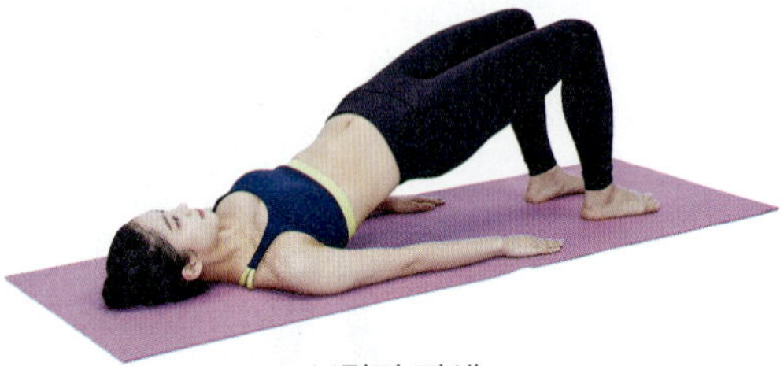

브릿지 자세

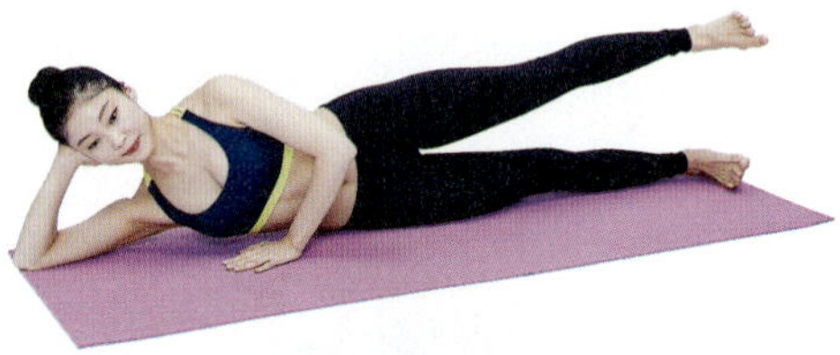

옆으로 누워 한 다리 들어올리기

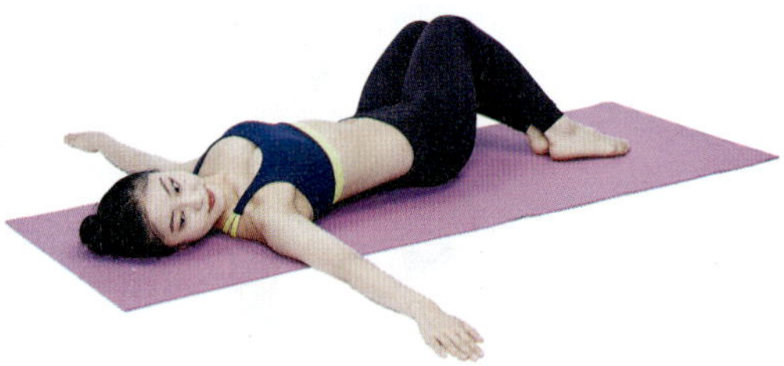

허리 비틀기

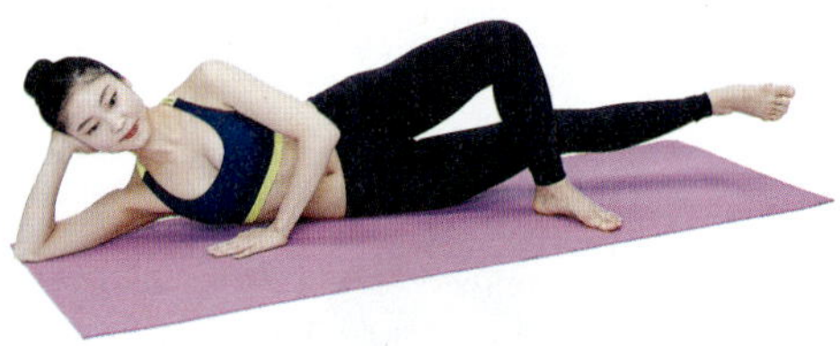

옆으로 누워 허벅지 안쪽 올리기

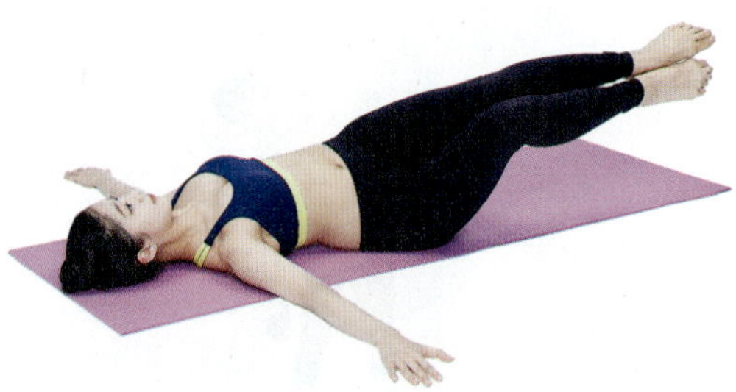

엉덩이 돌리기

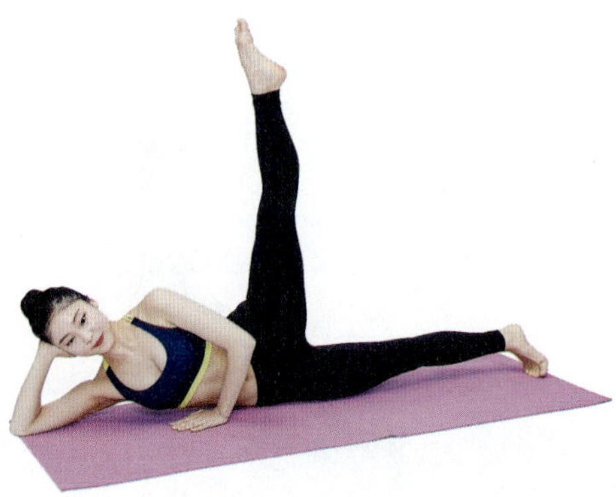

발레 동작

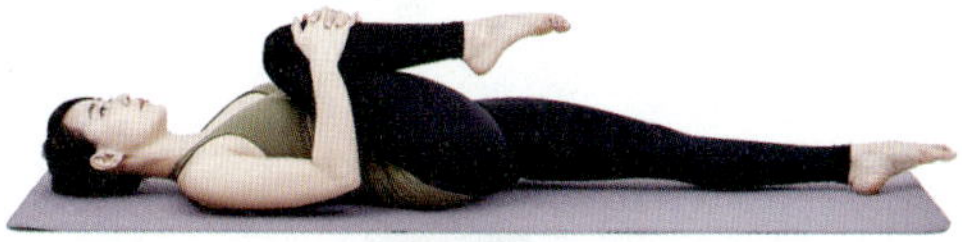

바람 빼기 자세

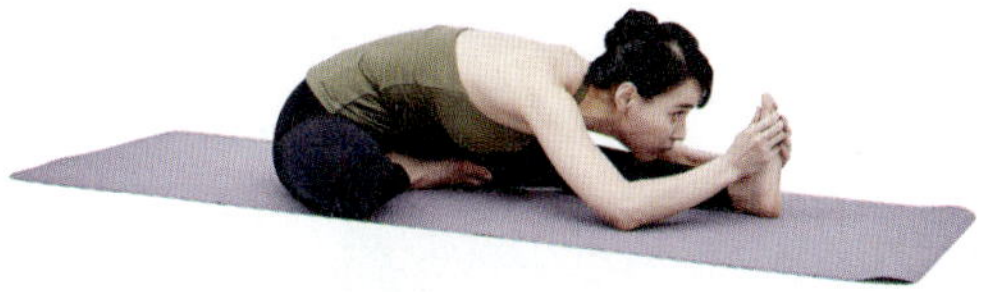

한 다리 상체 숙이기

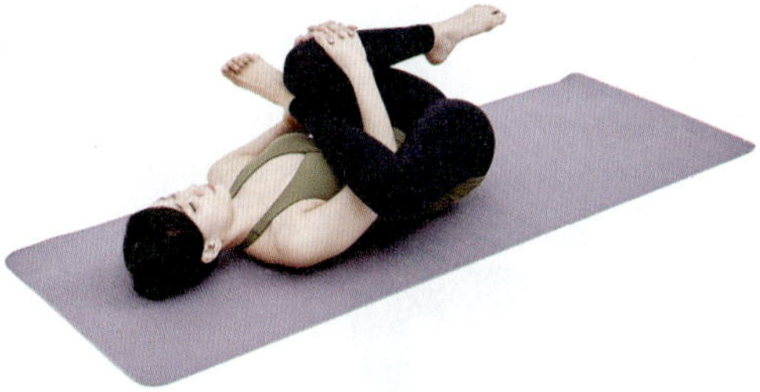

엉덩이 열어 주기

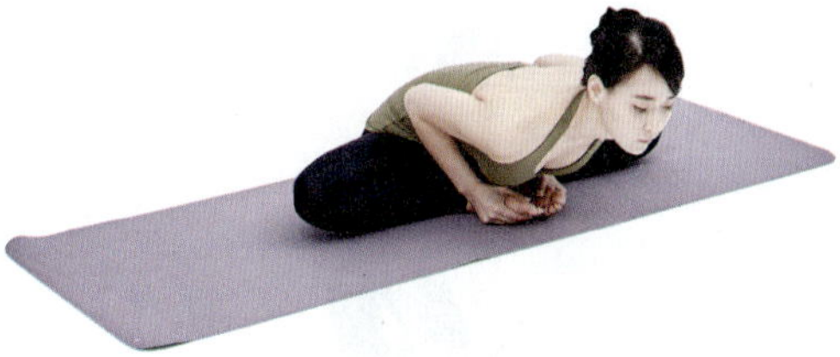

나비 자세

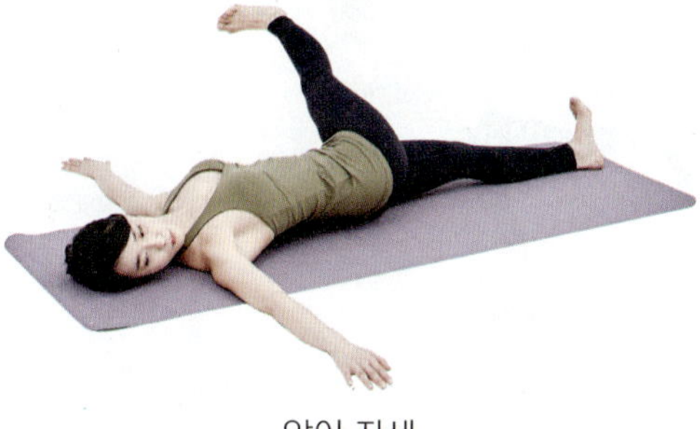

악어 자세

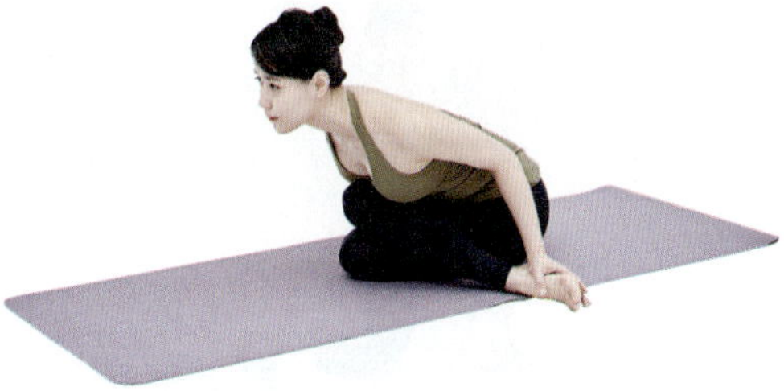

소머리 자세

매끈하고 탄력있는 다리 라인 만들기

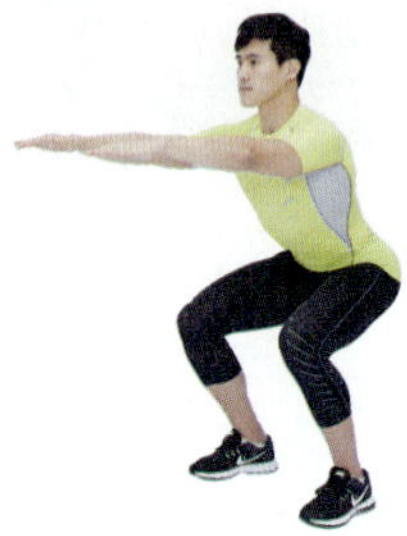

투명의자에 앉았다 일어나기

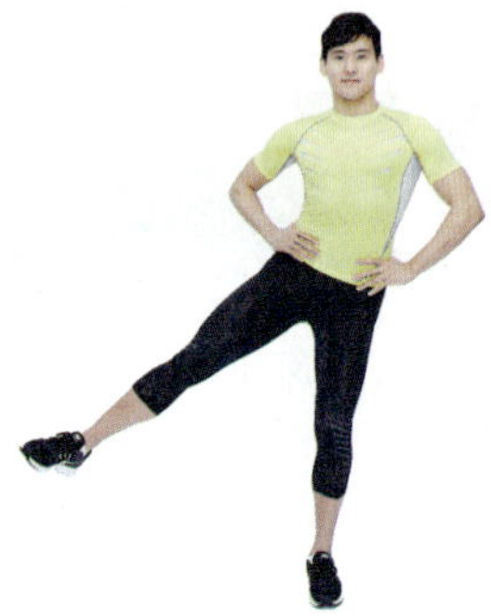

한 다리 옆으로 차기

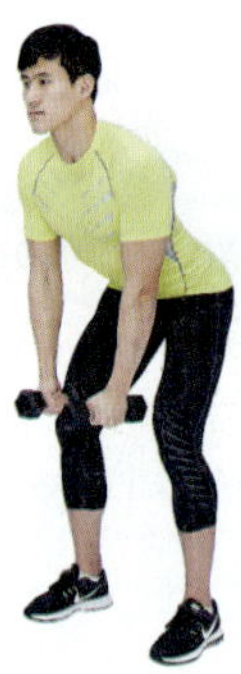

무릎 찍고 올라오기

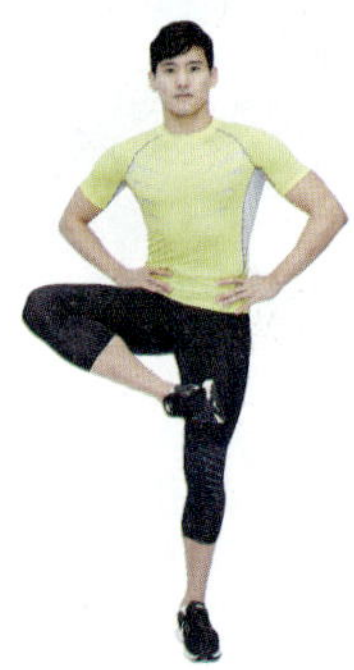

제기차기

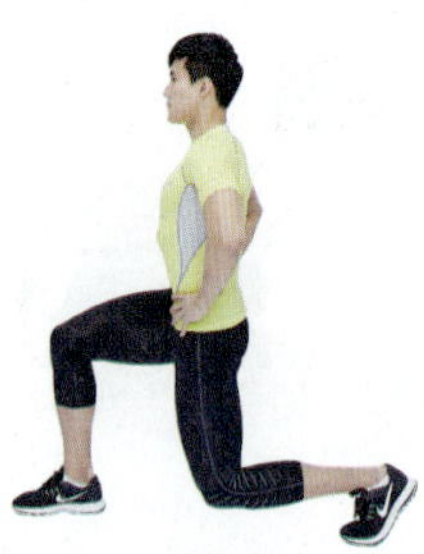

한 다리 뒤로 접어 앉기

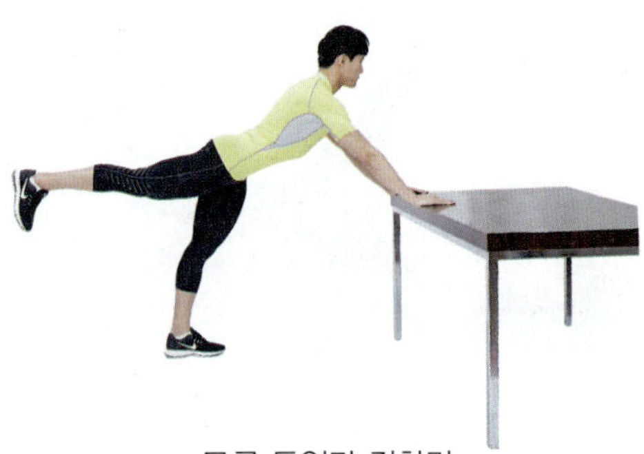

무릎 들었다 킥하기

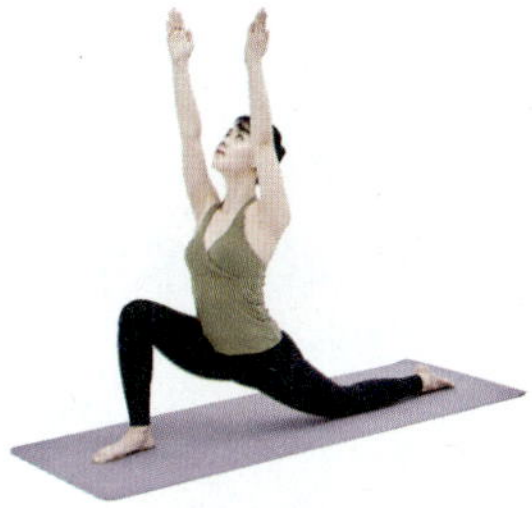

런지 동작

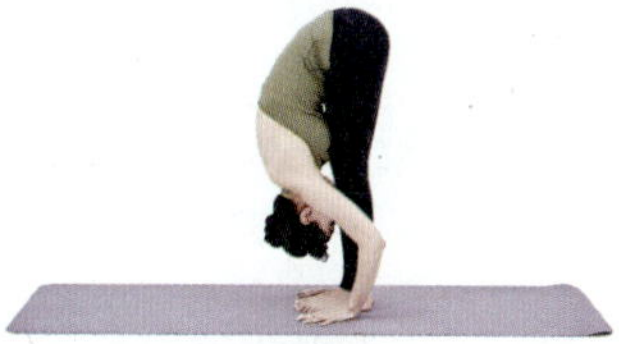

상체 숙이기

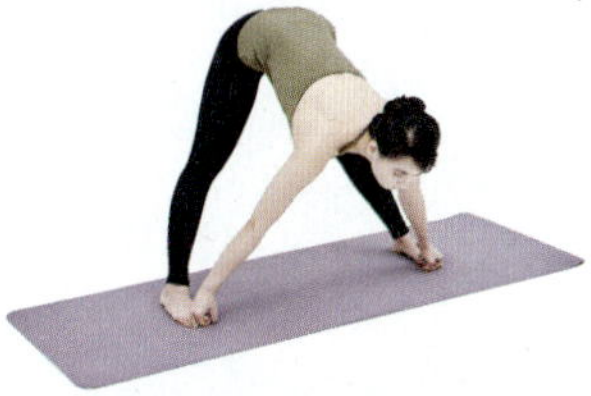

다리 벌리고 상체 숙이기

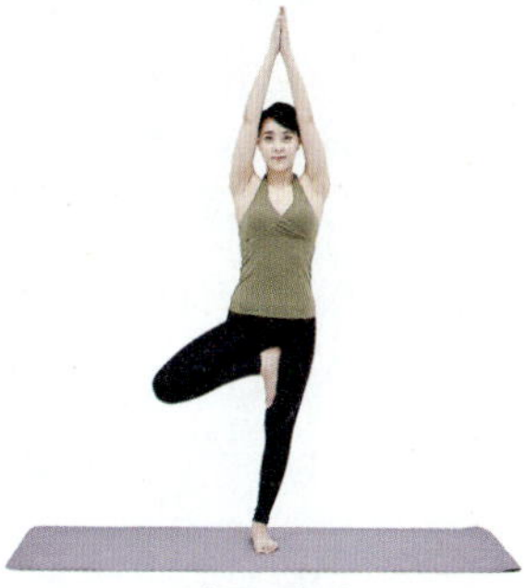

나무 자세

명품바디가 필요해

응용과정

APPLICATION

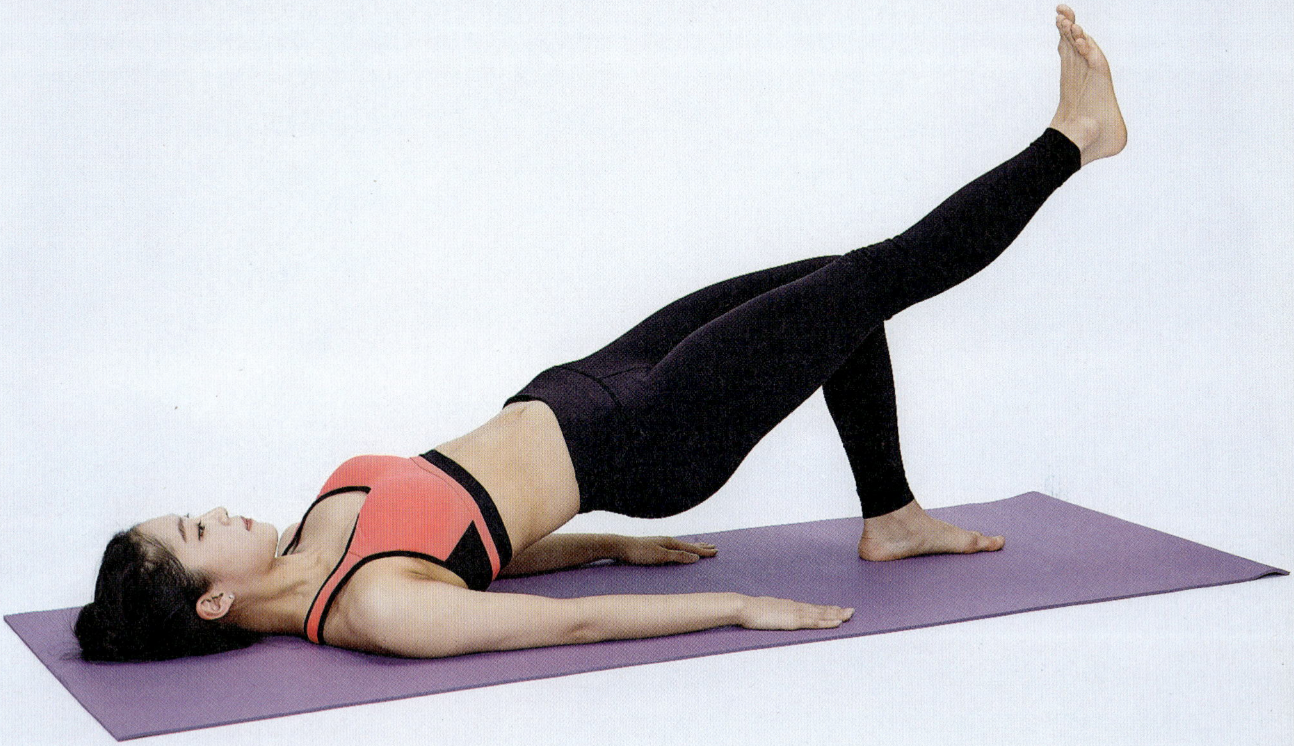

PILATES
필라테스

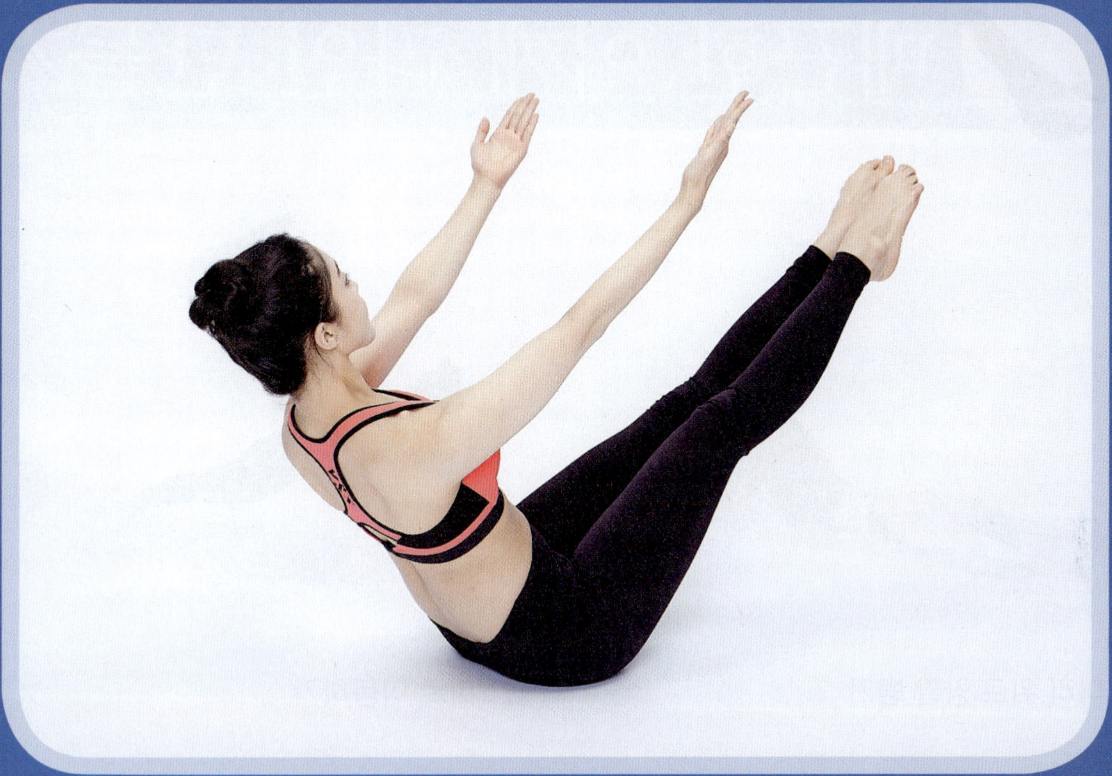

1 **중심개념** 정신 집중, 자세 조절, 정확성, 호흡

2 **운동목적** 코어(골반-척추) 근육 안정화 및 강화

3 **운동효과** 요통 개선 및 완화, 통증 감소, 상해 예방

4 **운동원리** 코어 근육 안정화와 근신경계의 동시 활성화를 통한 기능 개선과 근력 강화

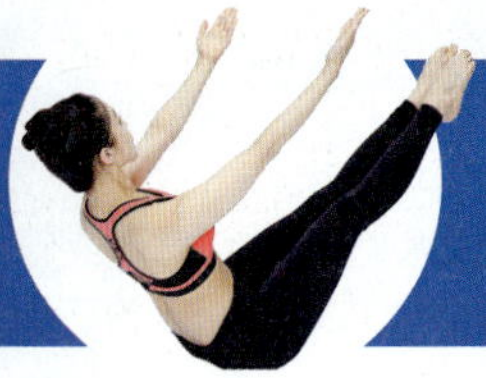

매끈한 어깨 라인 만들기

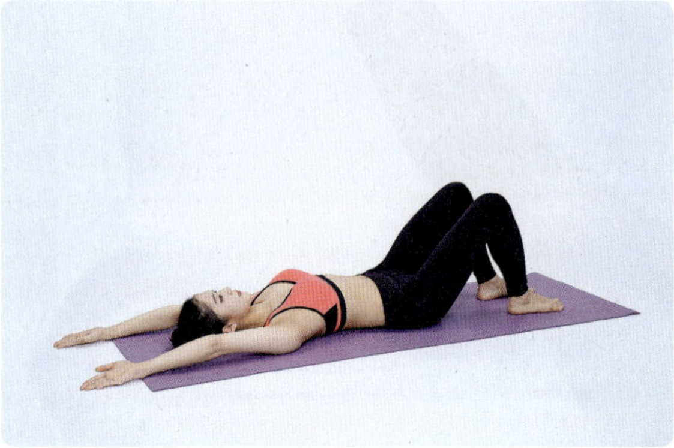

1 머리 위로 양팔 뻗기

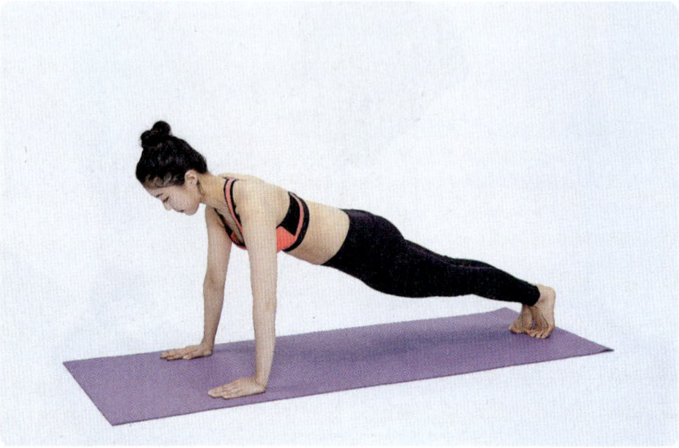

2 앞 · 뒤로 이동하기

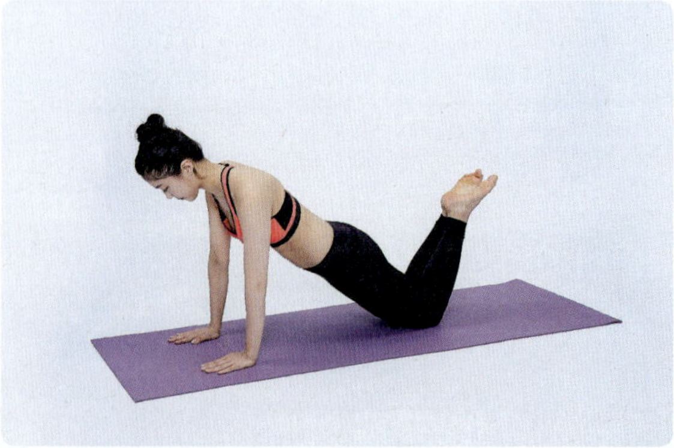

3 필라테스 팔굽혀펴기

- ✓ 턱을 당겨주어 목 일(1)자 유지
- ✓ 배꼽을 복부 안으로 당겨주기
- ✓ 동작별 8~10회씩 실시하기

ADVICE!

1 머리 위로 양팔 뻗기

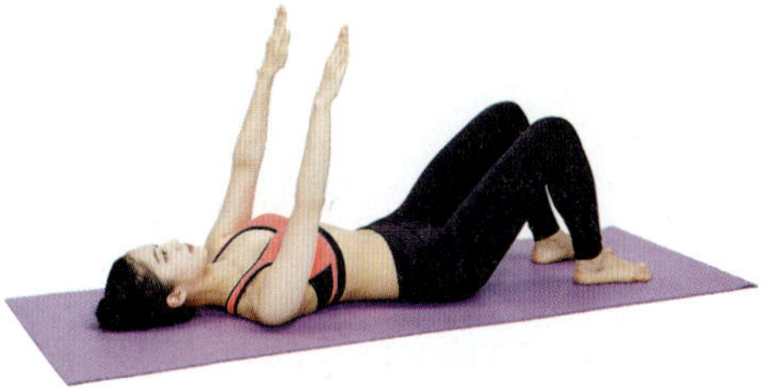

• 무릎을 골반넓이로 구부리고 눕는다.
• 양팔을 수직으로 뻗는다.

• 가슴(흉근, 전거근), 등(광배근) 강화
• 상체(흉곽)의 안정화

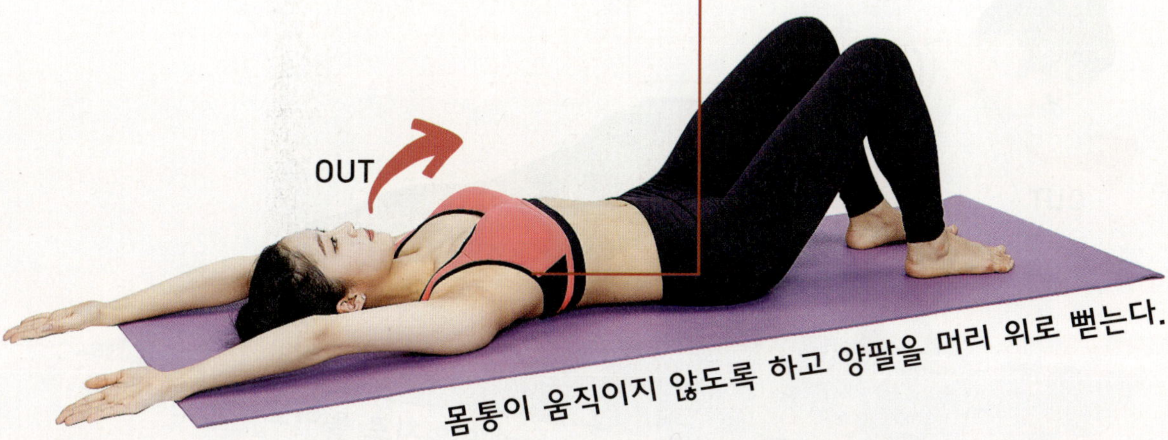

몸통이 움직이지 않도록 하고 양팔을 머리 위로 뻗는다.

2 앞·뒤로 이동하기

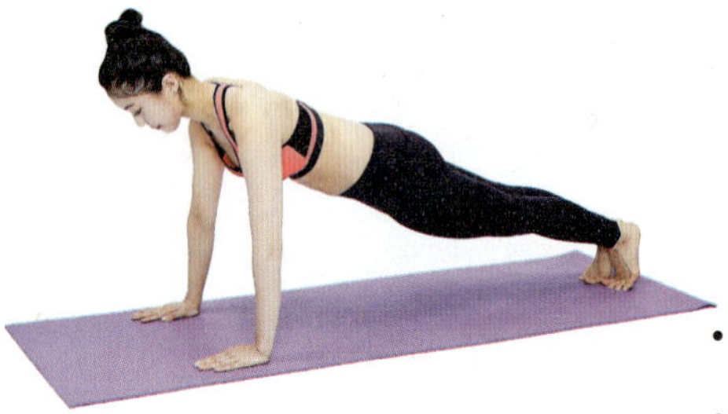

• 어깨와 손목은 수직을 유지한다.

• 머리부터 발끝까지 사선을 유지한다.

• 어깨(삼각근), 가슴 외측(전거근), 복부 강화

• 상체와 견갑대의 안정화

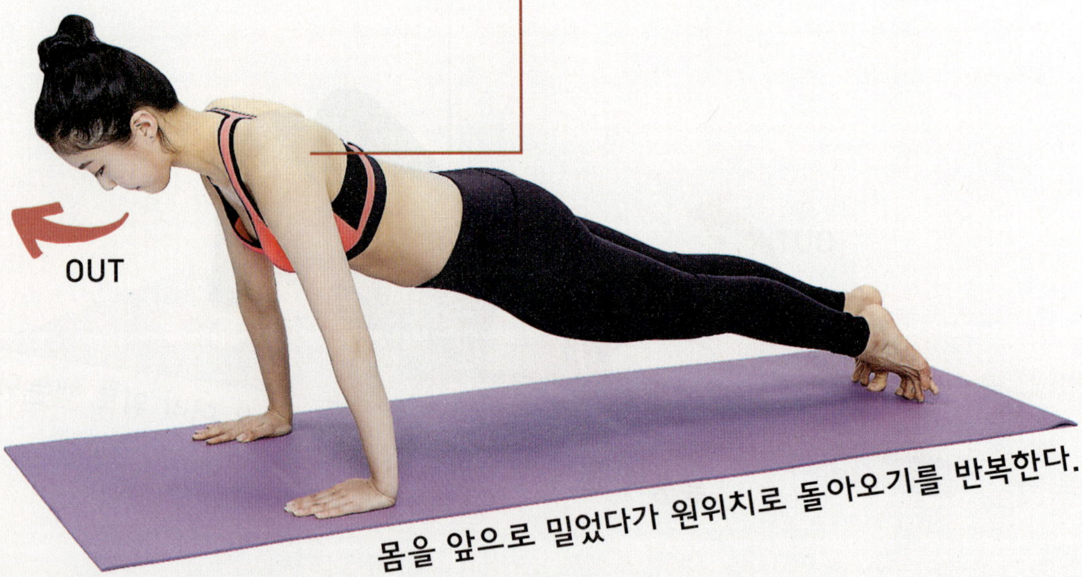

몸을 앞으로 밀었다가 원위치로 돌아오기를 반복한다.

매끈한 어깨 라인 만들기

3 필라테스 팔굽혀펴기

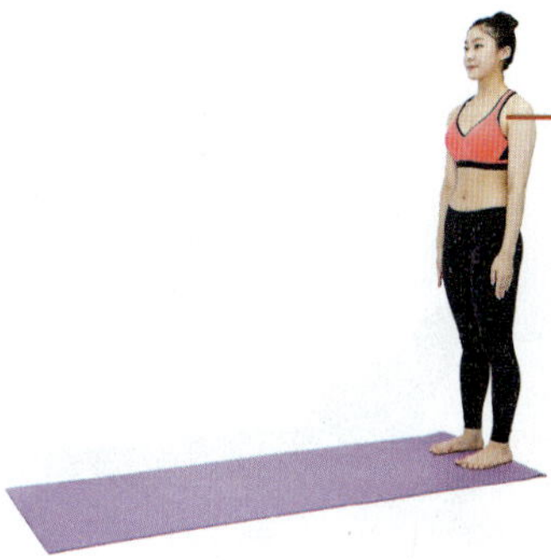

- 가슴(흉근), 바깥쪽 팔(삼두근) 강화
- 복부, 엉덩이(둔근), 어깨(삼각근) 강화
- 등과 허벅지 뒤쪽(대퇴이두근) 스트레칭

•양발은 어깨넓이로 벌리고, 턱과 복부는 당겨서 바른 자세로 서 있는다.

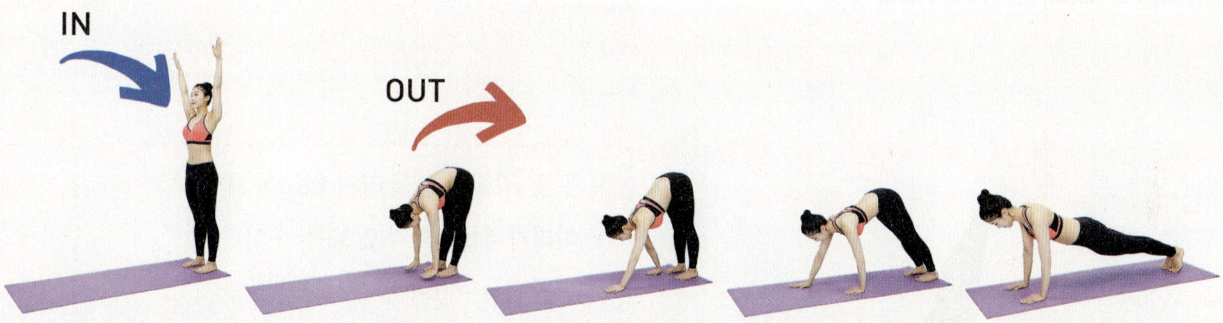

양팔을 머리 위로 들었다가 상체를 숙여 몸이 바닥과 수평이 될 때까지 앞으로 걸어간다.

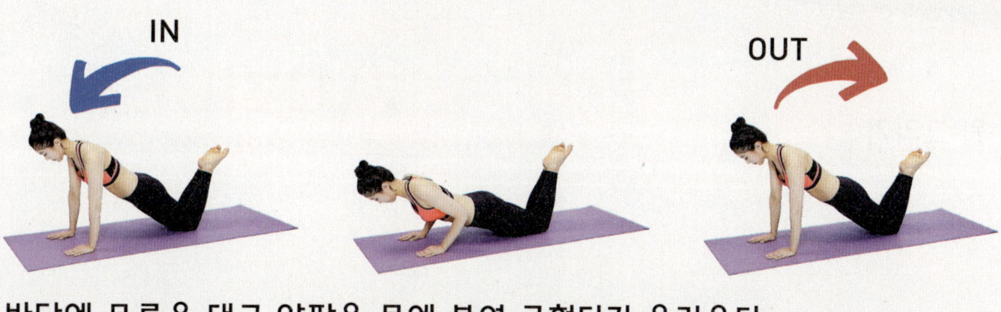

바닥에 무릎을 대고 양팔을 몸에 붙여 굽혔다가 올라온다.

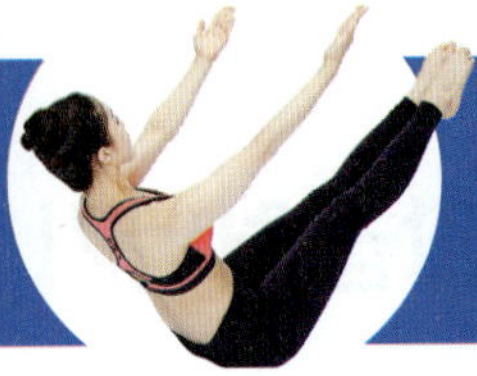

균형 잡힌 골반 만들기

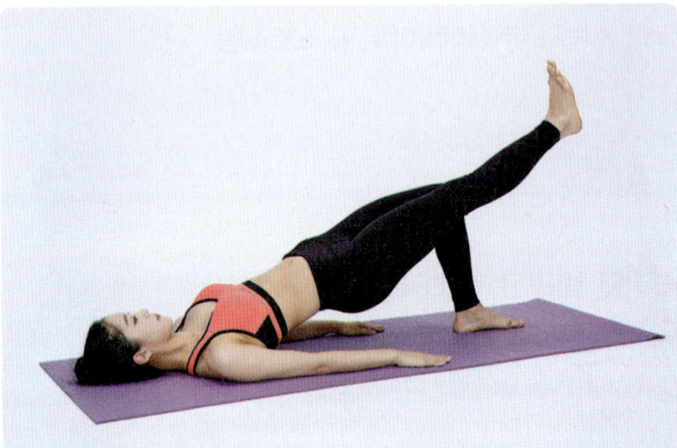

1 한쪽 다리 브릿지 자세

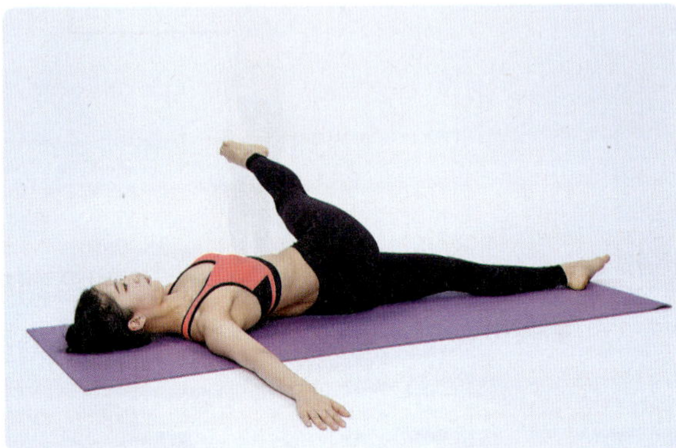

2 한쪽 다리로 원 그리기

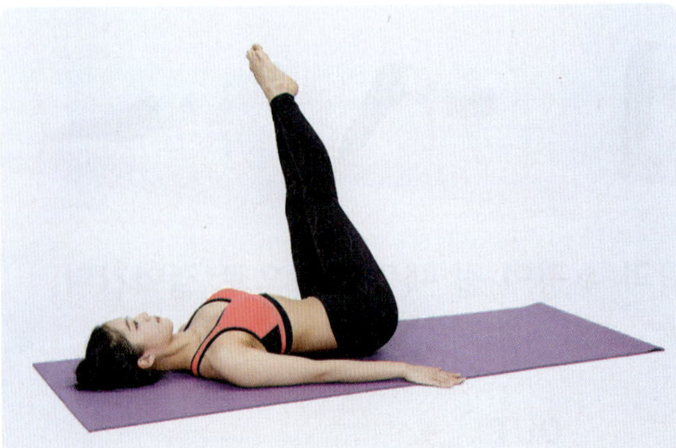

3 두 다리 펴고 원 그리기

- ✓ 무릎 정렬이 흔들리지 않도록 주의
- ✓ 허리가 위로 휘지 않도록 주의
- ✓ 동작별 8~10회씩 실시하기

ADVICE!

1 한쪽 다리 브릿지 자세

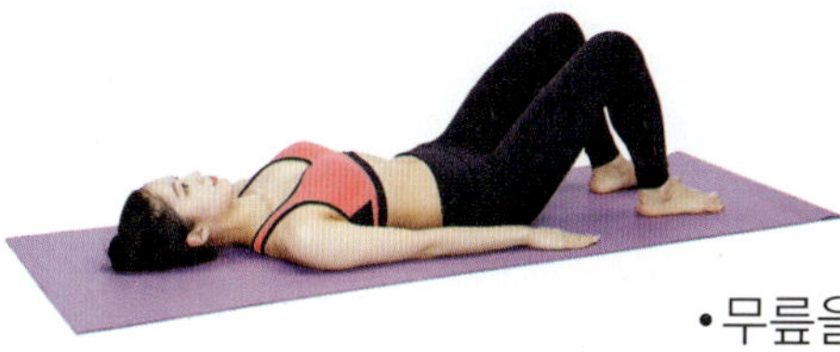

• 무릎을 골반 넓이로 구부리고 눕는다.

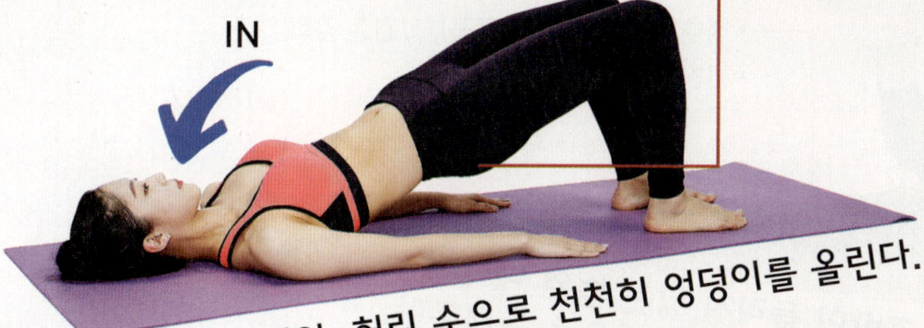

• 엉덩이(특히 중둔근), 허벅지 뒤쪽(대퇴이두근) 강화
• 골반 균형 및 척추와 엉덩이(둔근) 안정화

꼬리뼈, 엉덩이, 허리 순으로 천천히 엉덩이를 올린다.

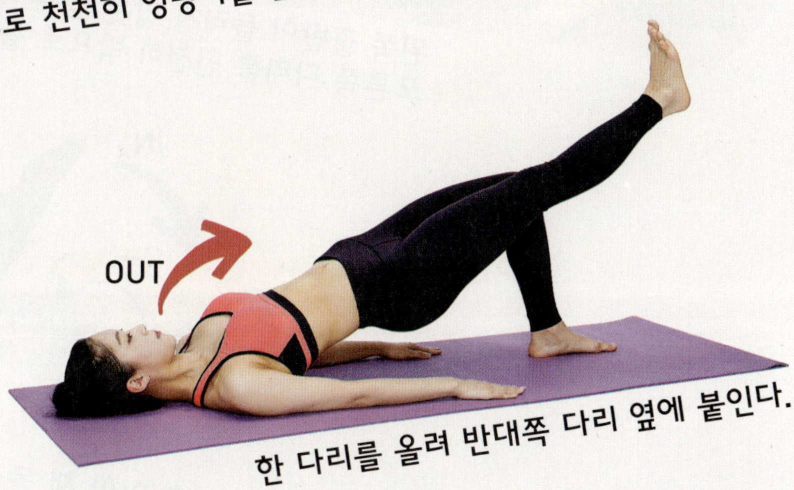

한 다리를 올려 반대쪽 다리 옆에 붙인다.

2 한쪽 다리로 원 그리기

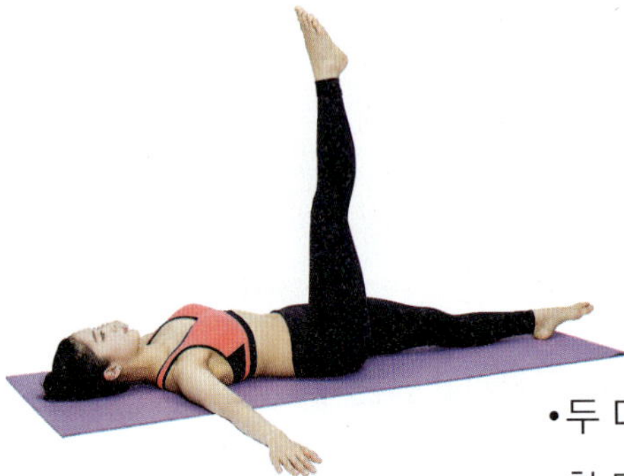

- 두 다리는 펴고, 양팔은 옆으로 벌려 눕는다.
- 한 다리를 수직으로 들어올린다

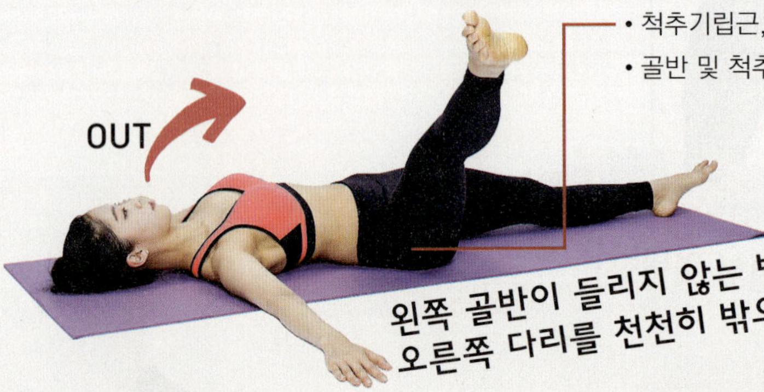

- 척추기립근, 엉덩이(둔근), 고관절 강화
- 골반 및 척추의 안정화

왼쪽 골반이 들리지 않는 범위 내에서
오른쪽 다리를 천천히 밖으로 돌려준다.

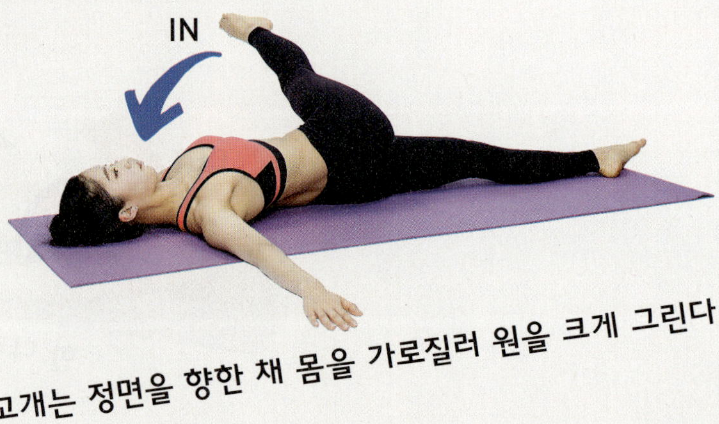

고개는 정면을 향한 채 몸을 가로질러 원을 크게 그린다.

3 두 다리 펴고 원 그리기

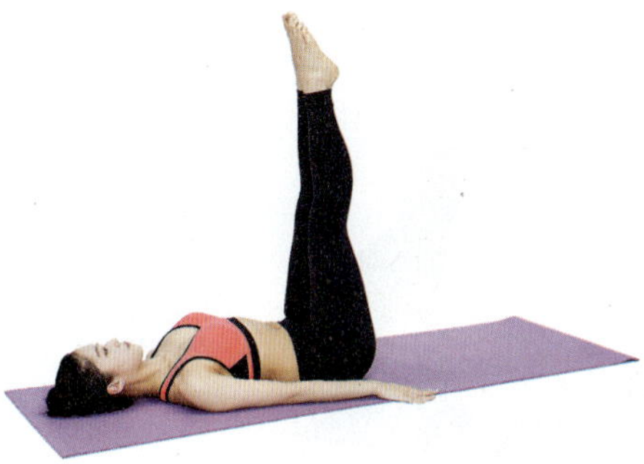

- 두 다리를 붙여서 바닥에서 들어올린다.
- 허리가 뜨지 않도록 복부에 힘을 준다.

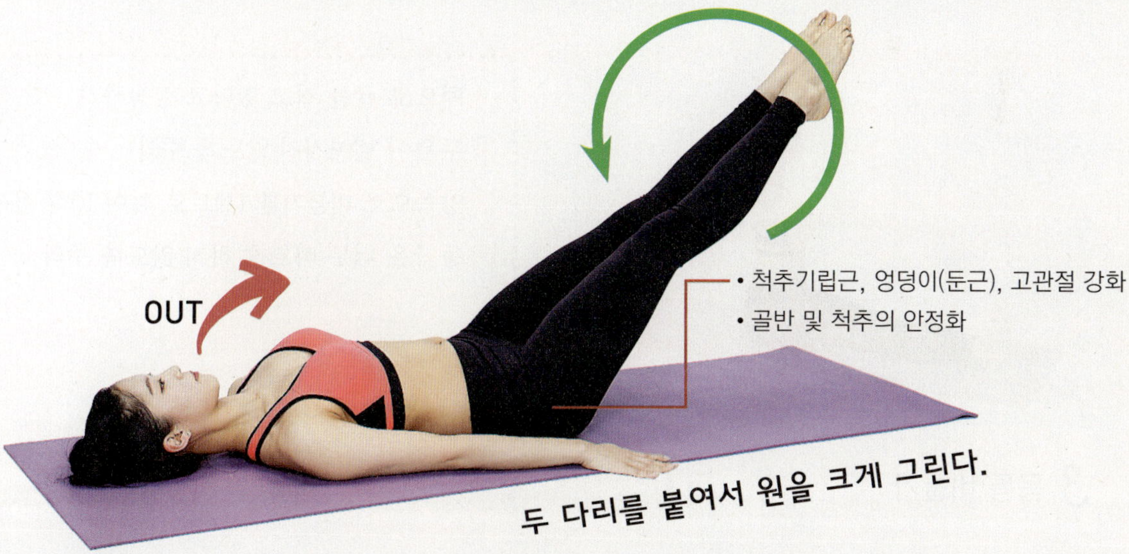
OUT
• 척추기립근, 엉덩이(둔근), 고관절 강화
• 골반 및 척추의 안정화
두 다리를 붙여서 원을 크게 그린다.

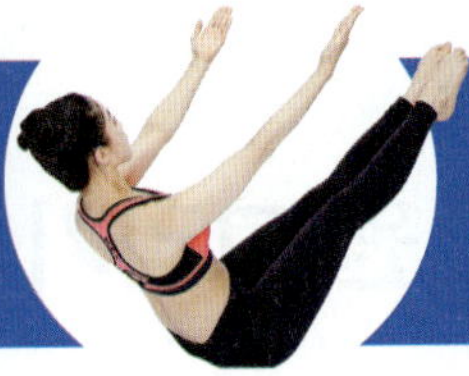

섹시한 허리 라인 만들기

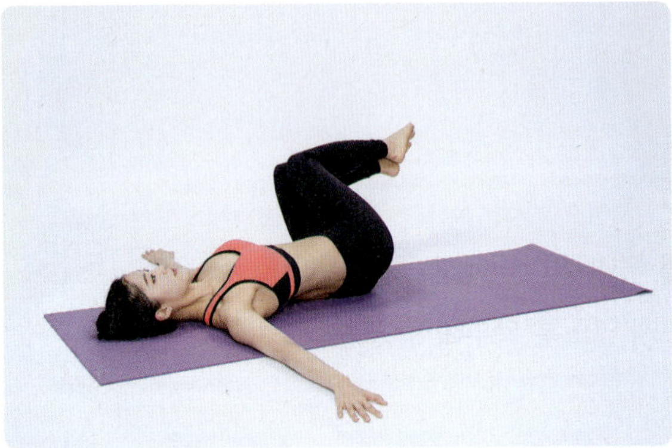

1 다리 굽혀 옆으로 비틀기

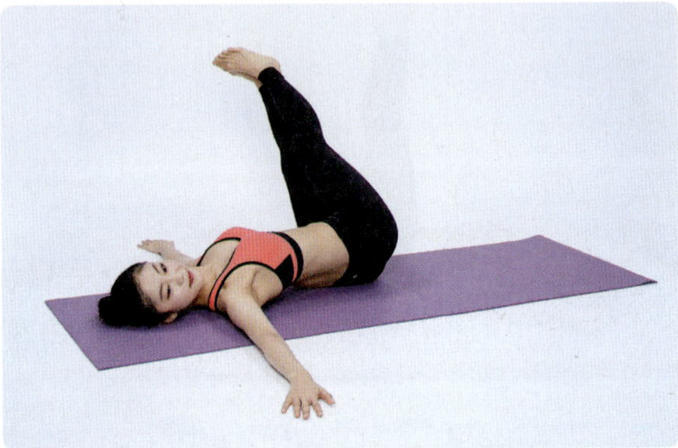

2 다리 펴서 옆으로 비틀기

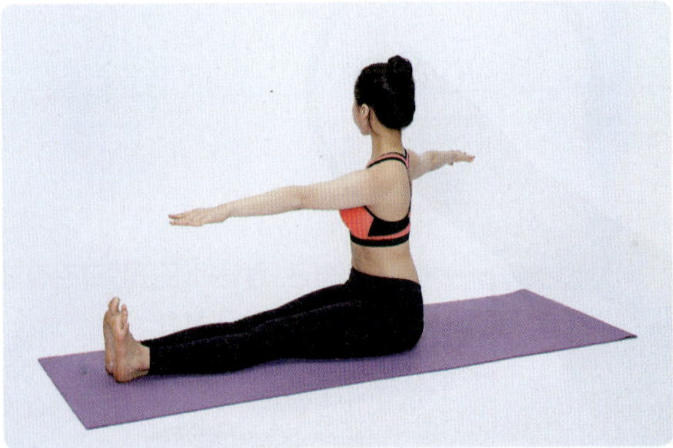

3 몸통 비틀기

- ✓ 턱으로 귤을 잡고 있다고 상상하기
- ✓ 무릎이 벌어지지 않도록 주의
- ✓ 양쪽으로 비틀기를 1세트로 하여 10회 실시
- ✓ 동작을 너무 빠르게 하지 않도록 주의

ADVICE!

섹시한 허리 라인 만들기

1 다리 굽혀 옆으로 비틀기

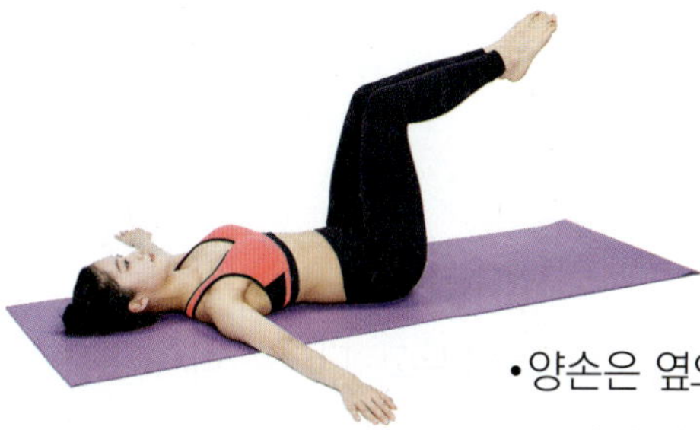

• 양손은 옆으로 펴서 바닥에 두고, 무릎은 구부려서 종아리가 바닥과 수평이 되도록 들어 준다.

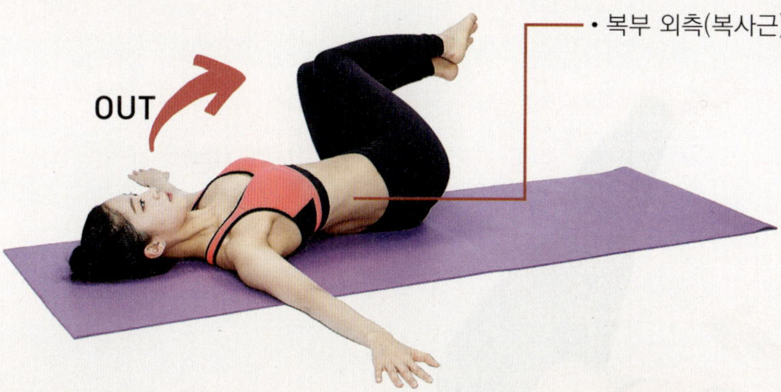

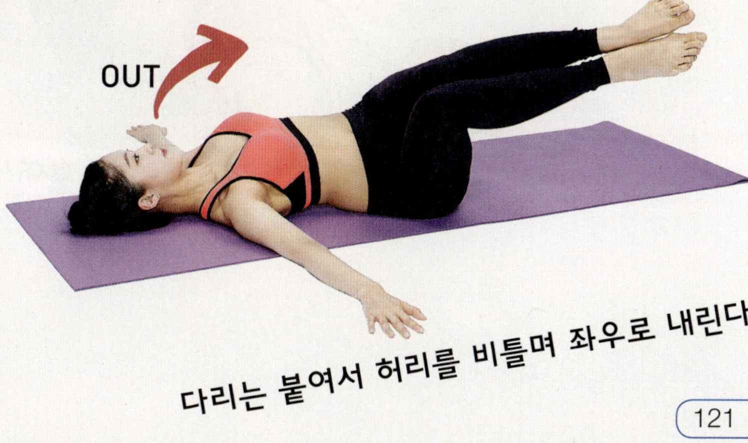

다리는 붙여서 허리를 비틀며 좌우로 내린다.

2 다리 펴서 옆으로 비틀기

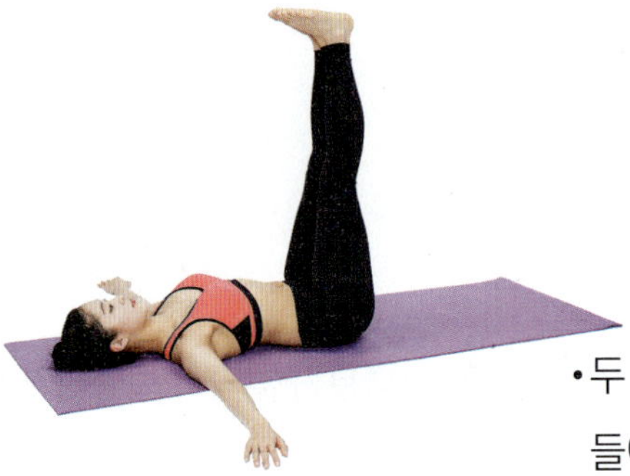

•두 팔은 옆으로 펴서 바닥에 두고, 다리는 펴서 수직으로 들어 준다.

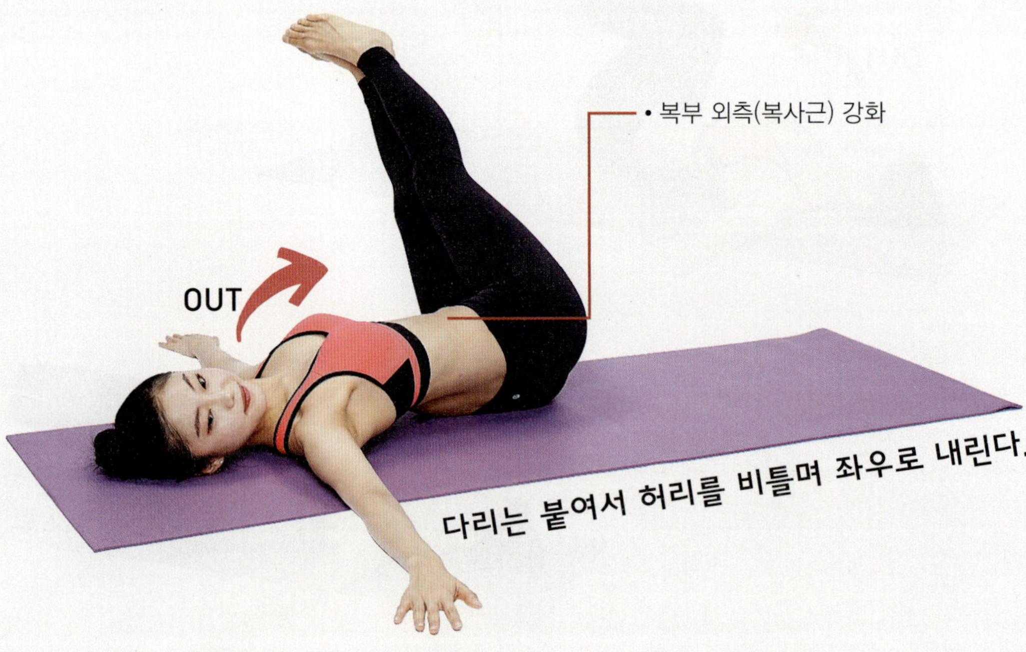
OUT
• 복부 외측(복사근) 강화
다리는 붙여서 허리를 비틀며 좌우로 내린다.

3 몸통 비틀기

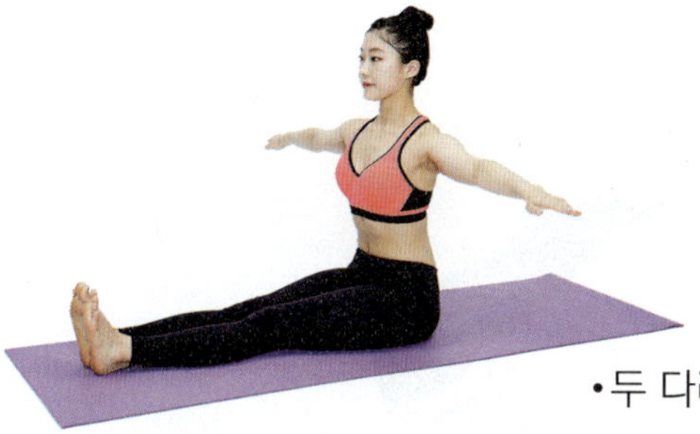

•두 다리는 펴고 발끝을 안으로 당겨서 앉는다.

•복부에 힘을 주어 허리를 바르게 펴고, 양팔은 옆으로 벌린다.

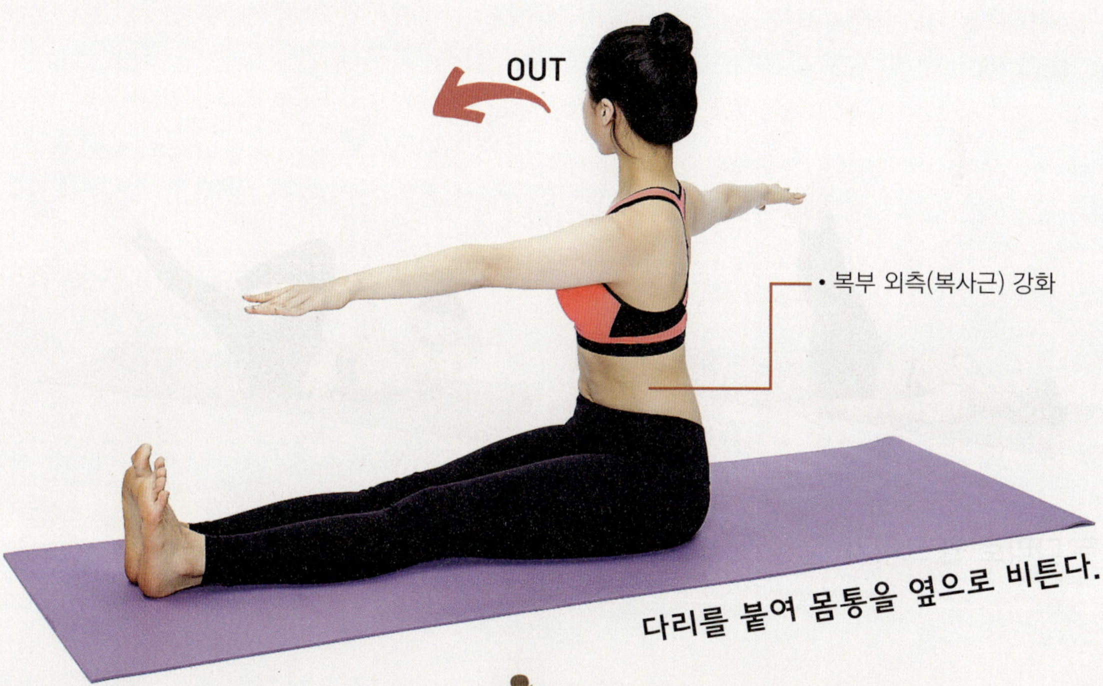
OUT
• 복부 외측(복사근) 강화
다리를 붙여 몸통을 옆으로 비튼다.

주의! 몸통이 위로 길어진다는 상상을 한다.

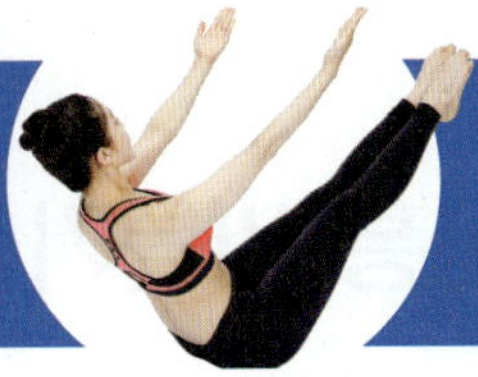

11자 복근 만들기

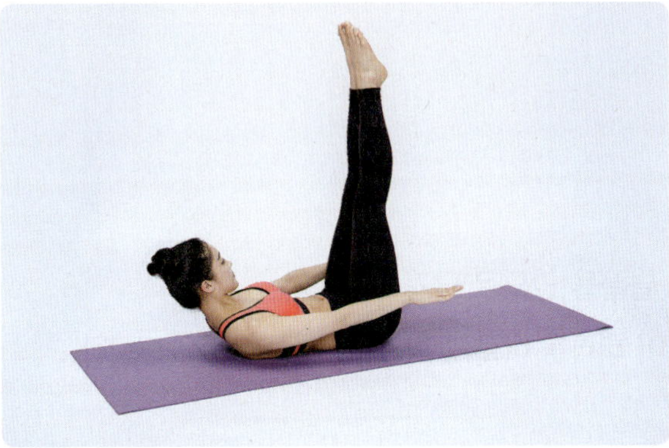

1 다리 들고 100회 흔들기

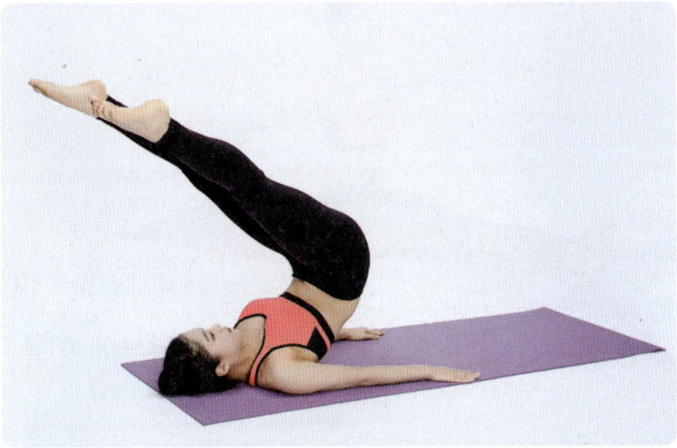

2 두 다리 올렸다가 벌려서 내려오기

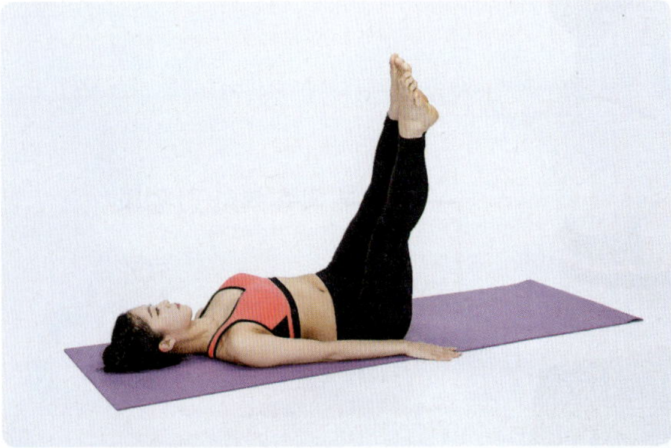

3 두 다리로 원 그리기

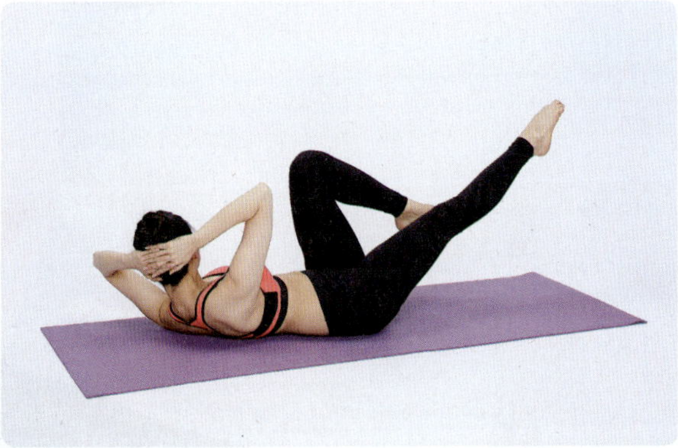

4 번갈아 비틀기

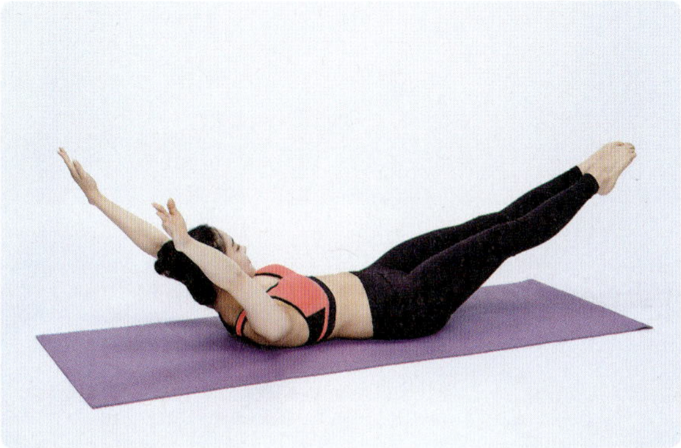

✓ 턱으로 귤을 잡고 있다고 상상하기
✓ 무릎이 벌어지지 않도록 주의
✓ 발끝을 쭉 뻗어 무릎이 구부러지지 않도록 주의
✓ 동작을 너무 빠르게 하지 않도록 주의
✓ 동작별 8~12회씩 실시하기

ADVICE!

5 두 다리 스트레칭

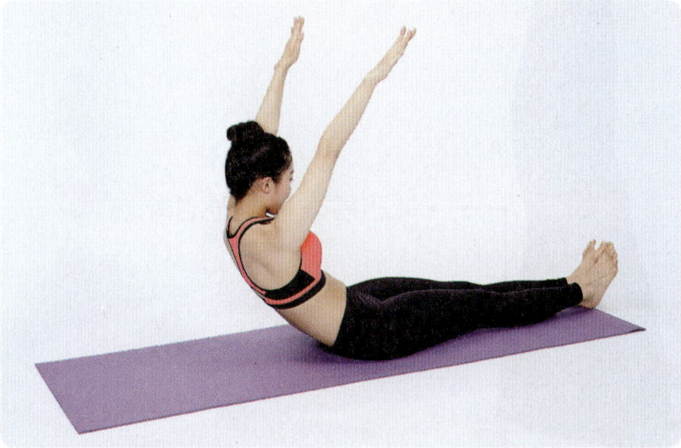

6 상체 말아 올리기

1 다리 들고 100회 흔들기

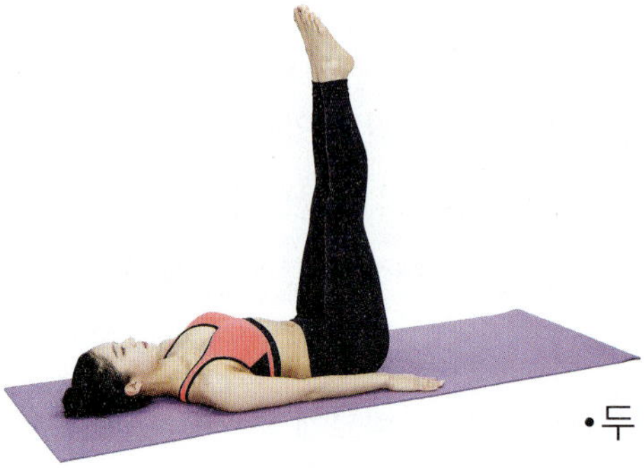

• 두 다리는 모아서 수직으로 들고 눕는다.

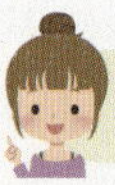

주의! 수면 위를 손바닥으로 치는 상상을 한다.

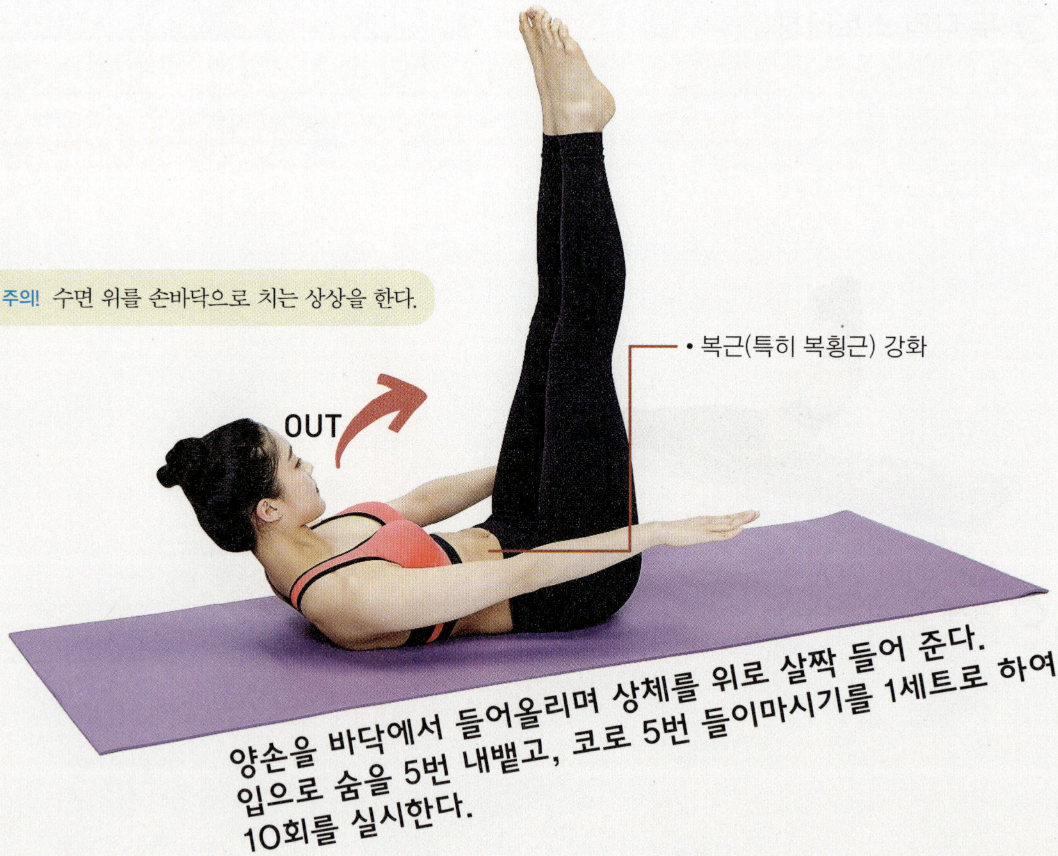

• 복근(특히 복횡근) 강화

양손을 바닥에서 들어올리며 상체를 위로 살짝 들어 준다. 입으로 숨을 5번 내뱉고, 코로 5번 들이마시기를 1세트로 하여 10회를 실시한다.

11자 복근 만들기

2 두 다리 올렸다가 벌려서 내려오기

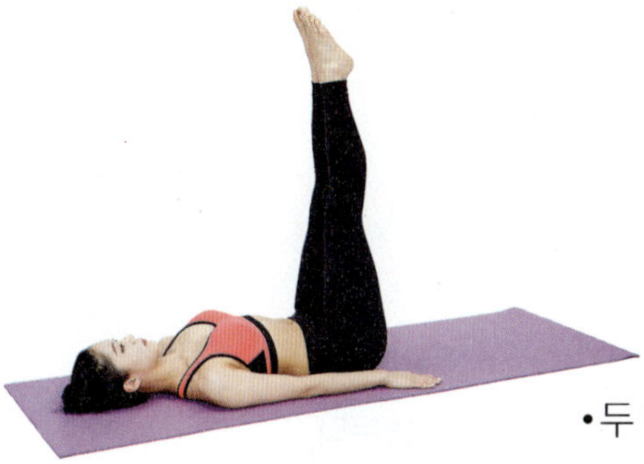

• 두 다리는 모아서 수직으로 들고 눕는다.

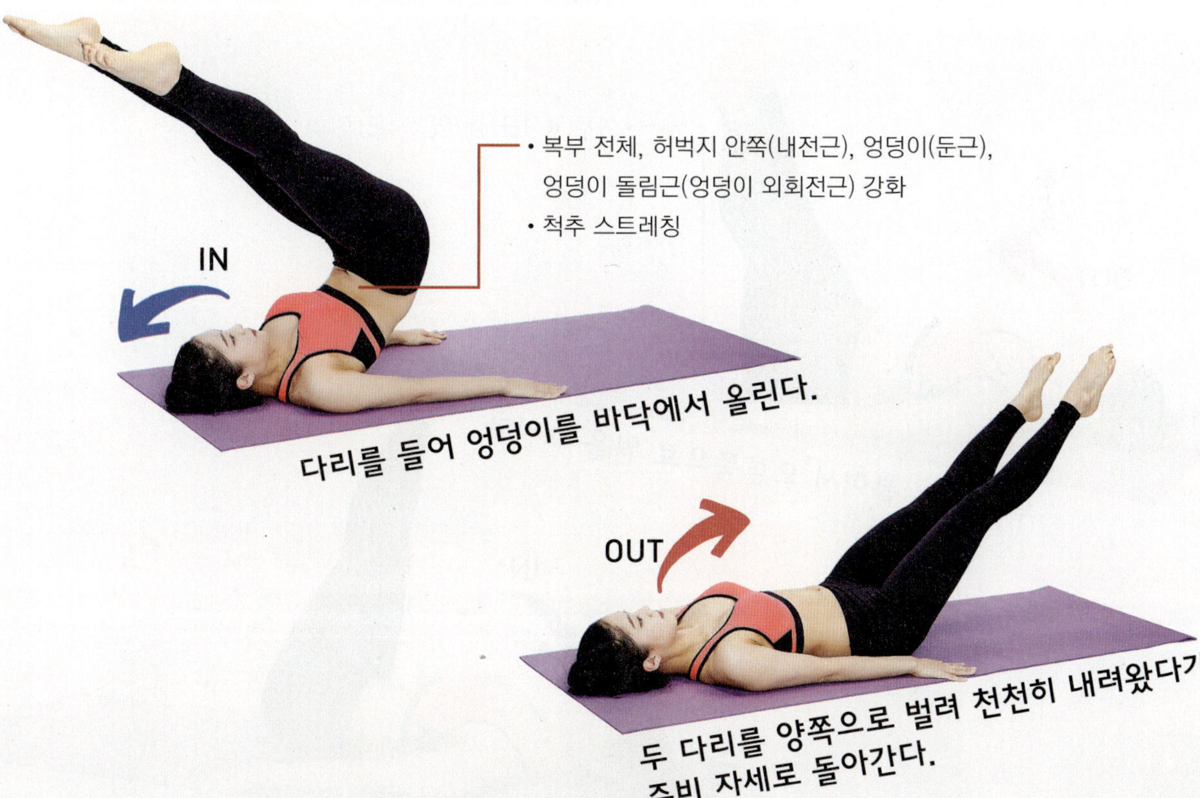

• 복부 전체, 허벅지 안쪽(내전근), 엉덩이(둔근), 엉덩이 돌림근(엉덩이 외회전근) 강화
• 척추 스트레칭

다리를 들어 엉덩이를 바닥에서 올린다.

두 다리를 양쪽으로 벌려 천천히 내려왔다가 준비 자세로 돌아간다.

3 두 다리로 원 그리기

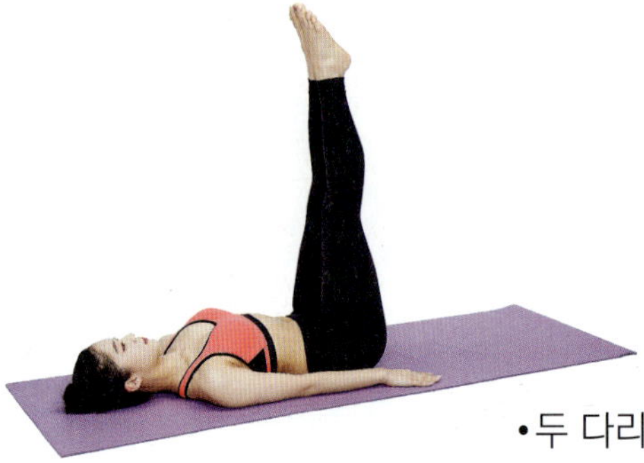

•두 다리는 모아서 수직으로 들고 눕는다.

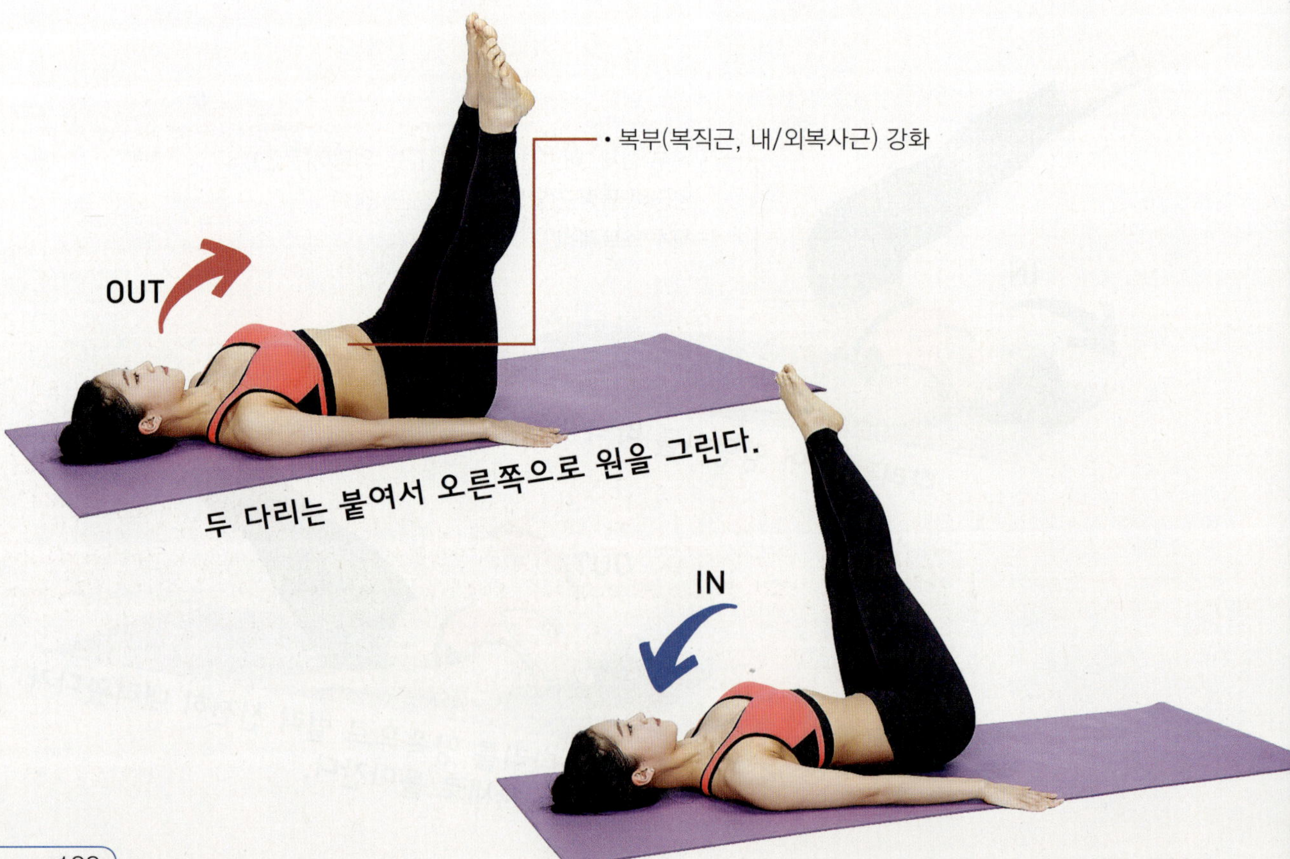
• 복부(복직근, 내/외복사근) 강화
OUT
두 다리는 붙여서 오른쪽으로 원을 그린다.
IN

4 번갈아 비틀기

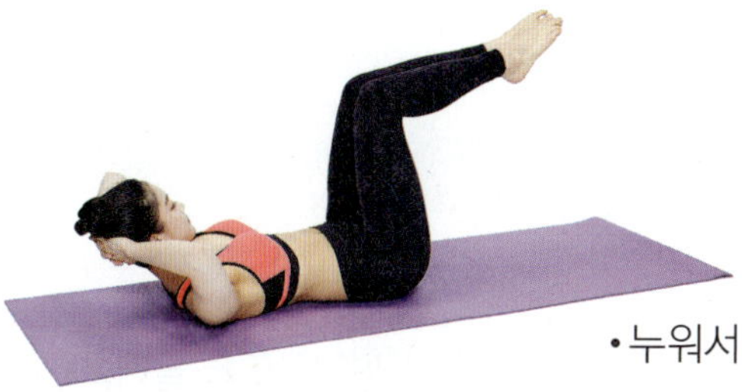

•누워서 무릎을 구부리고 종아리가 바닥과 평행하도록 들어올린다.
•양팔은 머리 뒤에 깍지를 끼고 상체를 들어올린다.

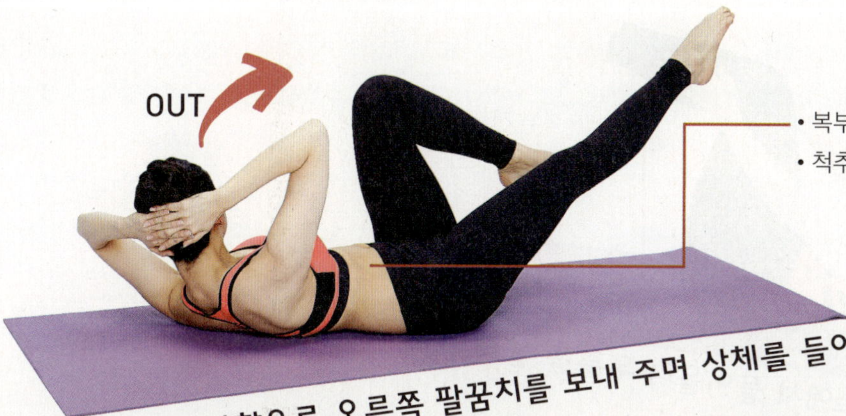

• 복부(복직근, 내/외복사근) 전체 강화
• 척추 안정화

왼쪽 무릎 방향으로 오른쪽 팔꿈치를 보내 주며 상체를 들어올린다.
반대쪽 다리는 무릎을 펴서 뻗는다.

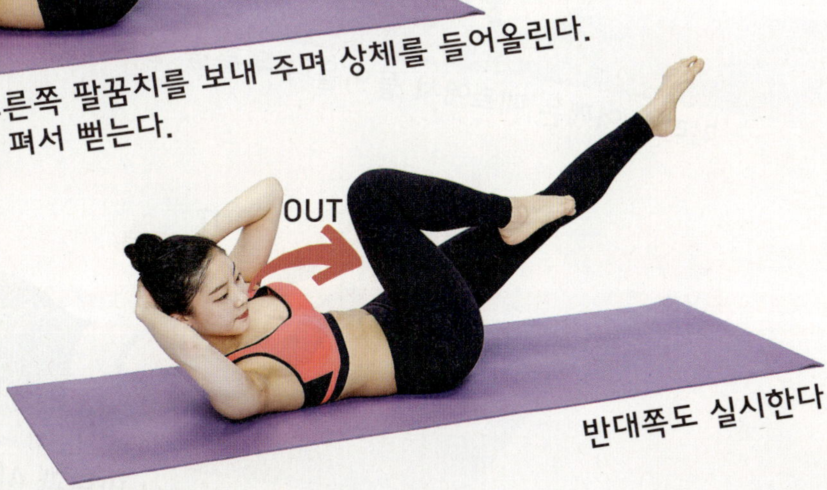

반대쪽도 실시한다.

주의! 안으로 접은 다리와 팔꿈치가 닿는다는 상상을 한다.

5 두 다리 스트레칭

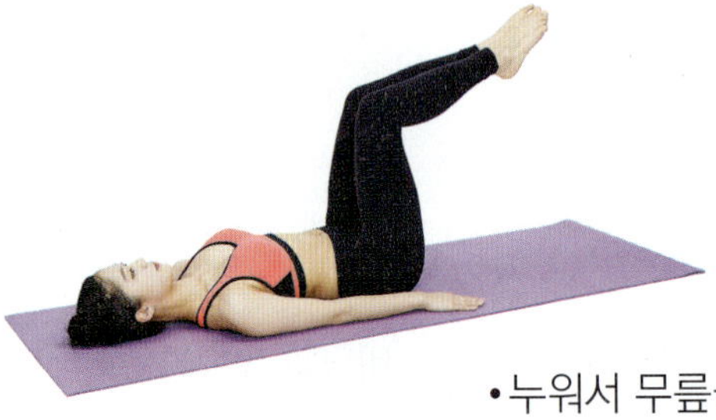

• 누워서 무릎을 구부리고 종아리가 바닥과 평행하도록 들어올린다.

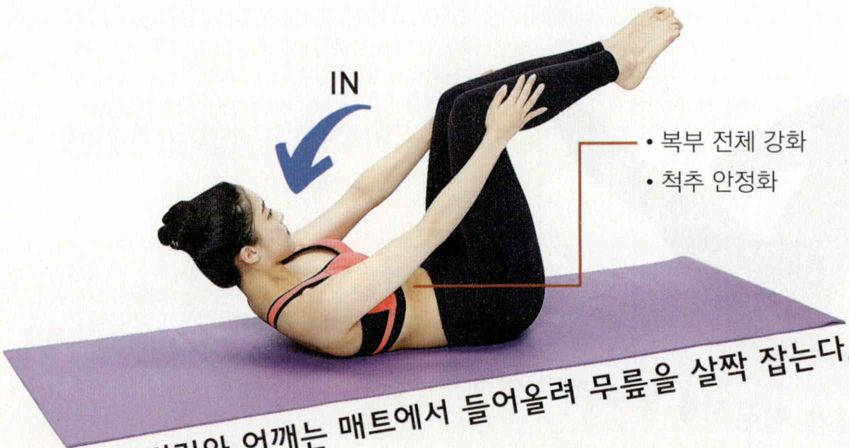

머리와 어깨는 매트에서 들어올려 무릎을 살짝 잡는다.

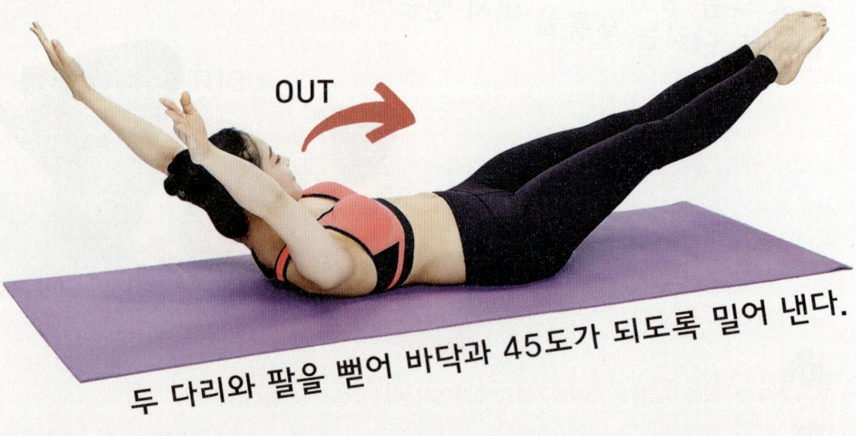

두 다리와 팔을 뻗어 바닥과 45도가 되도록 밀어 낸다.

6 상체 말아 올리기

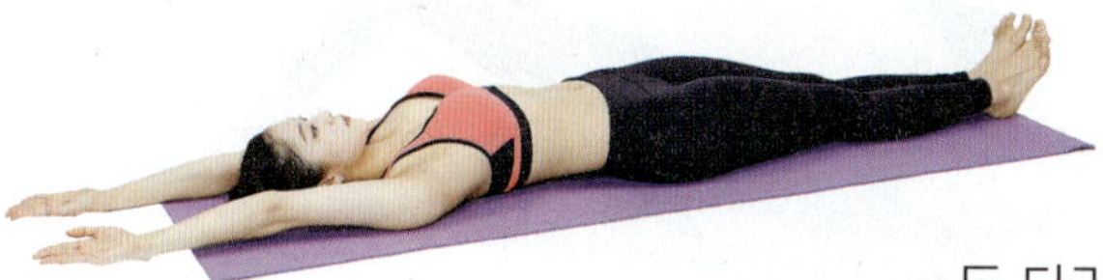

•두 다리는 펴고, 양팔을 머리 위로 뻗어 눕는다.

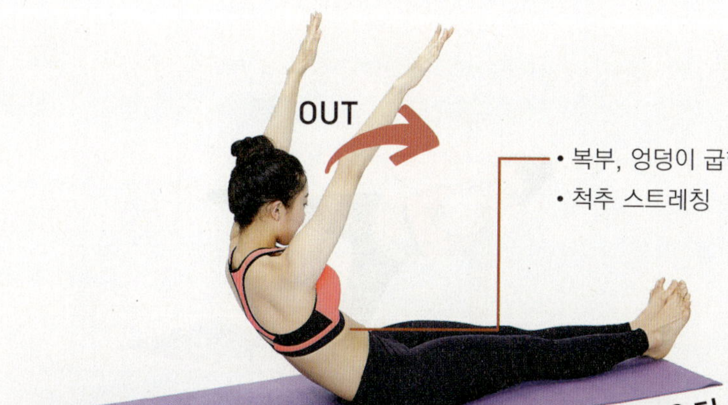

• 복부, 엉덩이 굽힘근(굴근) 강화
• 척추 스트레칭

다리는 붙이고 상체를 말아서 올라온다.

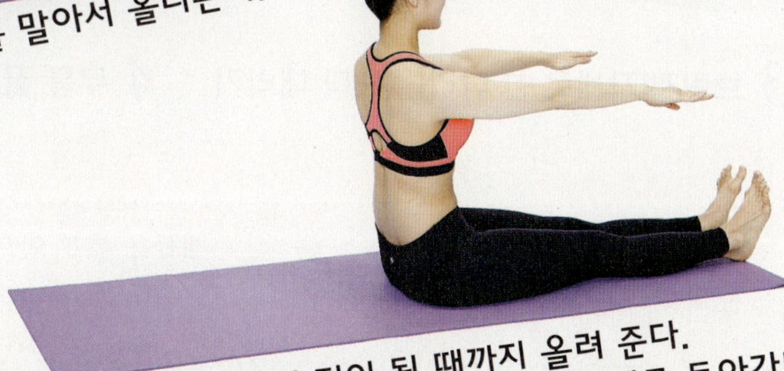

상체가 바닥과 수직이 될 때까지 올려 준다.
다시 상체를 동그랗게 말아서 시작 자세로 돌아간다.

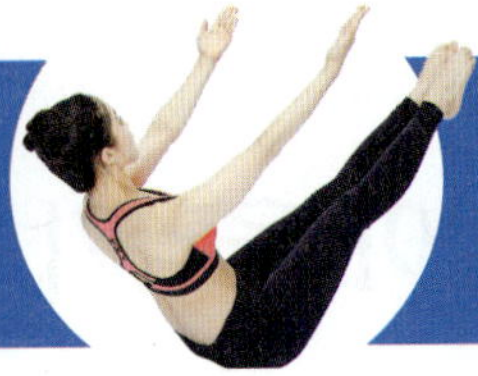

애플 힙 만들기

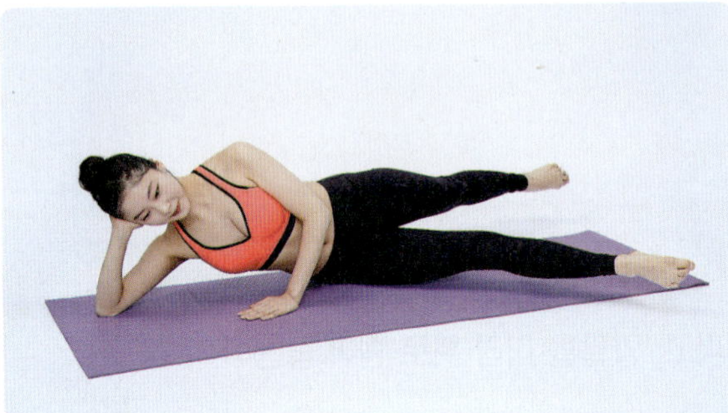

1 대형 가위 자세

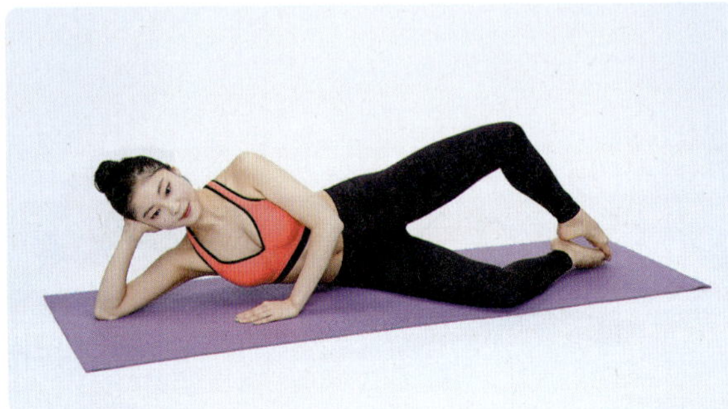

2 대합 조개 자세

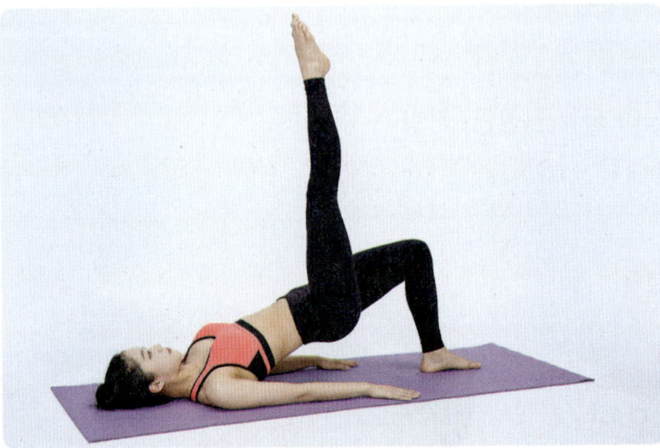

3 브릿지 자세로 한 다리 올렸다 내리기

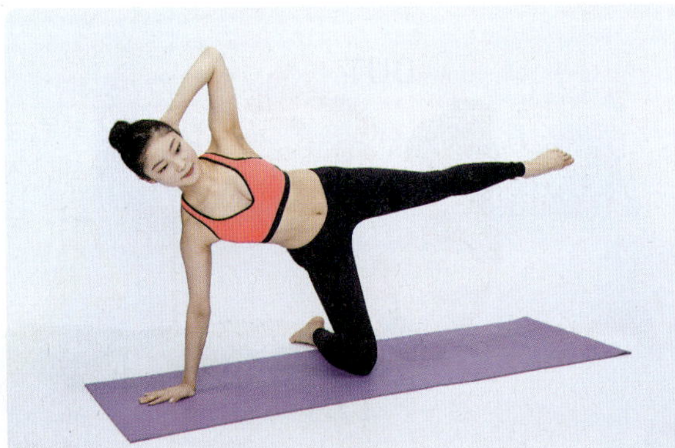

4 무릎 꿇고 하는 사이드 킥

ADVICE!

- ✓ 발끝을 뻗어 주기
- ✓ 동작 시 허리가 꺾이지 않도록 주의
- ✓ 배꼽을 복부 안으로 당기기
- ✓ 동작별 8~12회씩 실시하기

1 대형 가위 자세

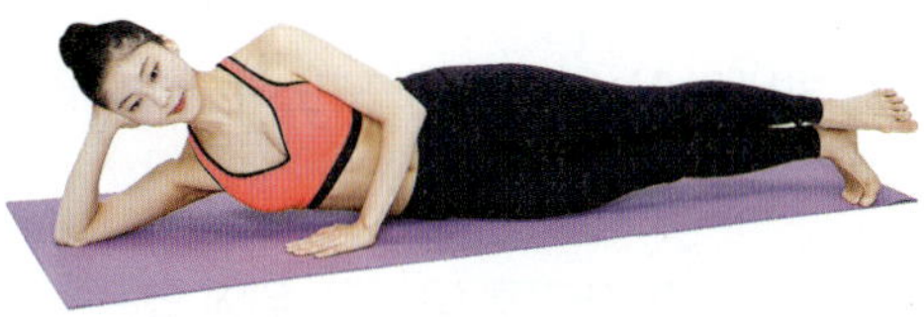

- 두 발은 길게 뻗고 옆으로 눕는다.
- 바닥에 있는 손을 구부려 머리를 받치고, 위에 있는 손은 팔꿈치를 세워 가슴 앞에 놓는다.
- 위에 있는 다리를 길게 뻗어서 골반이 바닥과 수직이 되도록 한다.

- 엉덩이(중둔근, 대둔근), 허벅지 안쪽(내전근) 강화

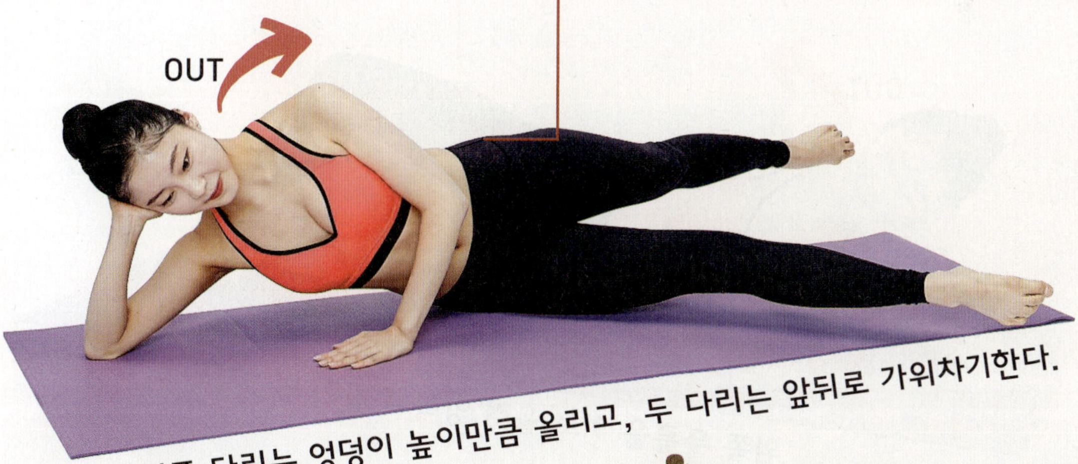

위쪽 다리는 엉덩이 높이만큼 올리고, 두 다리는 앞뒤로 가위차기한다.

주의! 상체가 흔들리지 않도록 주의한다.

2 대합 조개 자세

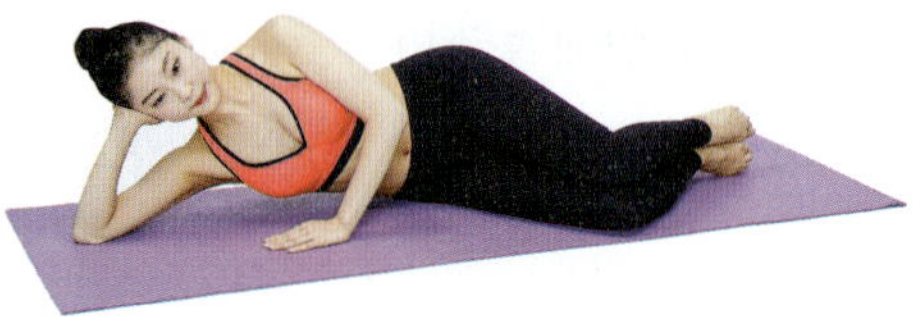

• 머리, 엉덩이, 발바닥이 일직선이 되도록 두 다리를 접어 옆으로 눕는다.
• 바닥에 있는 손을 구부려 머리를 받치고, 위에 있는 손은 팔꿈치를 세워 가슴 앞에 놓는다.

주의! 허리가 휘거나 엉덩이가 뒤로 빠지지 않도록 주의한다.

• 엉덩이(중둔근), 엉덩이 안쪽(이상근) 강화

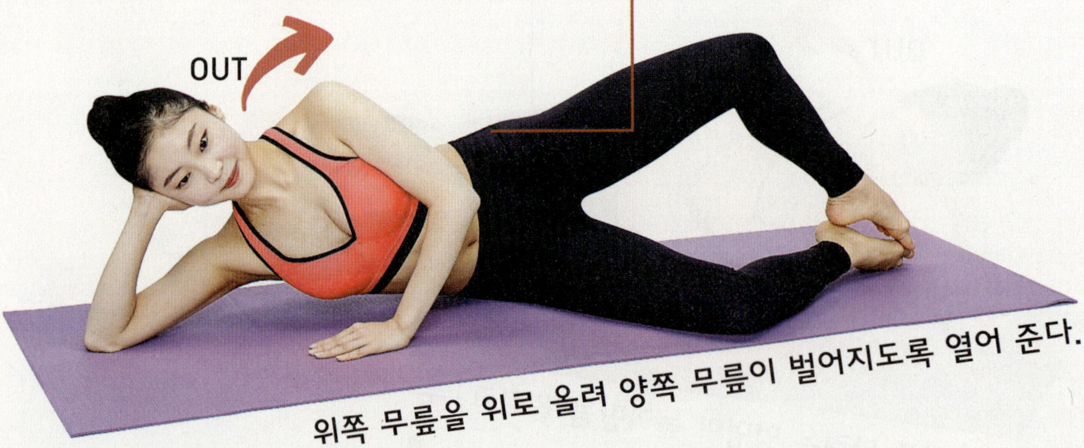

위쪽 무릎을 위로 올려 양쪽 무릎이 벌어지도록 열어 준다.

애플 힙 만들기 3 브릿지 자세로 한 다리 올렸다 내리기

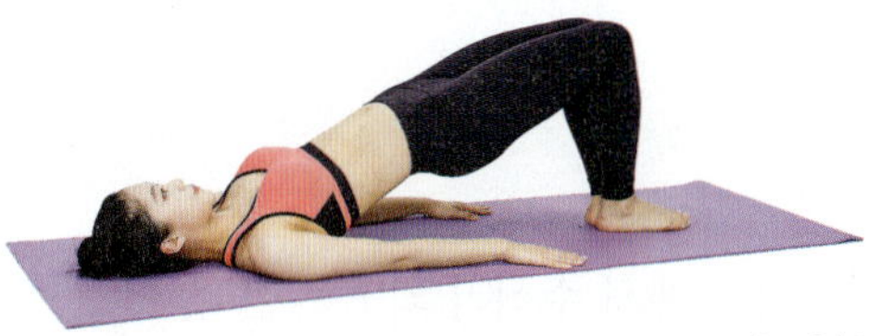

• 누워서 무릎은 구부리고, 엉덩이와 허리는 바닥에서 들어 준다.

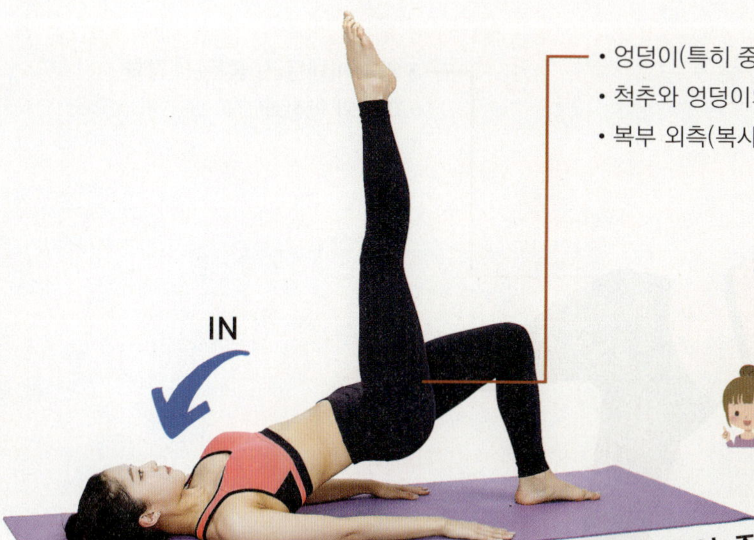

- 엉덩이(특히 중둔근), 허벅지 뒤쪽(대퇴이두근) 강화
- 척추와 엉덩이의 안정화
- 복부 외측(복사근) 자극

주의! 양쪽 골반이 평행을 유지하도록 주의한다.

브릿지 자세에서 한 다리를 바닥에서 수직으로 들어 준다.

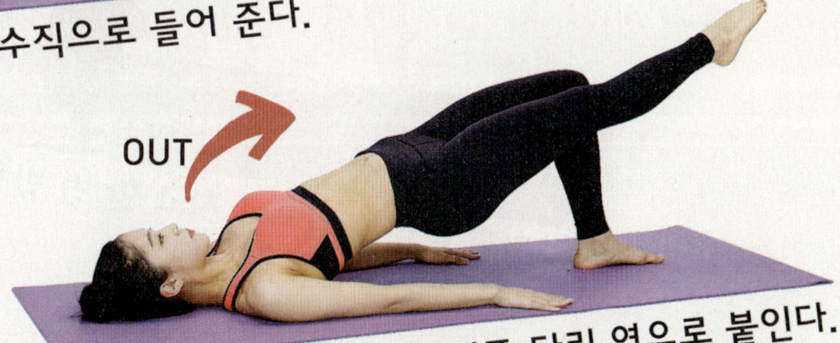

천천히 다리를 내려 반대쪽 다리 옆으로 붙인다.

4 무릎 꿇고 하는 사이드 킥

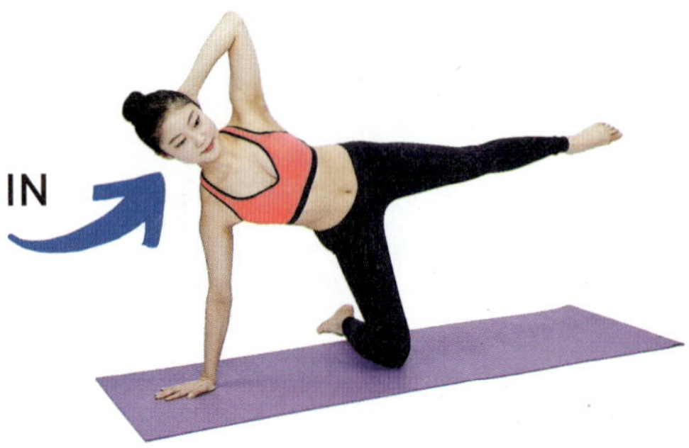

- 한쪽 무릎과 팔이 바닥에서 수직이 되도록 한다.
- 한 다리를 들고 옆으로 편다.

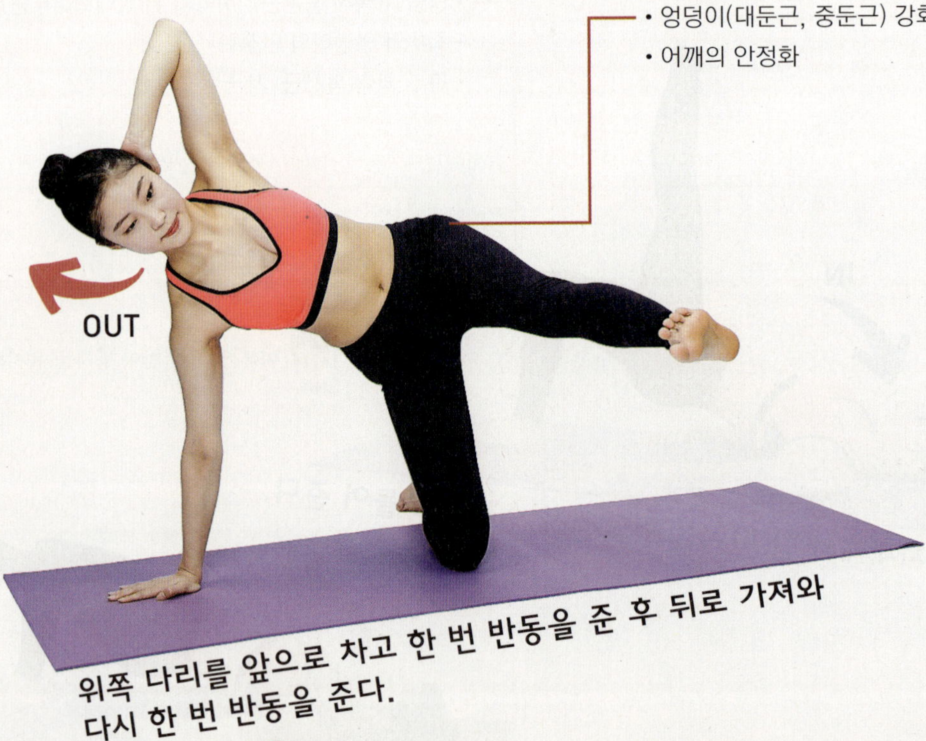

- 엉덩이(대둔근, 중둔근) 강화
- 어깨의 안정화

위쪽 다리를 앞으로 차고 한 번 반동을 준 후 뒤로 가져와 다시 한 번 반동을 준다.

주의! 뒤로 찰 때 엉덩이를 조이고 배꼽을 안쪽으로 당겨지는 느낌을 유지한다.

아름다운 뒤태 만들기

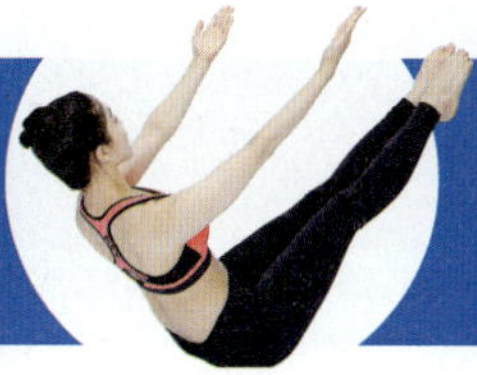

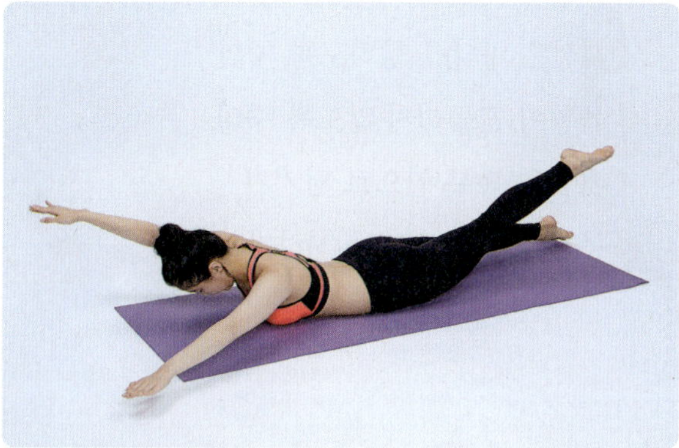

1 수영하기 level 2

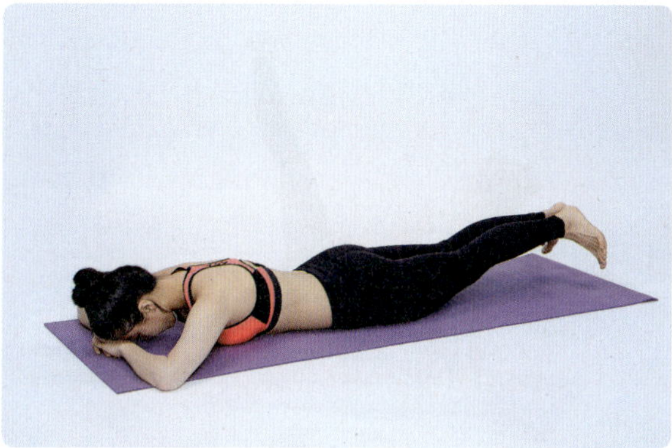

2 찰리 채플린 자세

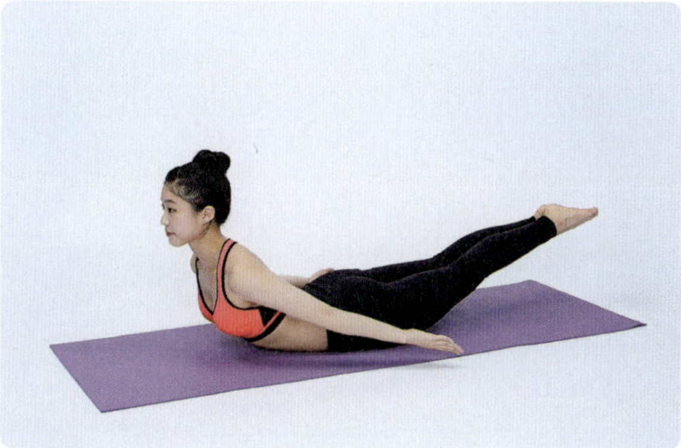

3 다리 들어올린 화살 자세

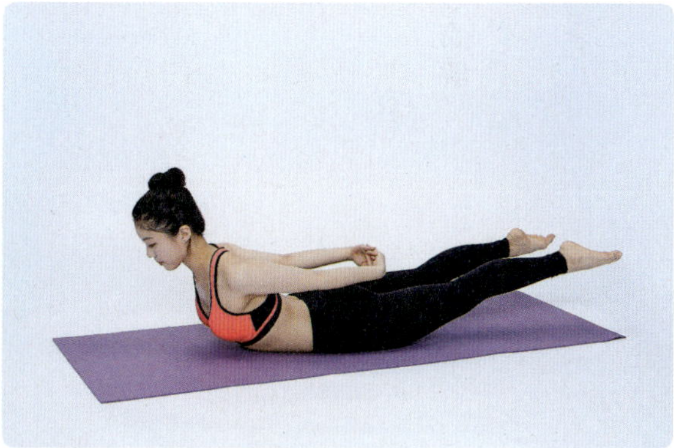

4 양쪽 다리 차기

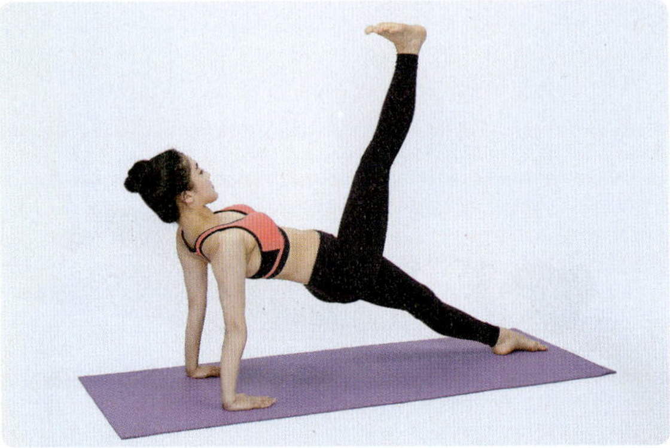

5 몸통 들고 다리 올리기

- ✓ 시선은 바닥을 향하도록 주의
- ✓ 몸통이 흔들리지 않도록 주의
- ✓ 배꼽을 복부 안으로 당기기
- ✓ 동작별 8~10회씩 실시하기

ADVICE!

1 수영하기 level II

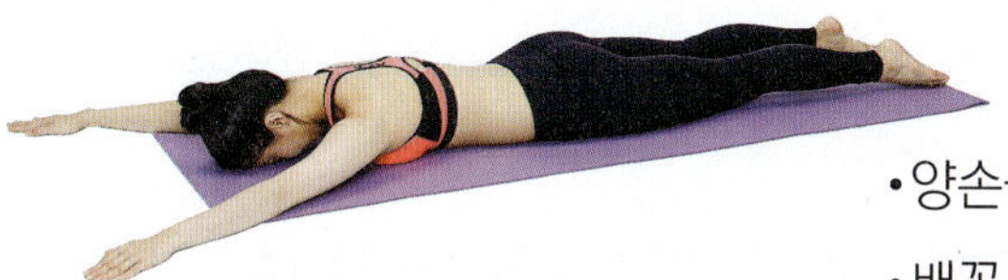

• 양손을 머리 위로 뻗고 엎드린다.
• 배꼽을 바닥에서 들어올리며 허리 쪽으로 당긴다.

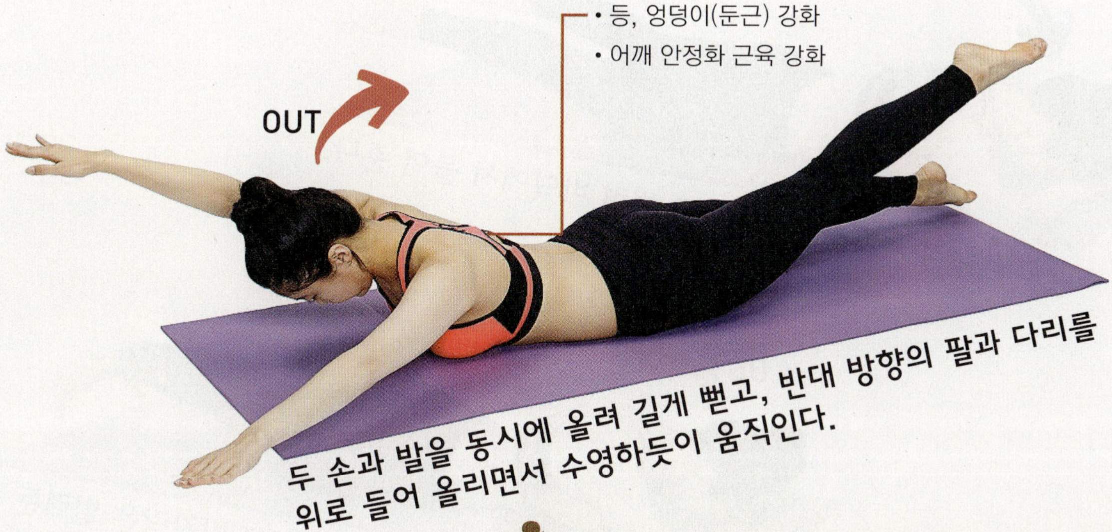

두 손과 발을 동시에 올려 길게 뻗고, 반대 방향의 팔과 다리를 위로 들어 올리면서 수영하듯이 움직인다.

주의! 몸통을 고정하여 좌우로 롤링이 일어나지 않도록 주의한다.

2 찰리 채플린 자세

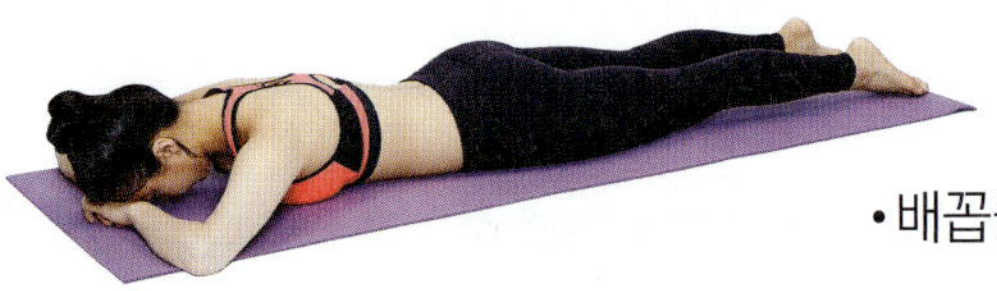

• 배꼽을 바닥에서 들어올리며 허리 쪽으로 당겨주고,
양손은 이마 밑에 두고 엎드린다.

• 엉덩이(대둔근), 허벅지 뒤쪽(대퇴이두근),
허벅지 안쪽(내전근), 엉덩이 돌림근(외회전근) 강화

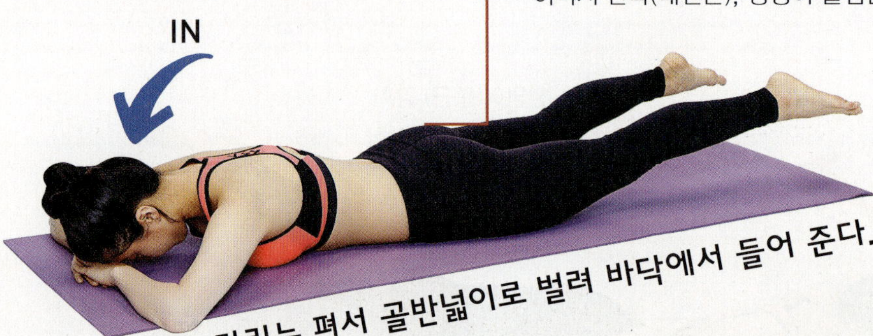

두 다리는 펴서 골반넓이로 벌려 바닥에서 들어 준다.

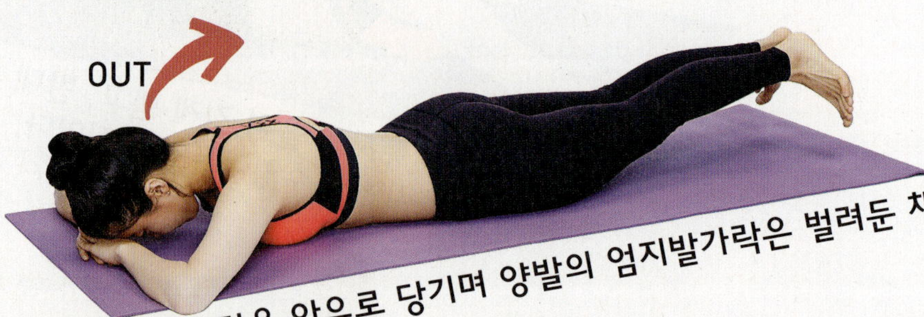

발가락을 안으로 당기며 양발의 엄지발가락은 벌려둔 채
뒤꿈치만 붙인다.

3 다리 들어올린 화살 자세

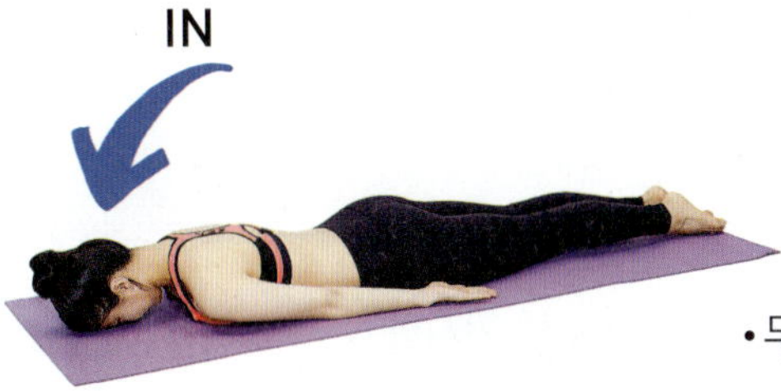
IN

•두 다리는 뻗고 엎드린다.

•두 팔은 엉덩이 옆에 손바닥이 하늘을 보도록 둔다.

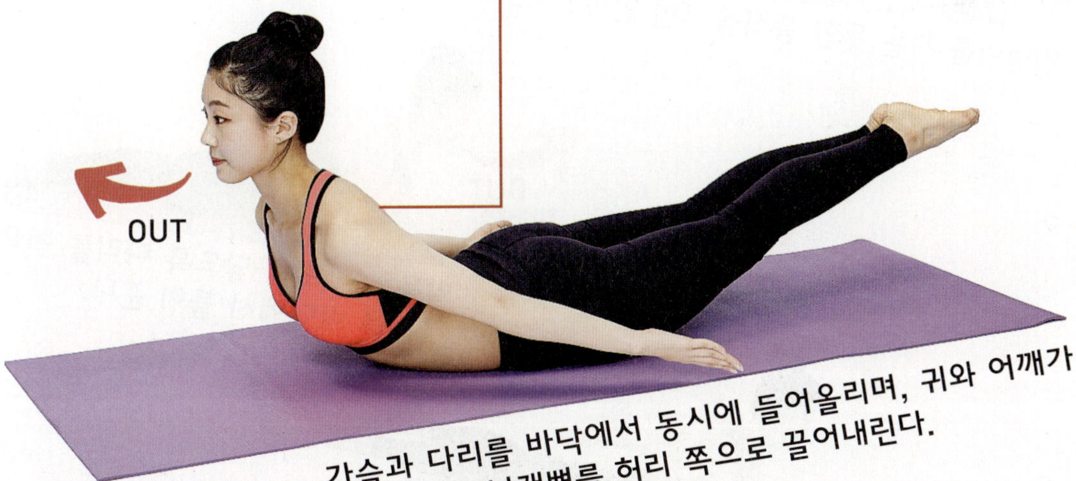
• 척추기립근, 날개뼈 안쪽(능형근), 엉덩이(대둔근) 강화
OUT
가슴과 다리를 바닥에서 동시에 들어올리며, 귀와 어깨가
멀어지도록 날개뼈를 허리 쪽으로 끌어내린다.

4 양쪽 다리 차기

• 등, 날개뼈 안쪽(능형근), 엉덩이(둔근), 허벅지 뒤쪽(대퇴이두근) 강화
• 가슴(흉근), 어깨 전면, 복부 스트레칭

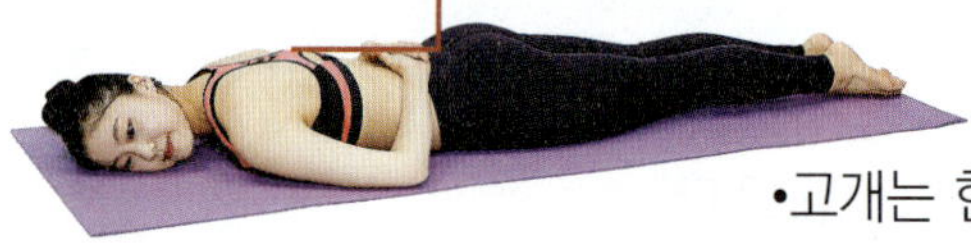

•고개는 한쪽으로 돌리고, 양손은 깍지를 껴서 허리 위에 얹고 엎드린다.

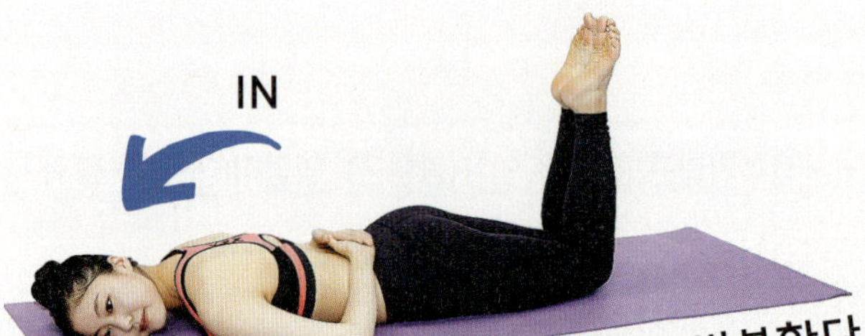

엉덩이를 차는 듯한 동작을 3번 반복한다.

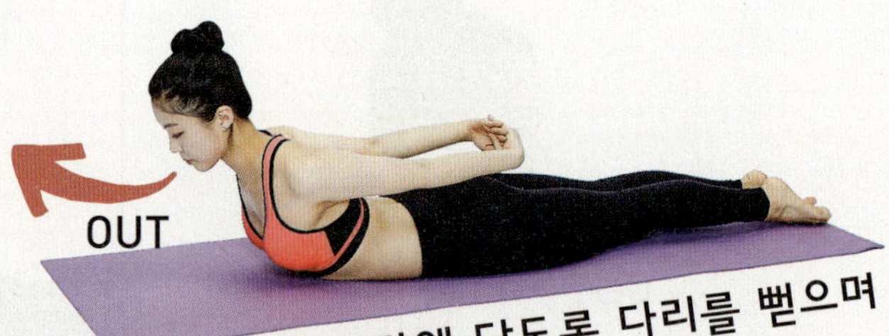

발등이 바닥에 닿도록 다리를 뻗으며 가슴을 바닥에서 들어 준다.

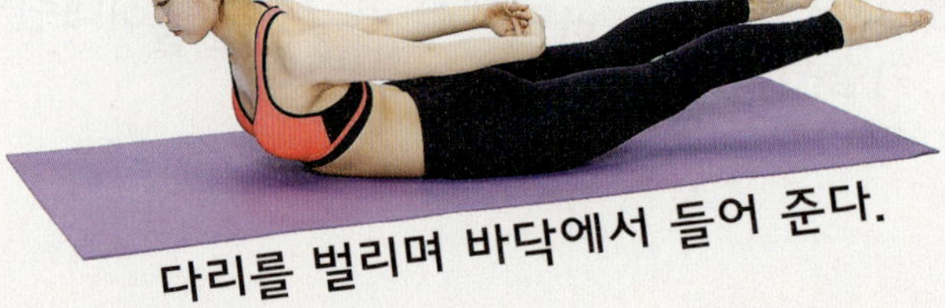

다리를 벌리며 바닥에서 들어 준다.

5 몸통 들고 다리 올리기

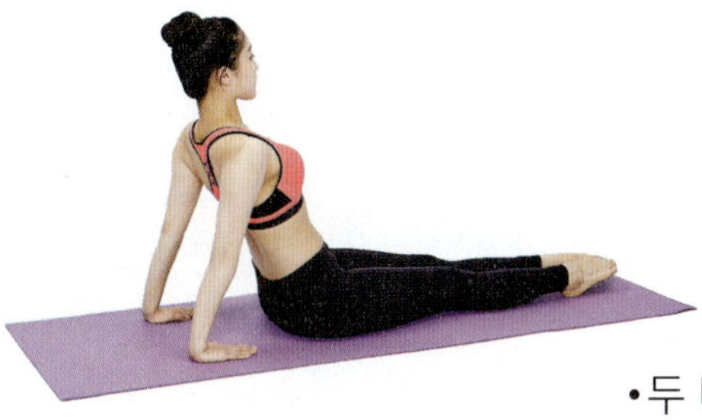

• 두 다리는 앞으로 펴고 앉아서 양팔을 뒤쪽에 둔다.

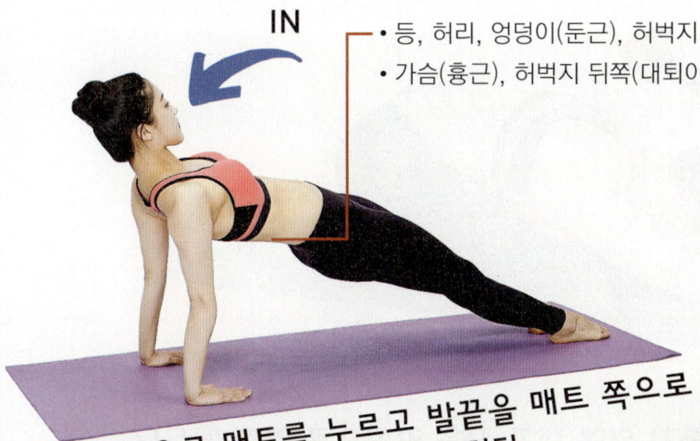

• 등, 허리, 엉덩이(둔근), 허벅지 뒤쪽(대퇴이두근) 강화
• 가슴(흉근), 허벅지 뒤쪽(대퇴이두근) 스트레칭

손바닥으로 매트를 누르고 발끝을 매트 쪽으로 뻗으며 엉덩이를 위로 밀어 올린다.

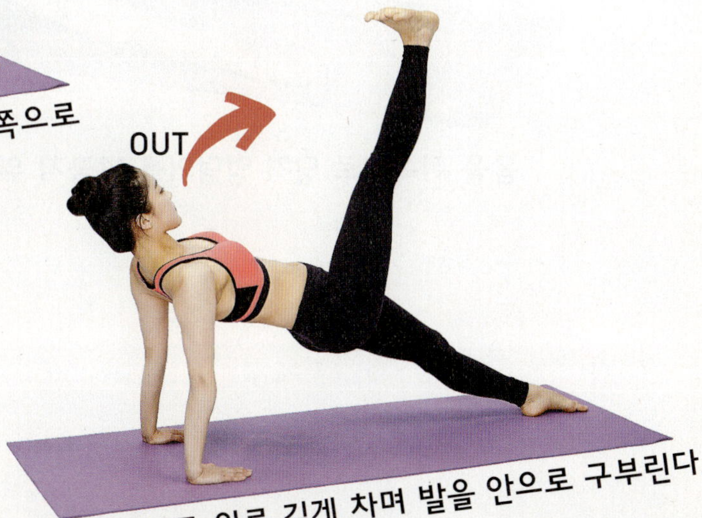

한쪽 다리를 위로 길게 차며 발을 안으로 구부린다.

주의! 엉덩이와 골반이 흔들리지 않도록 주의한다.

6 마무리 동작 : 휴식 자세

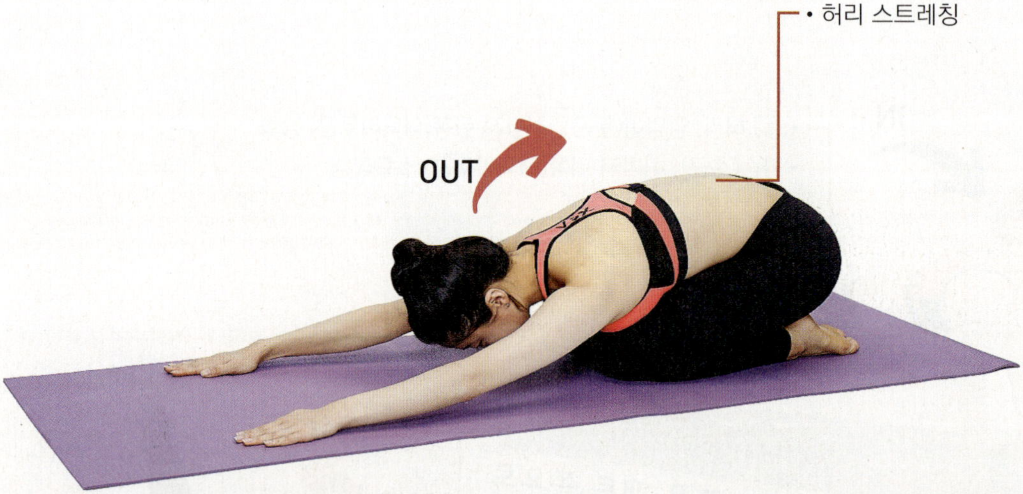

몸을 뒤쪽으로 당겨 엉덩이를 발꿈치 위에 대고 팔을 앞쪽으로 길게 뻗는다.

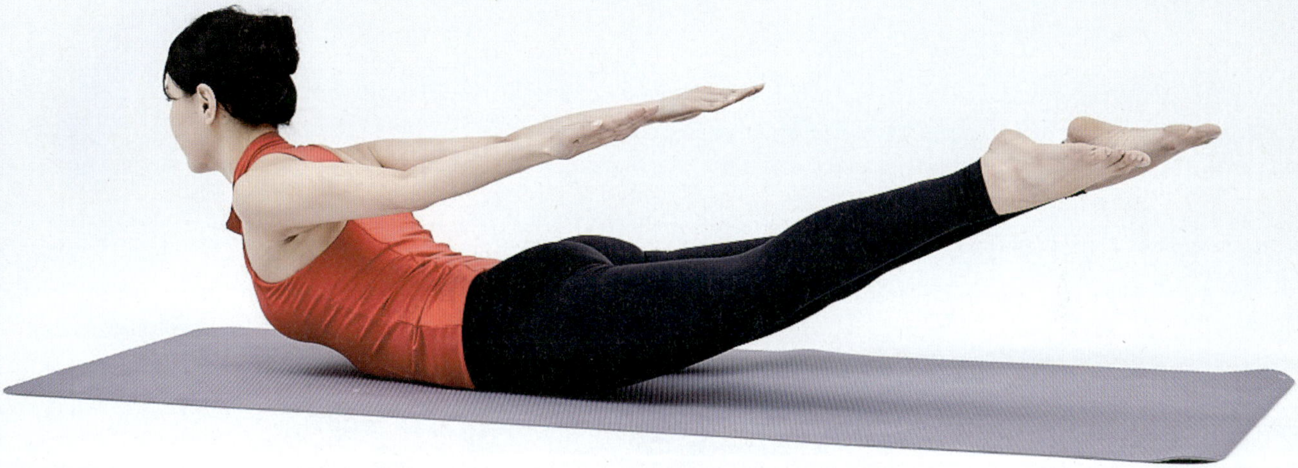

YOGA
요가

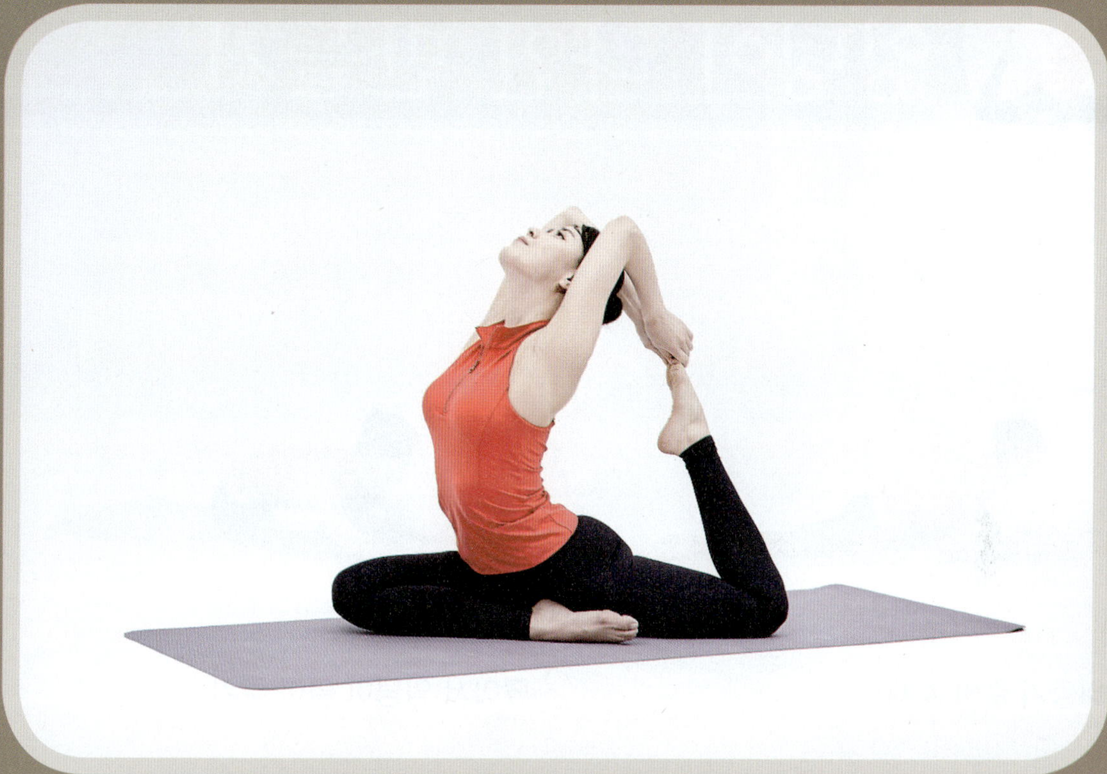

1 중심개념 호흡과 운동을 통한 신체적, 정신적, 심리적, 영적 수련

2 운동목적 호흡과 스트레스 관련 호르몬 조절
인체의 모든 조직과 근육 자극을 통한 순환 개선

3 운동효과 폐활량과 에너지 소비량 증가 및 체중 조절,
자세 교정, 신경 안정과 관절 가동 범위 증가

4 운동원리 깊은 호흡을 통한 폐기능과 안정 시 대사량 증가
자세 유지 근육의 활성화 및 근육과 관절의 적절한 자극
교감신경과 부교감신경의 균형을 통한 스트레스 조절

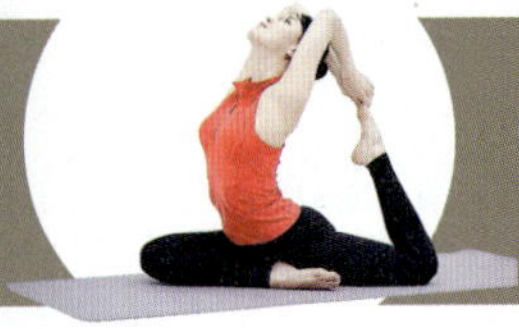

엉덩이 라인 만들기

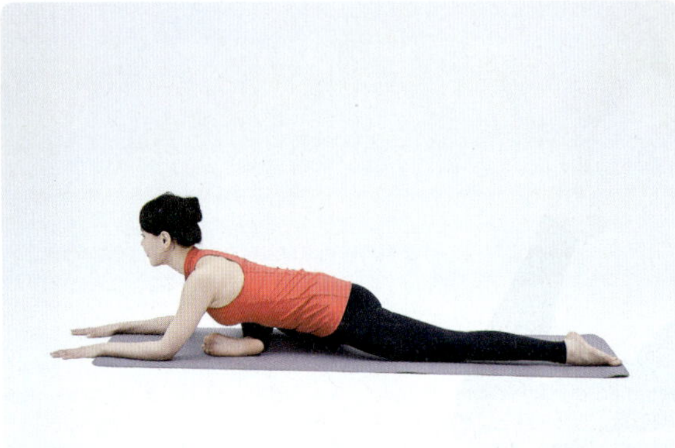

1 비둘기 준비 자세

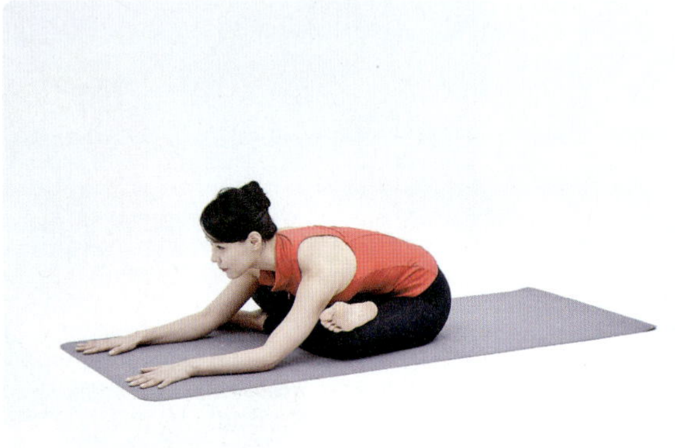

2 앉아서 엉덩이 열어 주기

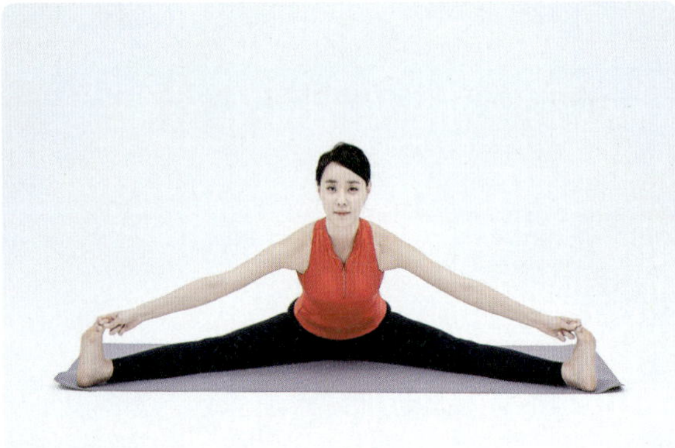

3 두 다리 열어 주기

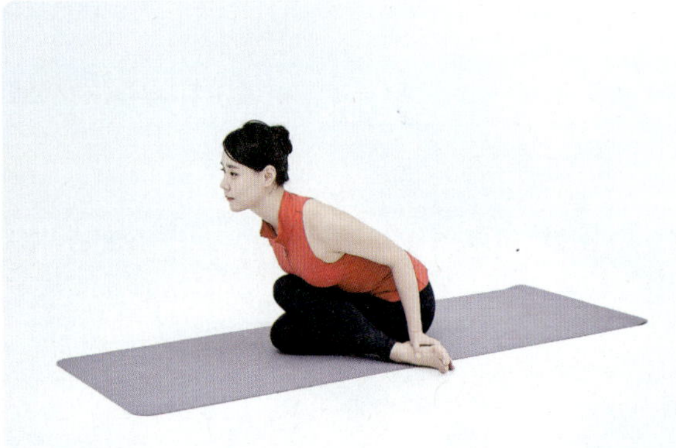

4 소머리 자세

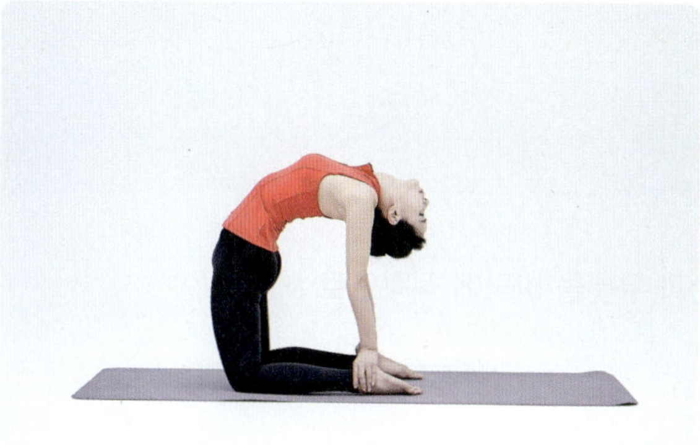

5 낙타 자세

✓ 양쪽 골반과 엉덩이 높이가 같도록 주의

✓ 동작별 10~15초 정지하기

ADVICE!

1 비둘기 준비 자세

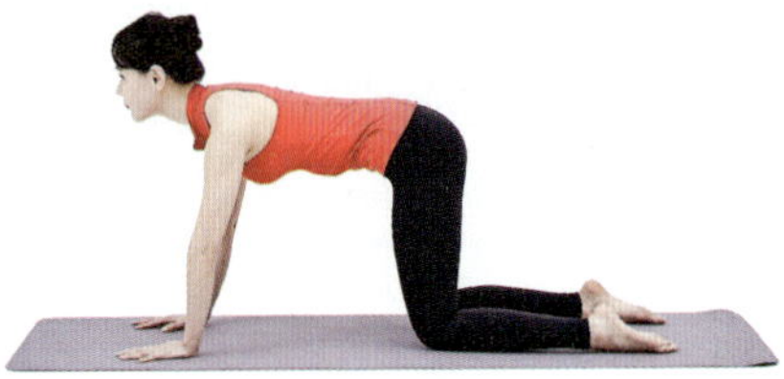

•양손과 무릎을 바닥에 직각으로 세운다.

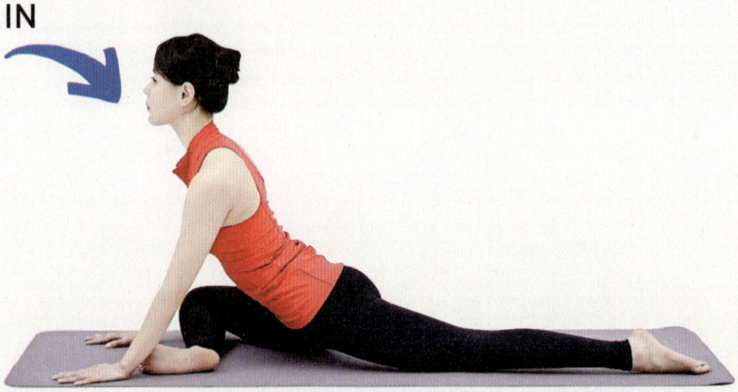

오른쪽 다리는 앞으로 가져와 눕히고, 왼쪽 다리는 뒤로 뻗는다.

• 엉덩이(둔근, 이상근), 허벅지 안쪽(내전근) 스트레칭
• 골반 균형

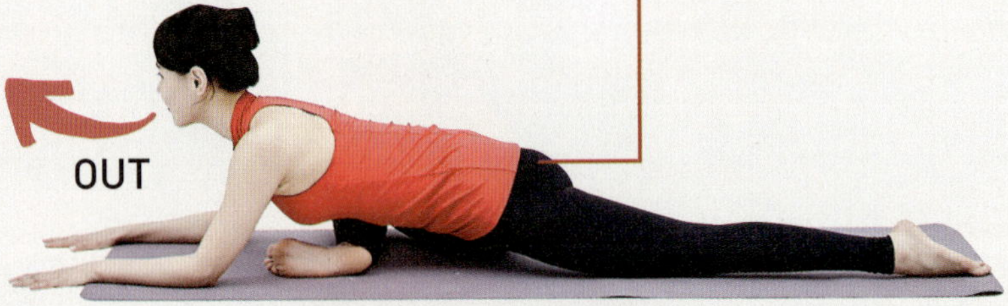

상체를 앞으로 숙인다.

2 앉아서 엉덩이 열어 주기

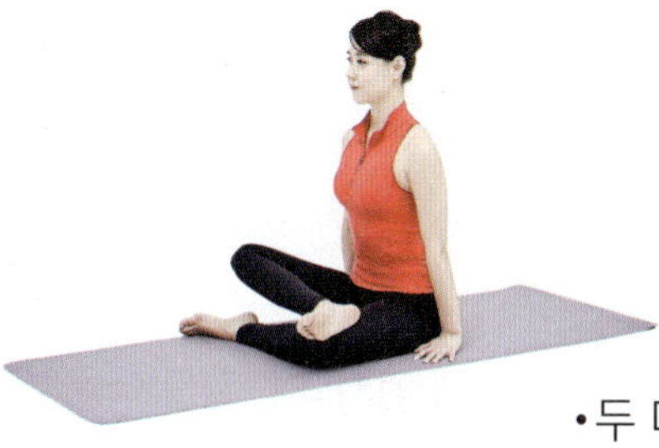

•두 다리가 일직선이 되도록 겹쳐 두고 앉는다.

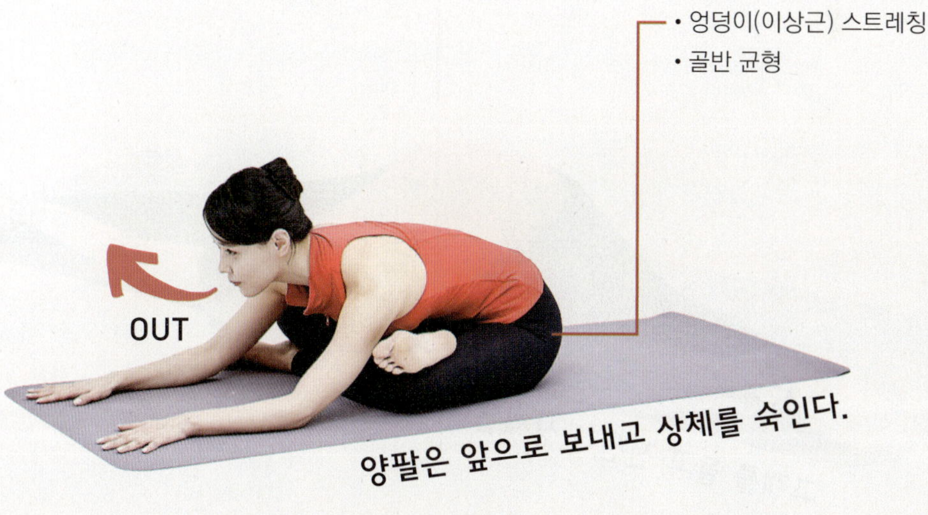
• 엉덩이(이상근) 스트레칭
• 골반 균형
OUT
양팔은 앞으로 보내고 상체를 숙인다.

3 두 다리 열어 주기

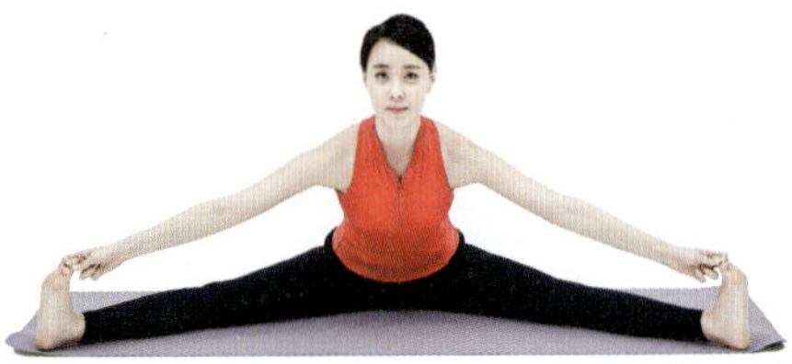

•두 다리는 옆으로 벌리고, 양손의 검지와 중지를 이용하여 엄지발가락을 잡는다.

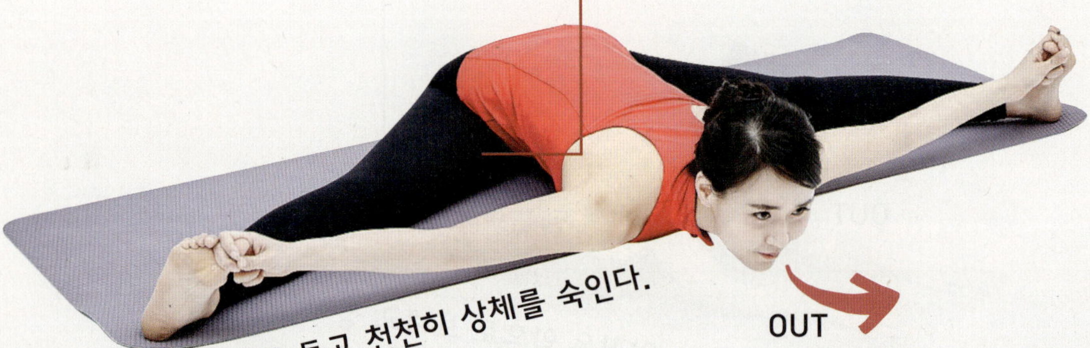
• 엉덩이(둔근), 허벅지 안쪽(내전근) 스트레칭
• 골반 균형
고개를 들고 천천히 상체를 숙인다.
OUT

4 소머리 자세

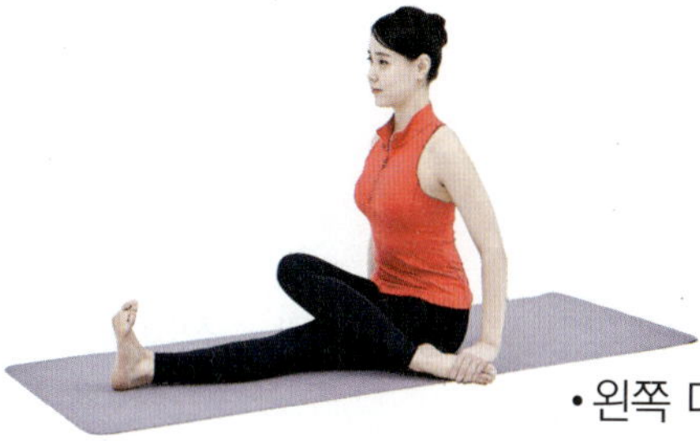

• 왼쪽 다리는 앞으로 펴고, 오른쪽 다리는 왼쪽 다리 위에 접어서 앉는다.

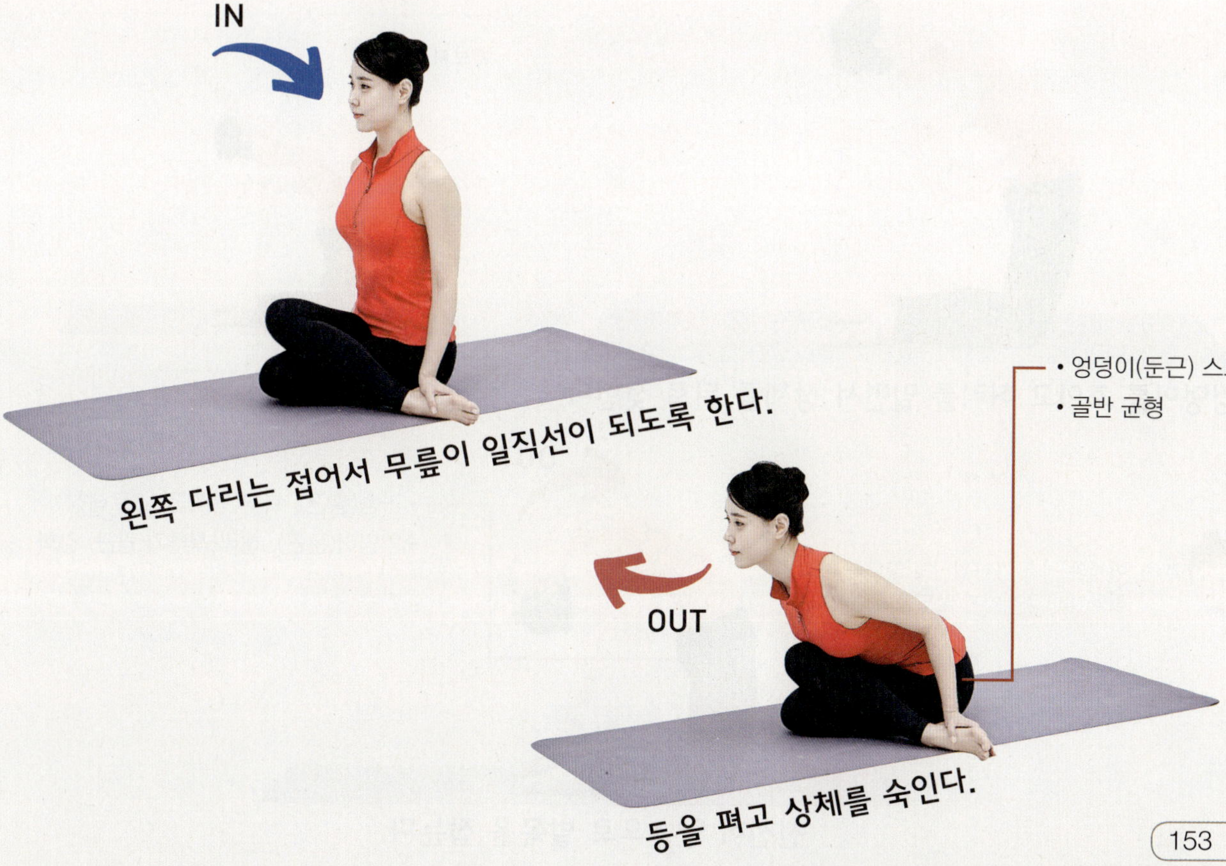

왼쪽 다리는 접어서 무릎이 일직선이 되도록 한다.

등을 펴고 상체를 숙인다.

• 엉덩이(둔근) 스트레칭
• 골반 균형

엉덩이 라인 만들기

5 낙타 자세

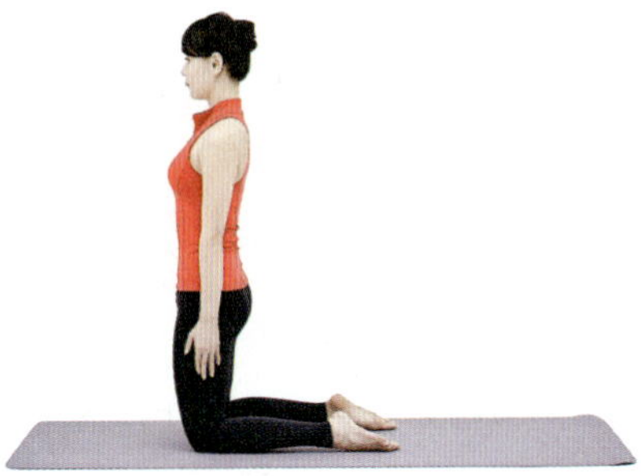

- 무릎은 바닥에 두고 상체를 바닥과 수직이 되도록 한다.
- 양손을 허리에 둔다.

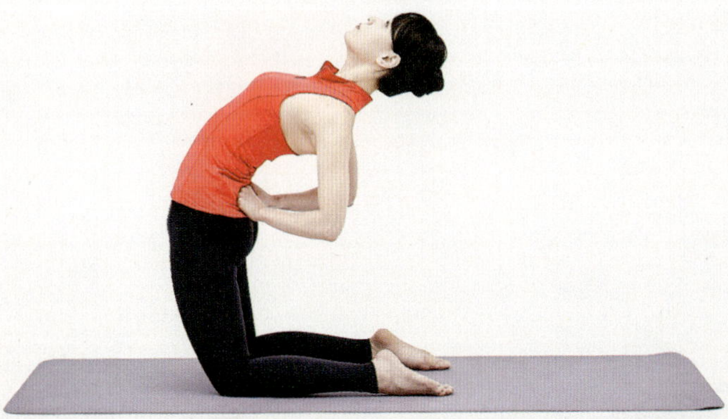

엉덩이를 조이고 허리를 밀면서 상체를 뒤로 젖힌다.

초보자 변형 동작

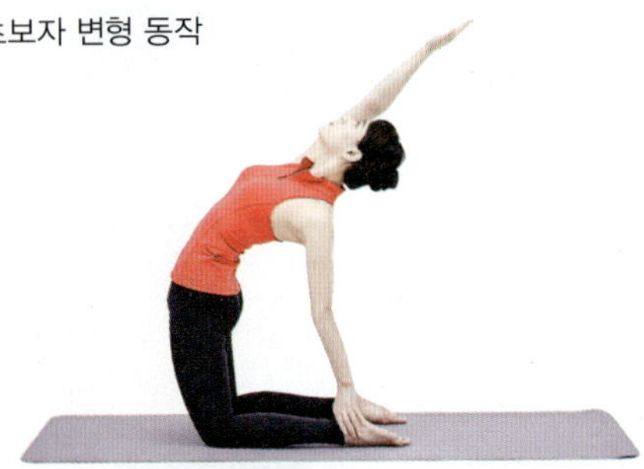

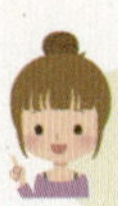

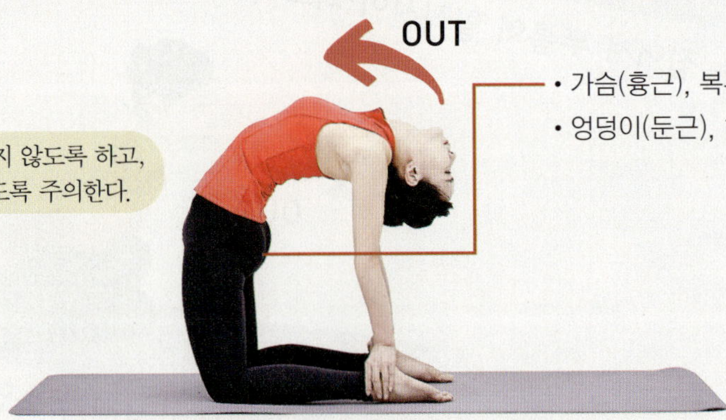

- 가슴(흉근), 복부(복직근) 스트레칭
- 엉덩이(둔근), 허리(척추기 립근) 강화

주의! 어깨와 귀가 가까워지지 않도록 하고, 허벅지가 움직이지 않도록 주의한다.

천천히 양손으로 발목을 잡는다.

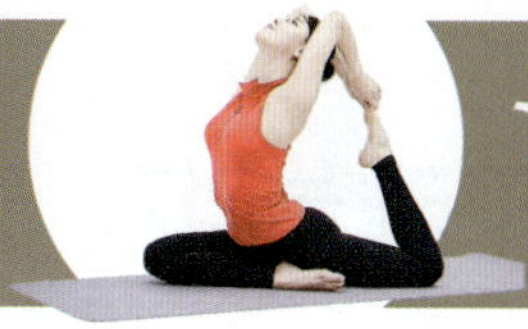

날씬한 허리 라인 만들기

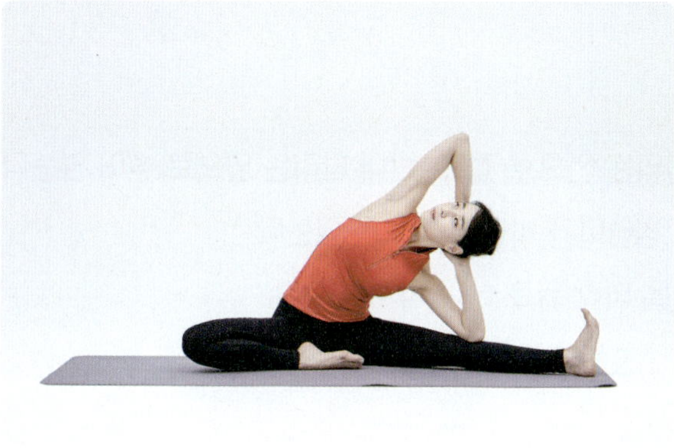

1 한 다리 펴고 앉아 옆구리 늘리기

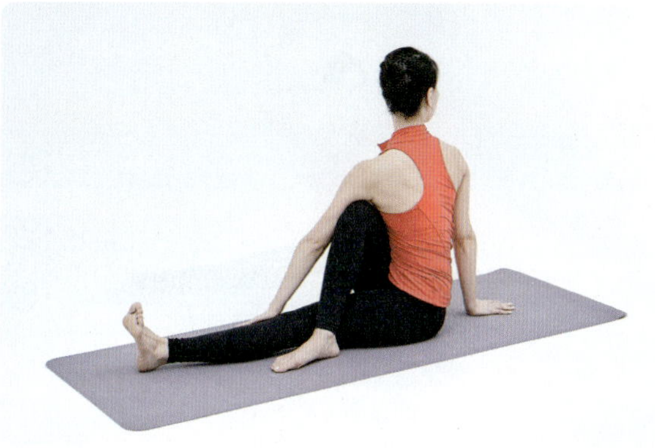

2 비틀기 자세

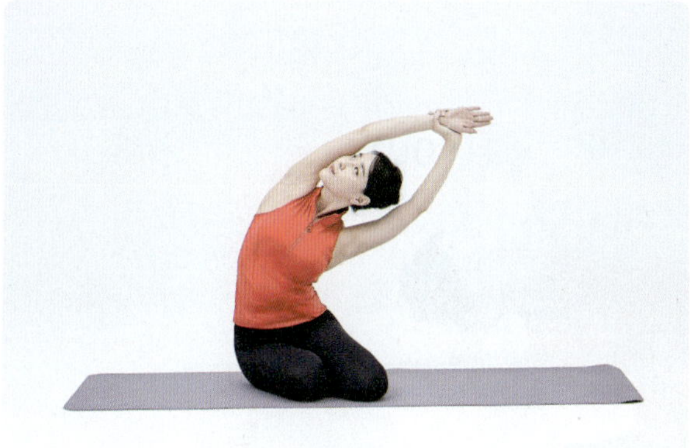

3 무릎 꿇고 옆구리 늘리기

- ✓ 엉덩이가 바닥에서 들리지 않도록 주의
- ✓ 천장을 볼 때 머리가 턱보다 아래에 두지 않도록 주의
- ✓ 동작별 10~15초 정지하기

ADVICE!

날씬한 허리 라인 만들기 / 한 다리 펴고 앉아 옆구리 늘리기

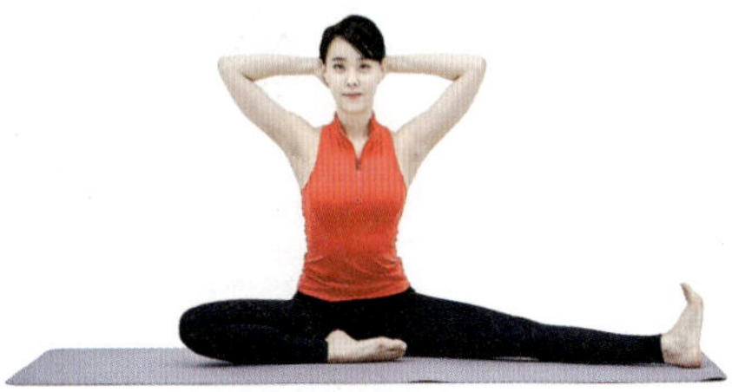

- 한 다리는 안으로 접고, 반대 다리는 옆으로 뻗어 앉는다.
- 양쪽 엉덩이가 바닥에 닿도록 앉는다.
- 양팔을 머리 뒤로 하여 깍지를 낀다.

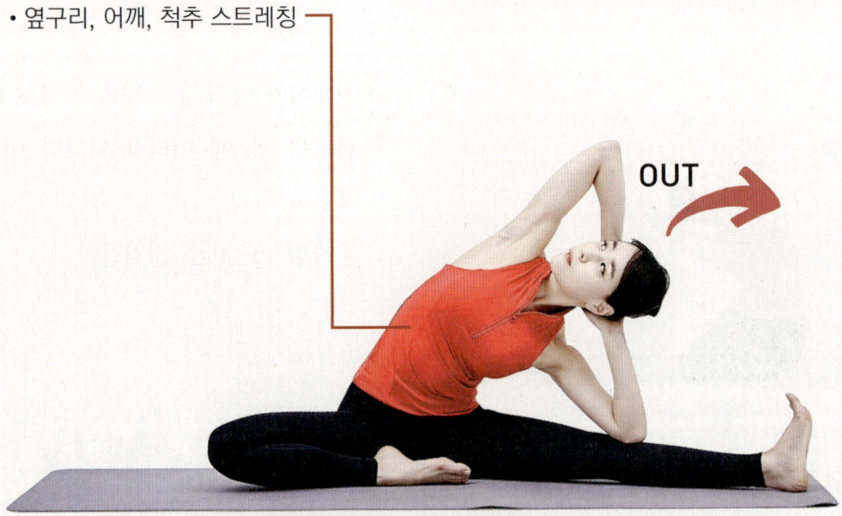

팔꿈치가 무릎과 닿도록 상체를 옆으로 구부린다.
고개를 돌려 위를 바라본다.

2 비틀기 자세

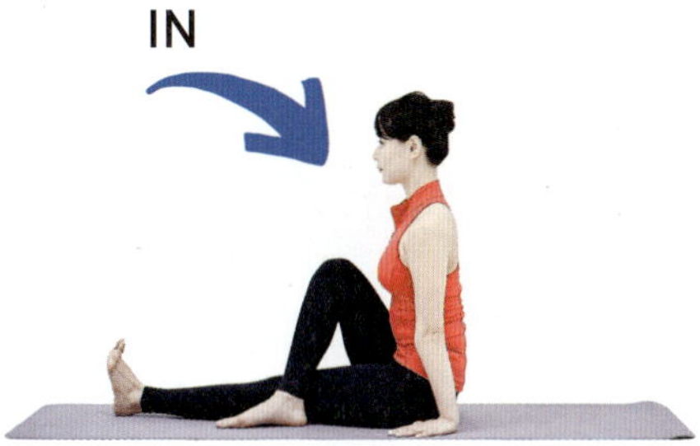
IN

•다리를 펴고 앉아서 한 다리를 반대쪽 다리 무릎으로 넘겨 세운다.

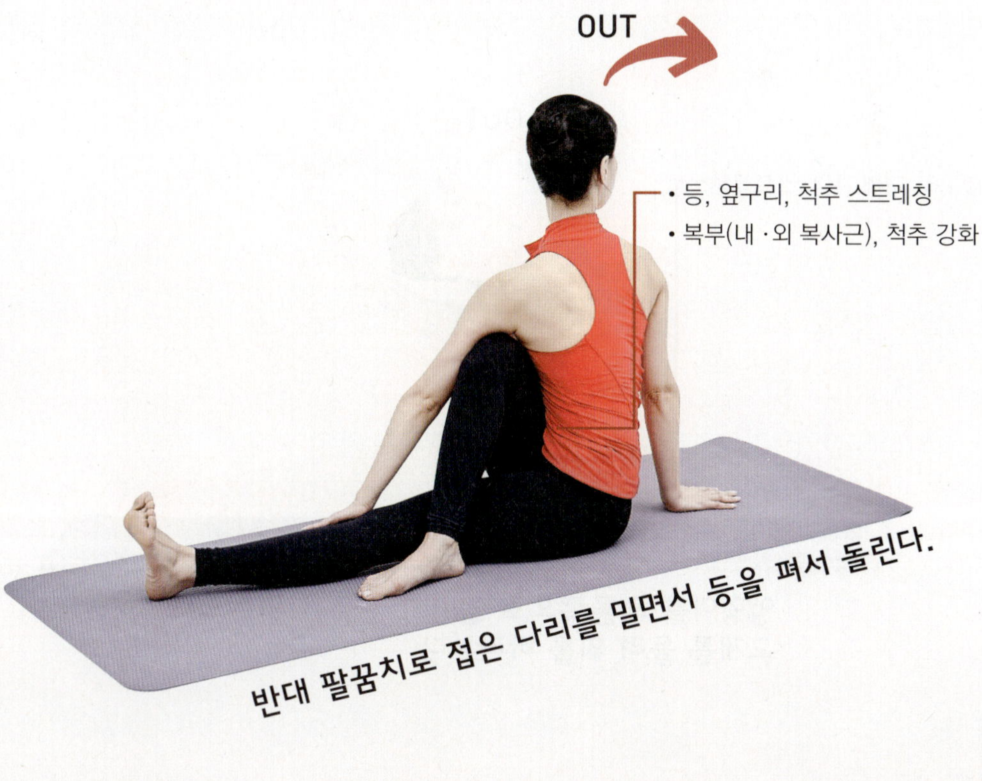
OUT
• 등, 옆구리, 척추 스트레칭
• 복부(내 · 외 복사근), 척추 강화
반대 팔꿈치로 접은 다리를 밀면서 등을 펴서 돌린다.

3 무릎 꿇고 옆구리 늘리기

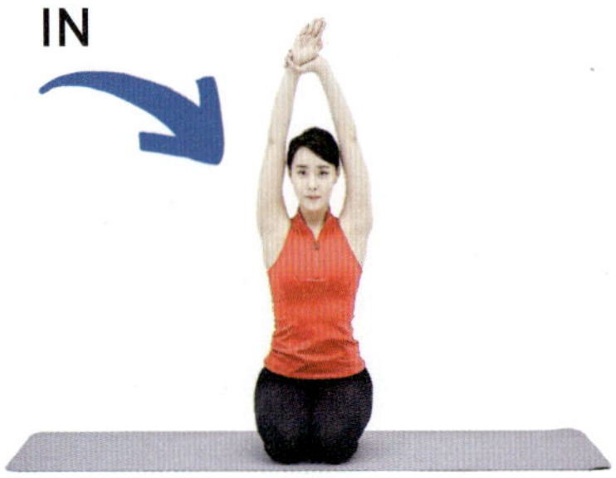

- 무릎을 꿇고 앉아 허리를 세운다.
- 양팔은 머리 위로 올려 왼손이 오른쪽 손목을 잡는다.

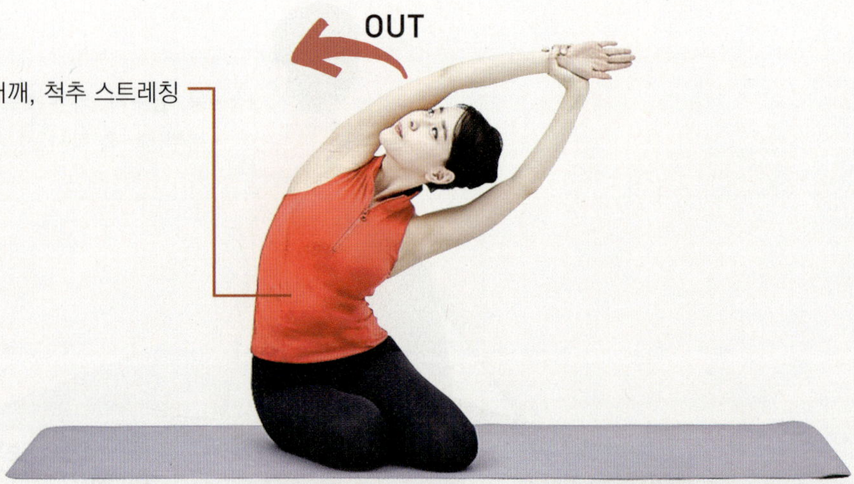

엉덩이를 오른쪽으로 밀면서 몸통은 왼쪽으로 당긴다.
고개를 돌려 위를 바라본다.

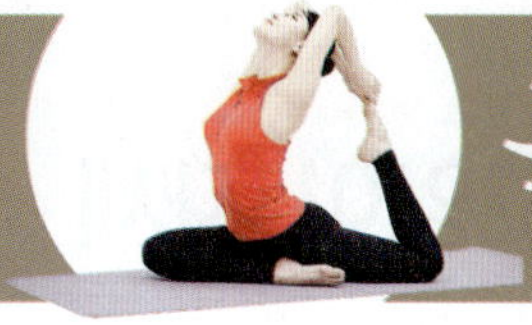

군살 없는 등 라인 만들기

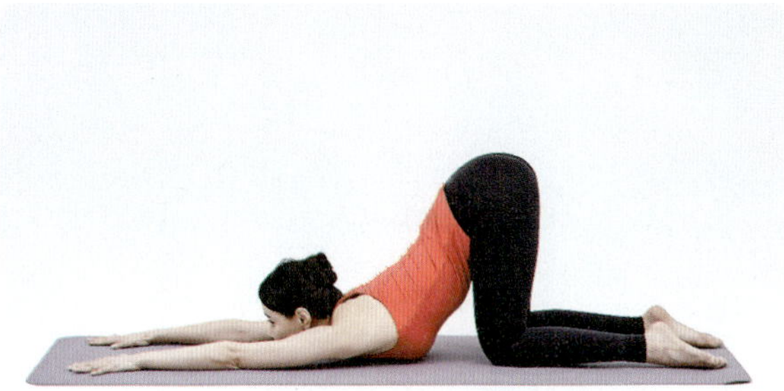

1 고양이 자세

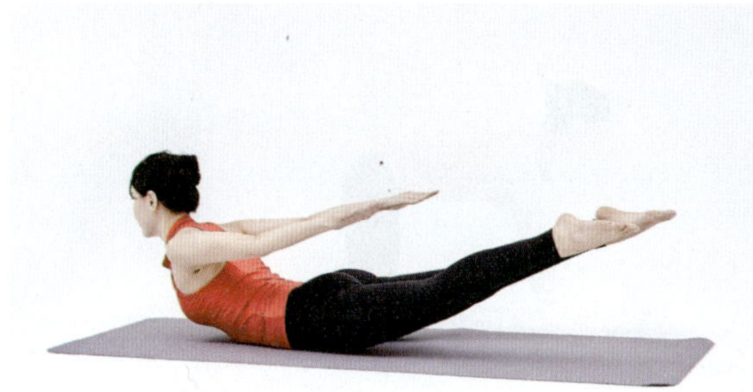

2 날아오르는 메뚜기 자세

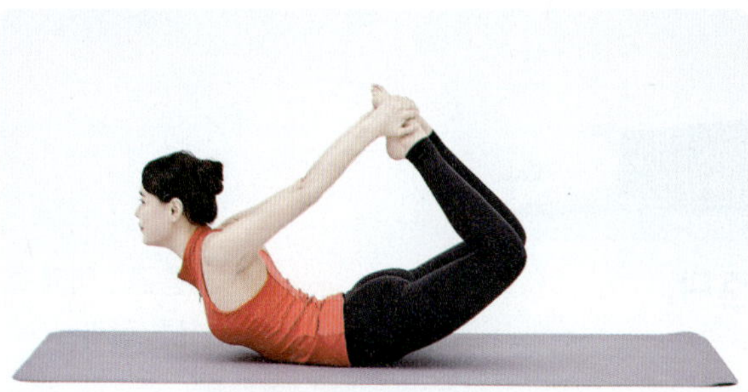

3 활 자세

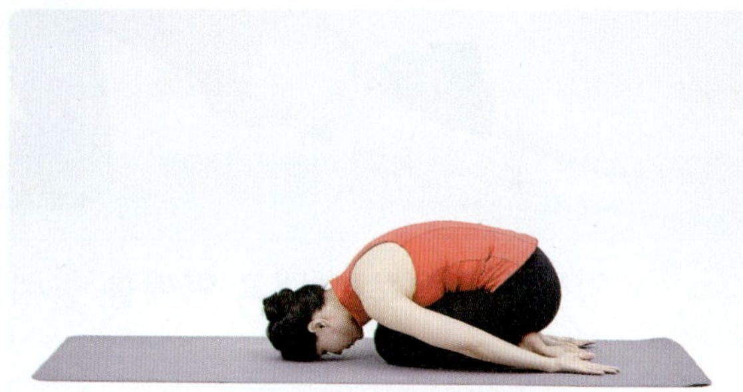

4 아기 자세

ADVICE!

- ✓ 고개를 너무 많이 젖히지 않도록 주의
- ✓ 배꼽이 안으로 잡아당겨지는 느낌 유지
- ✓ 동작별 10~15초 정지하기

고양이 자세

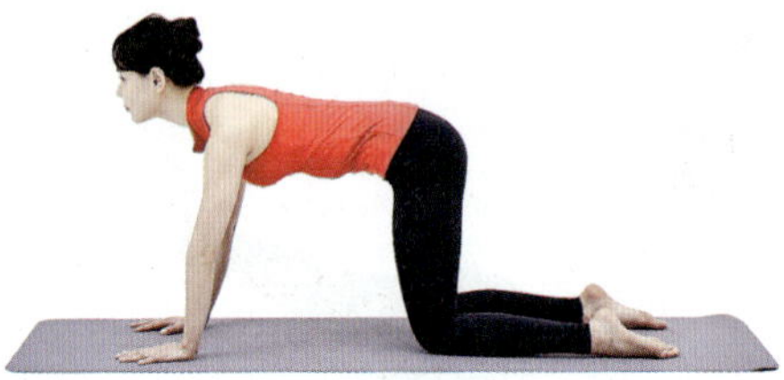

•무릎은 바닥에 두고, 상체는 바닥과 수직이 되도록 한다.

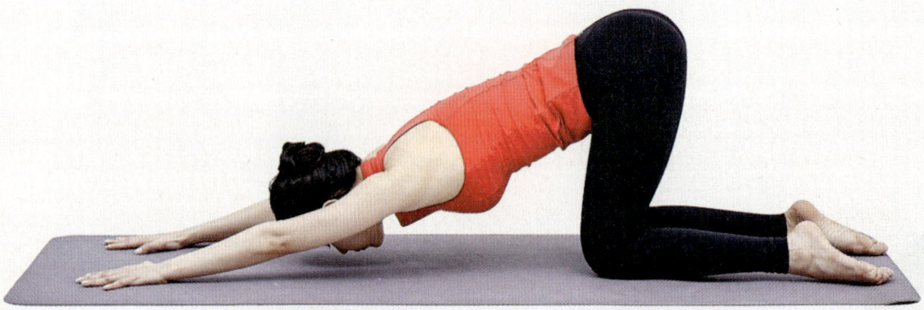

양팔은 앞으로 보내고 어깨를 눌러 준다.

• 가슴(흉근), 어깨 스트레칭
• 등, 척추 탄력

주의! 복부를 안으로 당겨 놓아 허리가 다치지 않도록 주의한다.

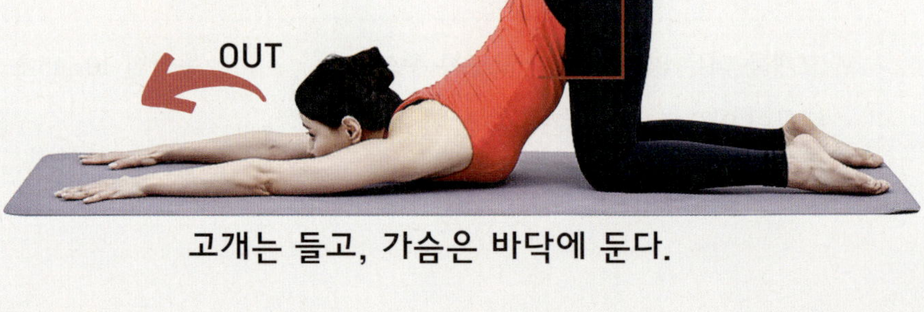

고개는 들고, 가슴은 바닥에 둔다.

2 날아오르는 메뚜기 자세

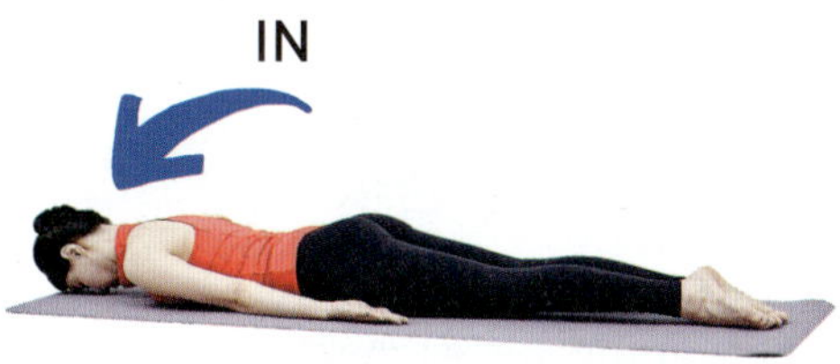
IN

• 다리는 펴서 모은 자세로 엎드리고, 양팔을 펴서 양 옆 허벅지에 둔다.
• 턱을 바닥에 붙이고 호흡을 2~3회 한다.

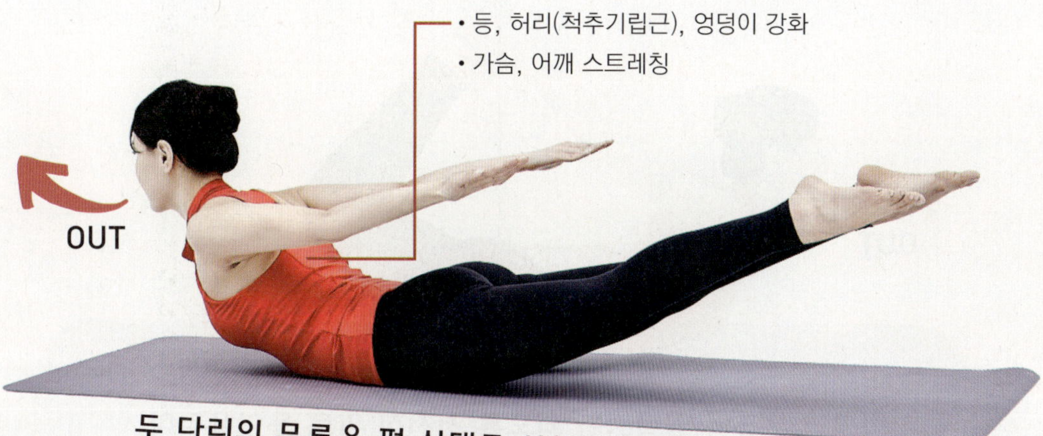
• 등, 허리(척추기립근), 엉덩이 강화
• 가슴, 어깨 스트레칭
OUT

두 다리의 무릎을 편 상태로 상체와 동시에 최대한 들어올린다.

3 활 자세

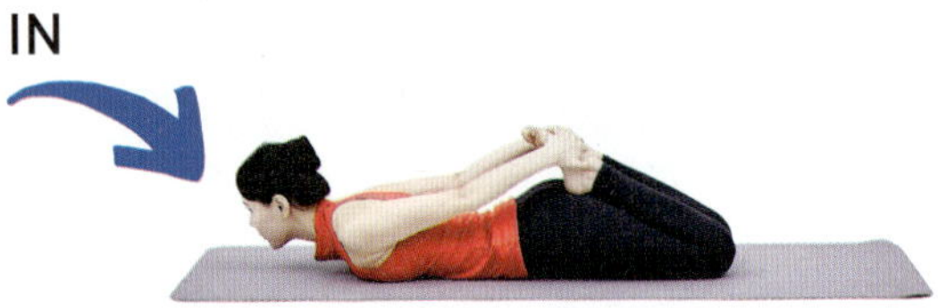

• 두 다리는 펴고 바닥에 엎드린 후 무릎을 구부려 양손으로 양 발목을 잡는다.

• 등, 허리(척추기립근) 강화
• 가슴(흉근), 어깨, 허벅지 앞(대퇴사두근) 스트레칭

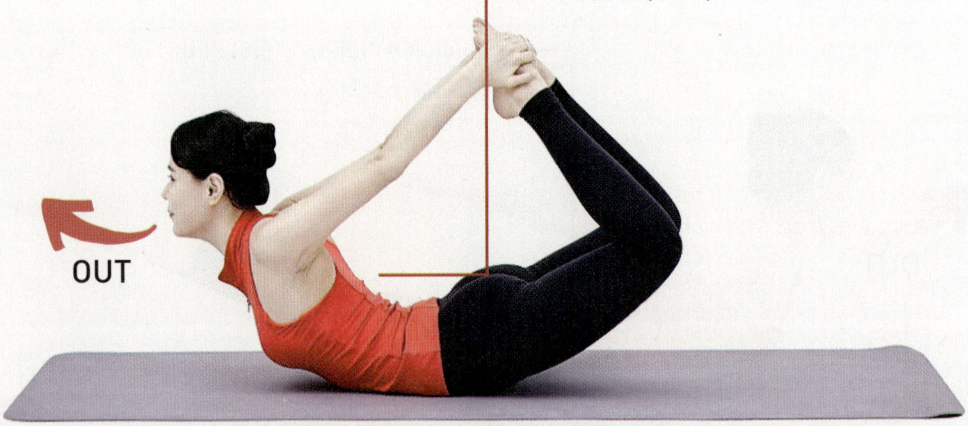

어깨와 무릎이 일직선이 되도록 천천히 위로 들어올린다.

4 아기 자세

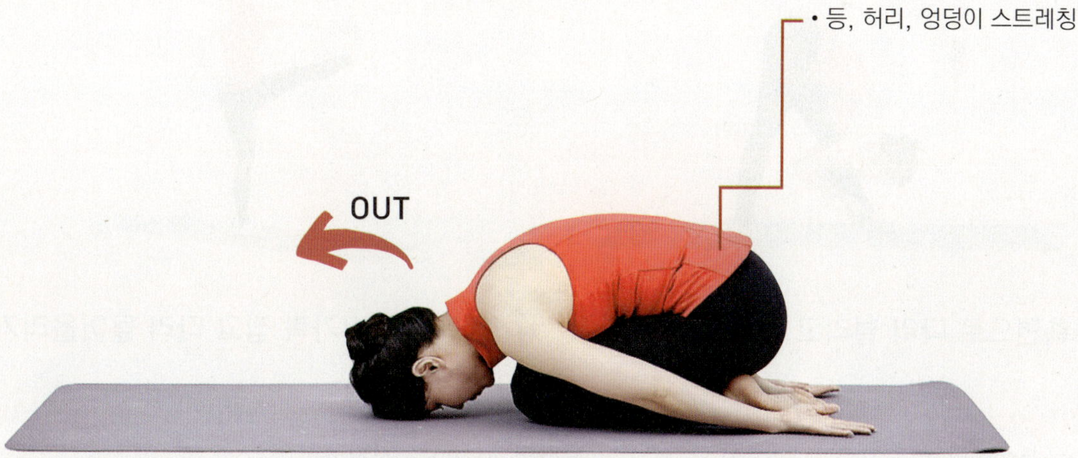

몸은 뒤쪽으로 당겨 엉덩이를 발꿈치 위에 대고, 팔은 뒤쪽으로 길게 뻗는다.

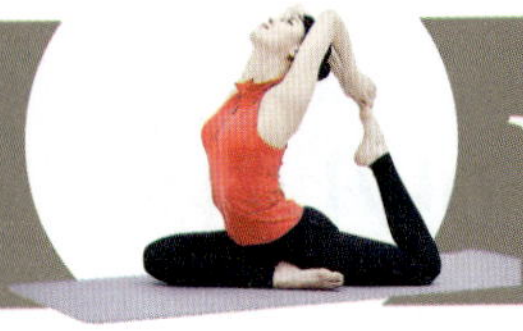

매끈한 다리 라인 만들기

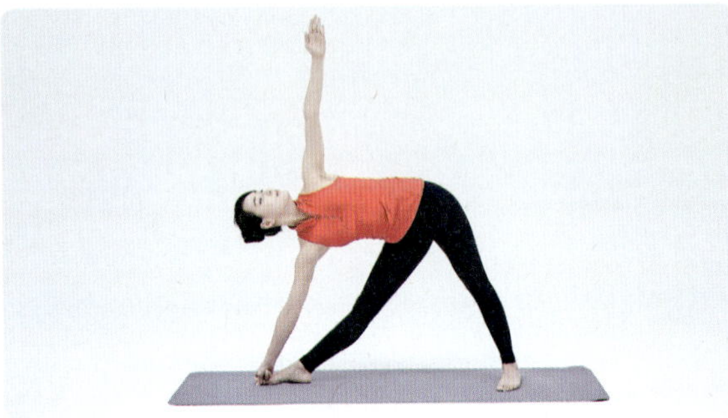

1 삼각 자세

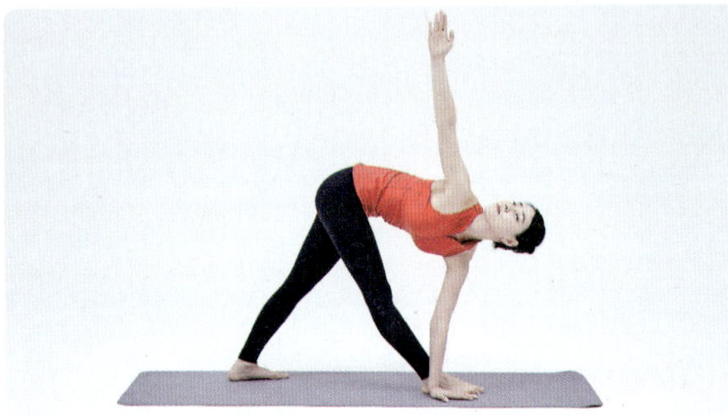

2 회전 삼각 자세

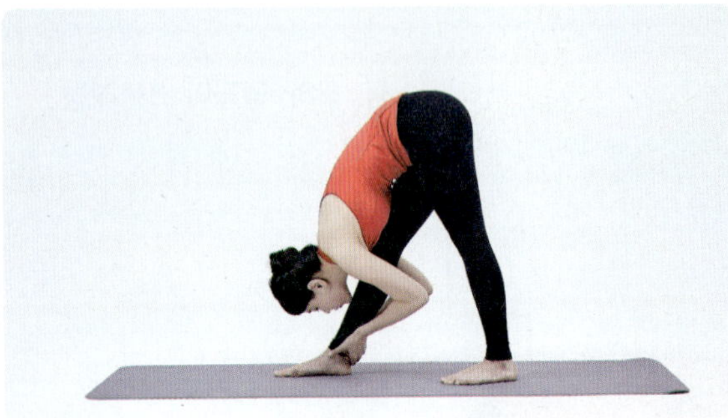

3 측면으로 다리 벌리고 상체 숙이기

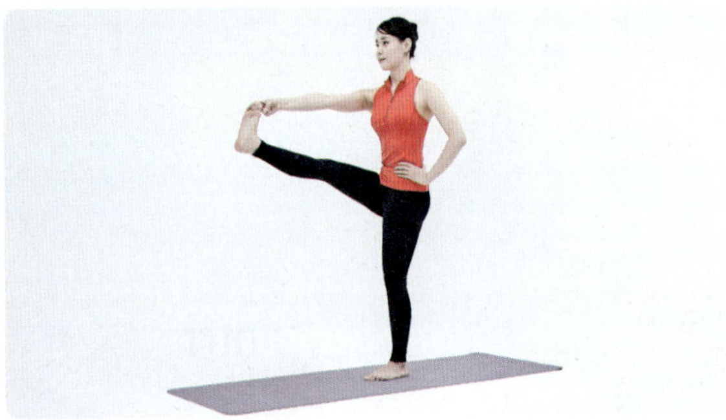

4 서서 엄지발가락 잡고 다리 들어올리기

ADVICE!

- ✓ 무릎이 구부러지지 않도록 주의
- ✓ 고개를 들고 등을 펴서 내림
- ✓ 동작별 10~15초 정지하기

1 삼각 자세

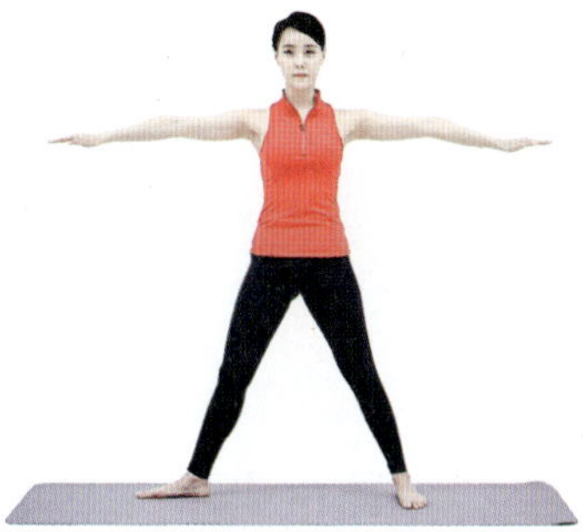

• 다리는 어깨넓이의 두 배로 벌리고 서서 양팔을 수평으로 뻗는다.

• 한 발을 90도로 돌린다.

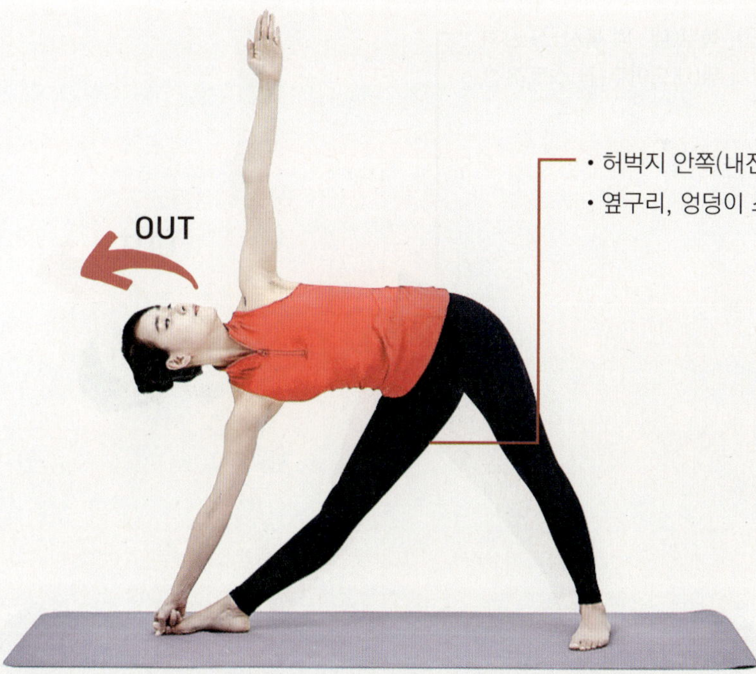

• 허벅지 안쪽(내전근) 강화

• 옆구리, 엉덩이 스트레칭

상체를 오른쪽으로 기울여 오른손 검지와 중지를 이용하여 엄지발가락을 잡는다. 반대쪽 손을 천장을 향해 뻗는다.

2 회전 삼각 자세

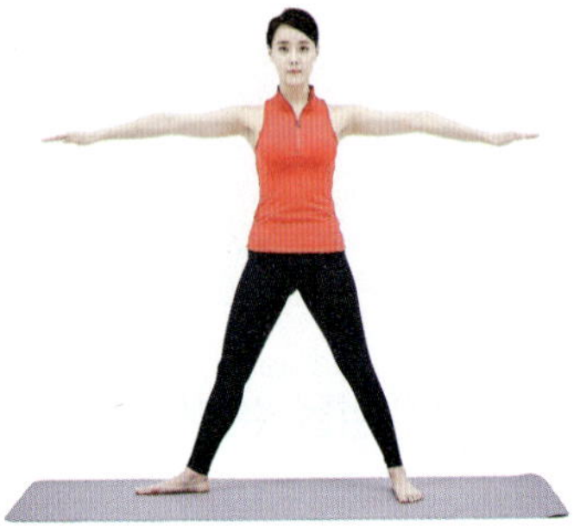

• 다리는 어깨넓이의 두 배로 벌리고 서서 양팔을 수평으로 뻗는다.

• 한 발을 90도로 돌린다.

• 허벅지 안쪽(내전근), 복부(내 · 외 복사근) 강화
• 엉덩이, 척추, 허벅지 뒤(대퇴이두근) 스트레칭

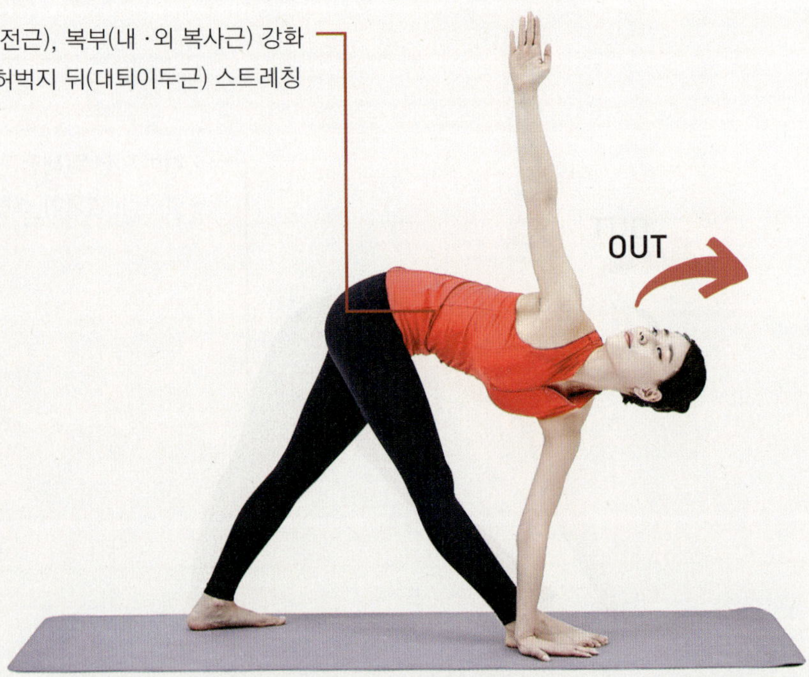

상체를 오른쪽으로 돌리며 비틀어서 숙이고, 왼손으로 오른발을 잡는다. 반대쪽 손은 천장을 향해 뻗는다.

매끈한 다리 라인 만들기 3 측면으로 다리 벌리고 상체 숙이기

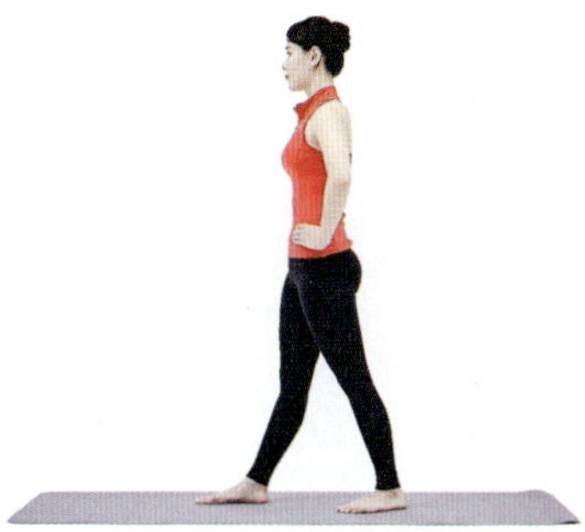

- 양발을 앞뒤로 1m 정도 벌리고 선다.
- 양손을 허리에 둔다.

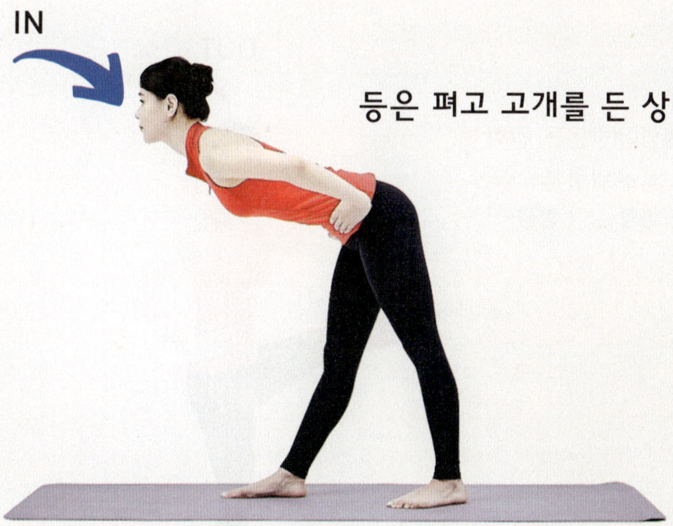

등은 펴고 고개를 든 상태로 상체를 숙인다.

- 허벅지 안쪽(내전근) 강화
- 엉덩이, 허벅지 뒤(대퇴이두근) 스트레칭
- 골반 균형

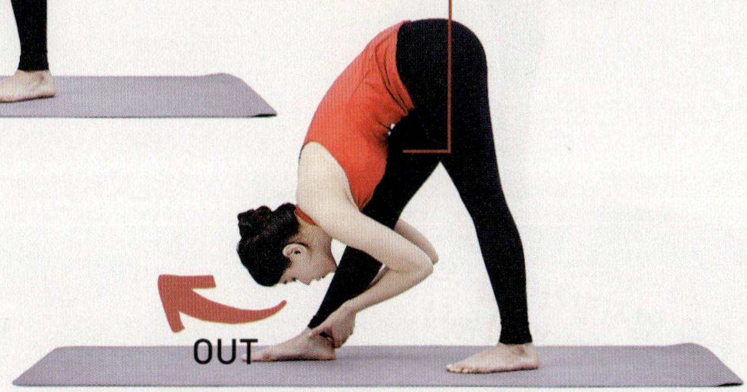

팔을 구부리면서 이마를 다리에 댄다.

4 서서 엄지발가락 잡고 다리 들어올리기

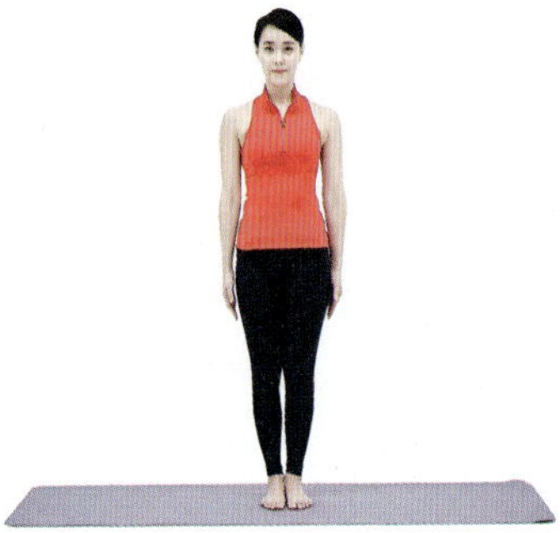

•양발은 모으고 척추를 세워 바르게 선다.

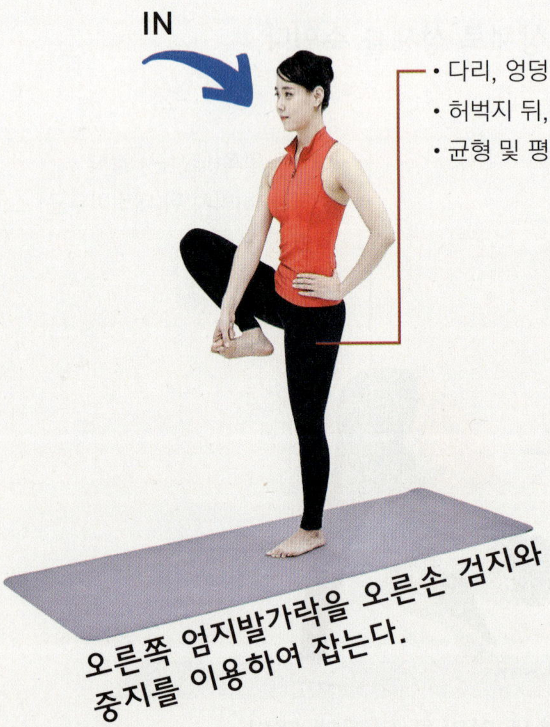

- 다리, 엉덩이(중둔근) 강화
- 허벅지 뒤, 종아리 스트레칭
- 균형 및 평형 감각 향상

오른쪽 엄지발가락을 오른손 검지와 중지를 이용하여 잡는다.

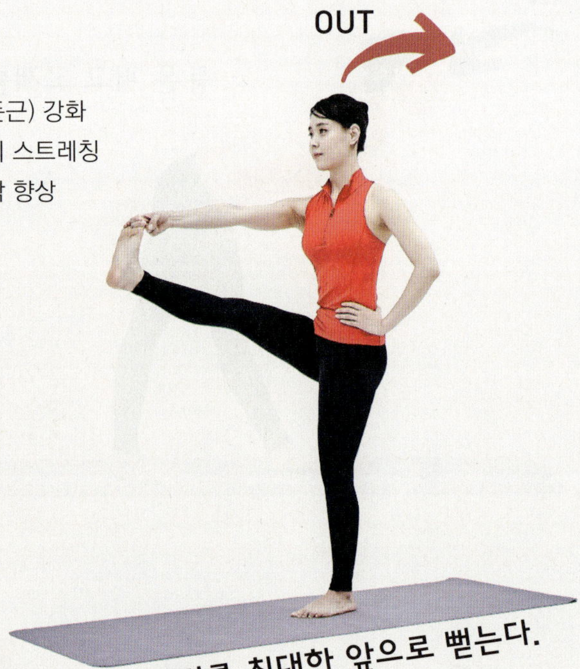

다리를 최대한 앞으로 뻗는다.

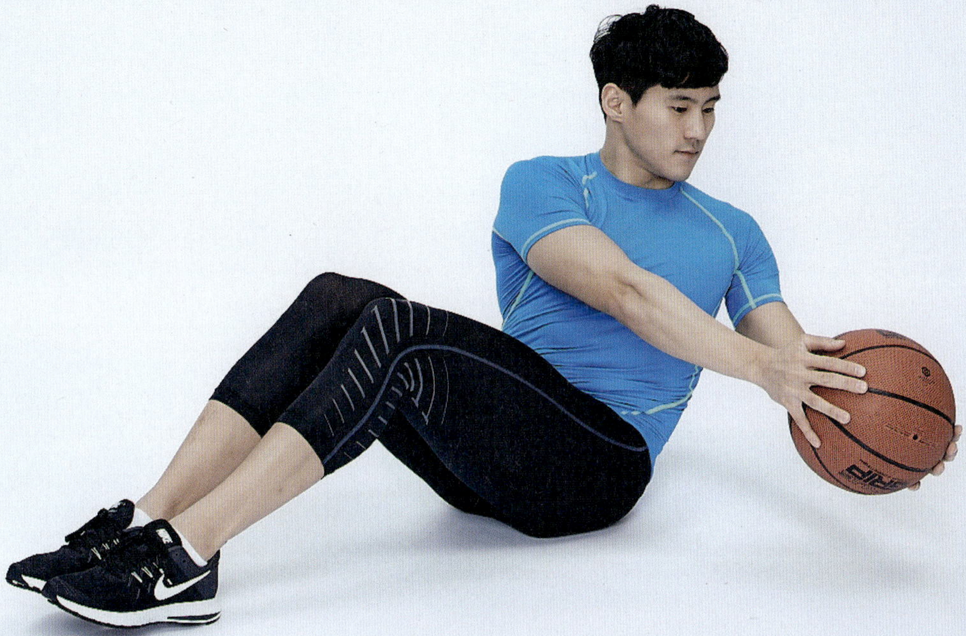

DUMBBELL
덤벨운동

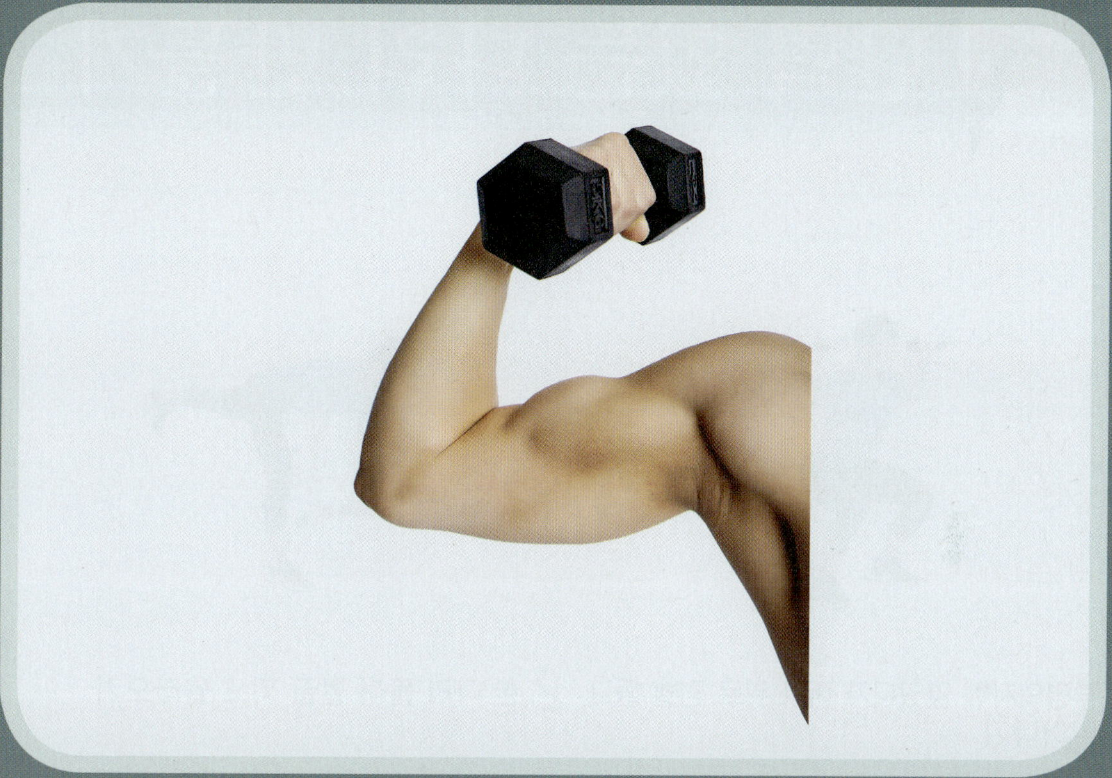

1 중심개념 무게 부하를 이용한 근골격계 강화

2 운동목적 초보자와 신체 기능이 약한 사람들이 접근하기 쉬운 전신 근력 운동방법

3 운동효과 체지방률 감소를 통한 멋진 바디 라인 형성
근력과 근지구력 증진을 통한 건강과 삶의 질 개선

4 운동원리 다양한 관절과 운동 범위 증가를 통한 신체 기능 개선
무게 부하 운동을 통한 근육량 증진과 에너지 소비량 증가
저강도 부하를 이용한 운동 부상 예방과 지방 연소

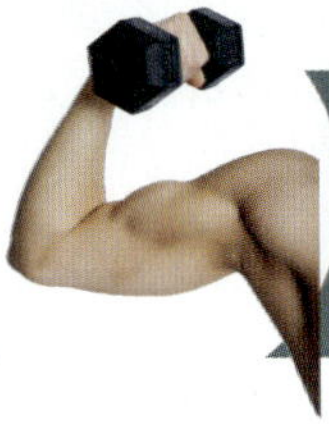

탄력 있는 다리 만들기

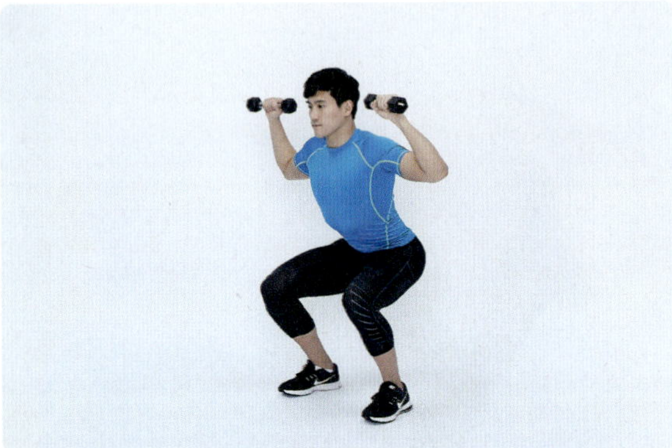

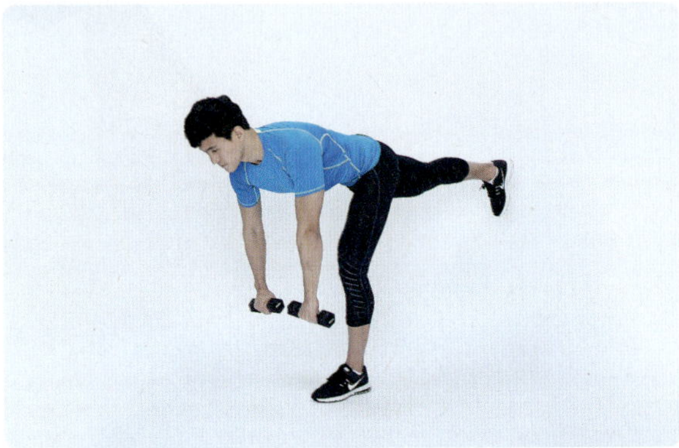

1 투명의자에 앉았다가 머리 위로 덤벨 들고 일어나기

2 한 다리 들며 발끝 찍고 올라오기

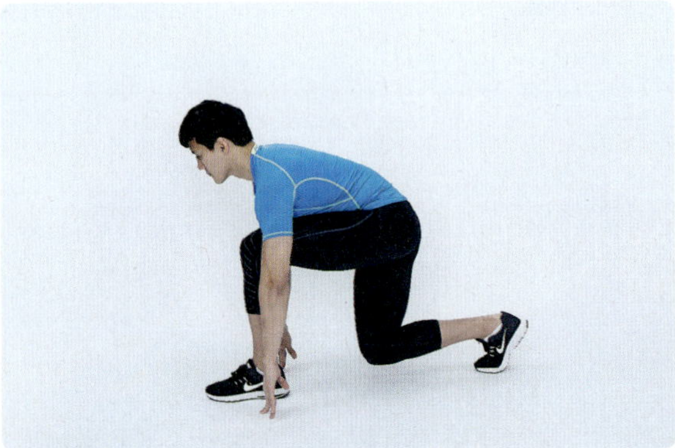

3 런지 자세로 바닥 찍고 올라오기

- ✓ 무릎이 발끝을 넘지 않도록 주의
- ✓ 시선은 정면을 보고 등을 폄
- ✓ 동작을 시작하면서는 1-2-3-4 속도 원위치로 돌아올 땐 1-2 속도
- ✓ 동작별 12~15회씩 실시하기

ADVICE!

1 투명의자에 앉았다가 머리 위로 덤벨 들고 일어나기

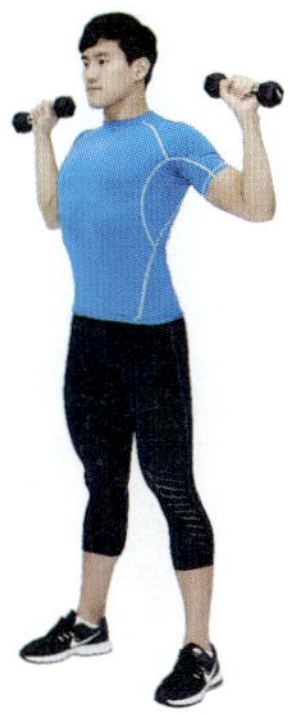

- 양발을 어깨넓이로 벌리고 선다.
- 양손으로 덤벨을 잡고 팔이 직각이 되도록 올린다.

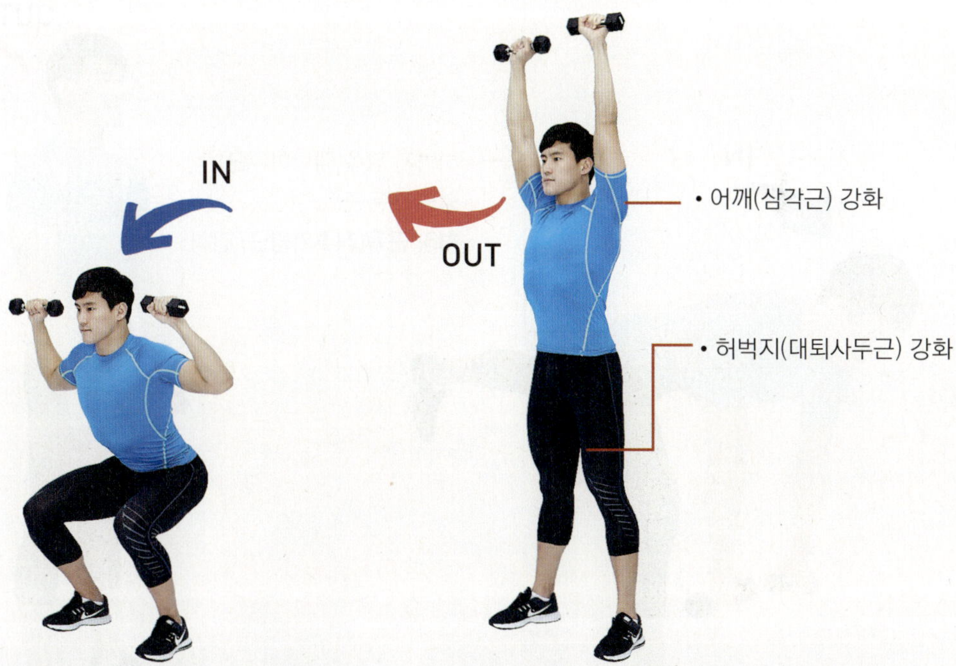
IN
OUT
• 어깨(삼각근) 강화
• 허벅지(대퇴사두근) 강화

무릎을 구부리며 허벅지가 지면과 평행이 될 때까지 앉는다.

덤벨을 위로 들어올리면서 일어선다.

주의! 앉을 때 무릎이 발끝 밖으로 나오지 않도록 주의한다.

탄력 있는 다리 만들기 2 한 다리 들며 발끝 찍고 올라오기

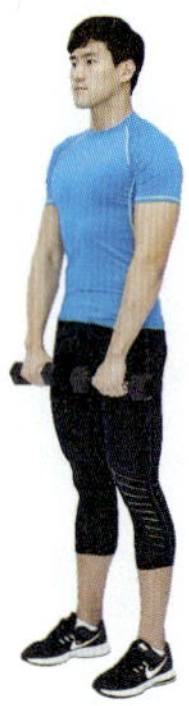

- 양발은 어깨넓이로 벌리고 선다.
- 양손에 덤벨을 들고 허벅지 앞에 놓는다.

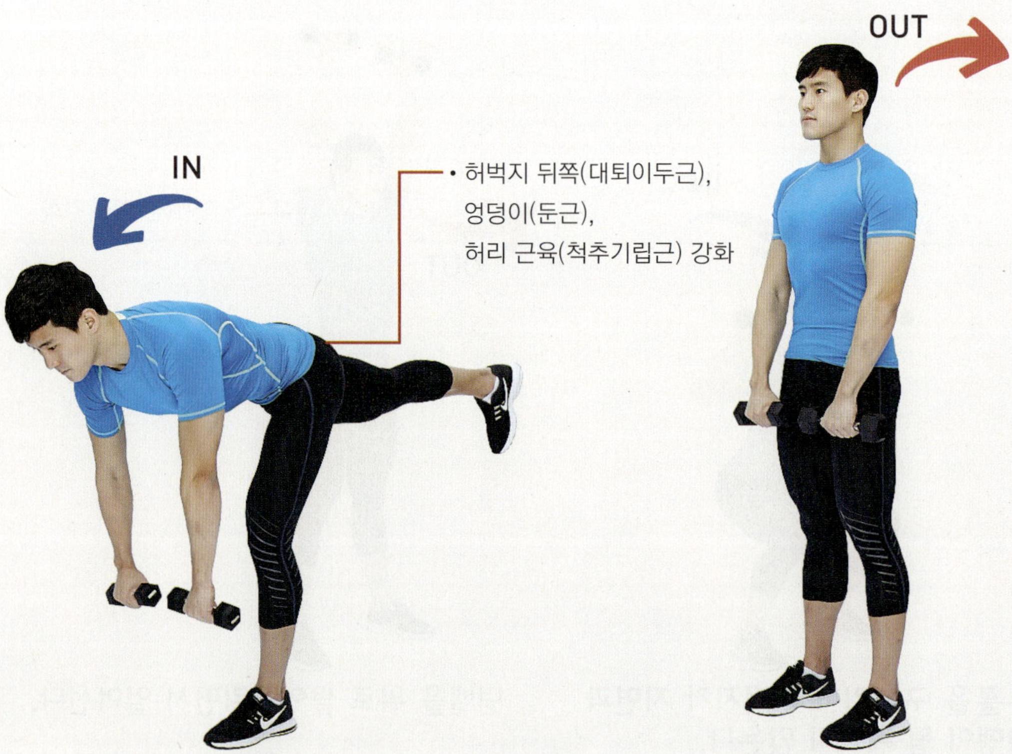
IN
OUT
• 허벅지 뒤쪽(대퇴이두근),
엉덩이(둔근),
허리 근육(척추기립근) 강화

지탱하는 다리는 무릎이 앞으로 나오지 않도록 살짝 구부리고, 반대쪽 다리는 뒤쪽 위로 길게 뻗으며 양손으로 바닥을 찍고 준비 자세로 돌아온다. 번갈아가면서 실시한다.

탄력 있는 다리 만들기 3 런지 자세로 바닥 찍고 올라오기

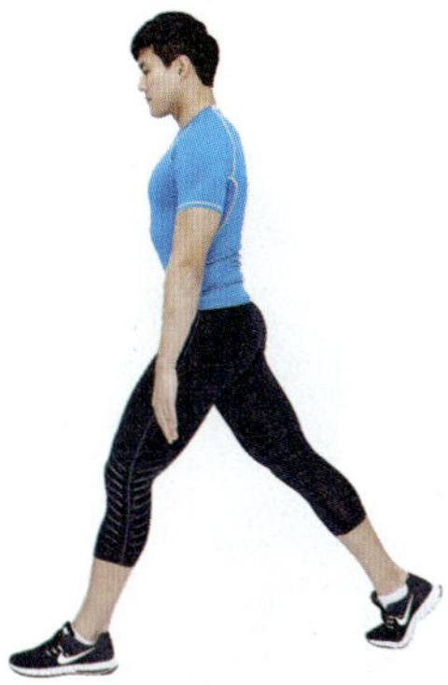

- 양발을 앞뒤로 벌리고 선다.
- 양손은 엉덩이나 허벅지 옆에 놓는다.

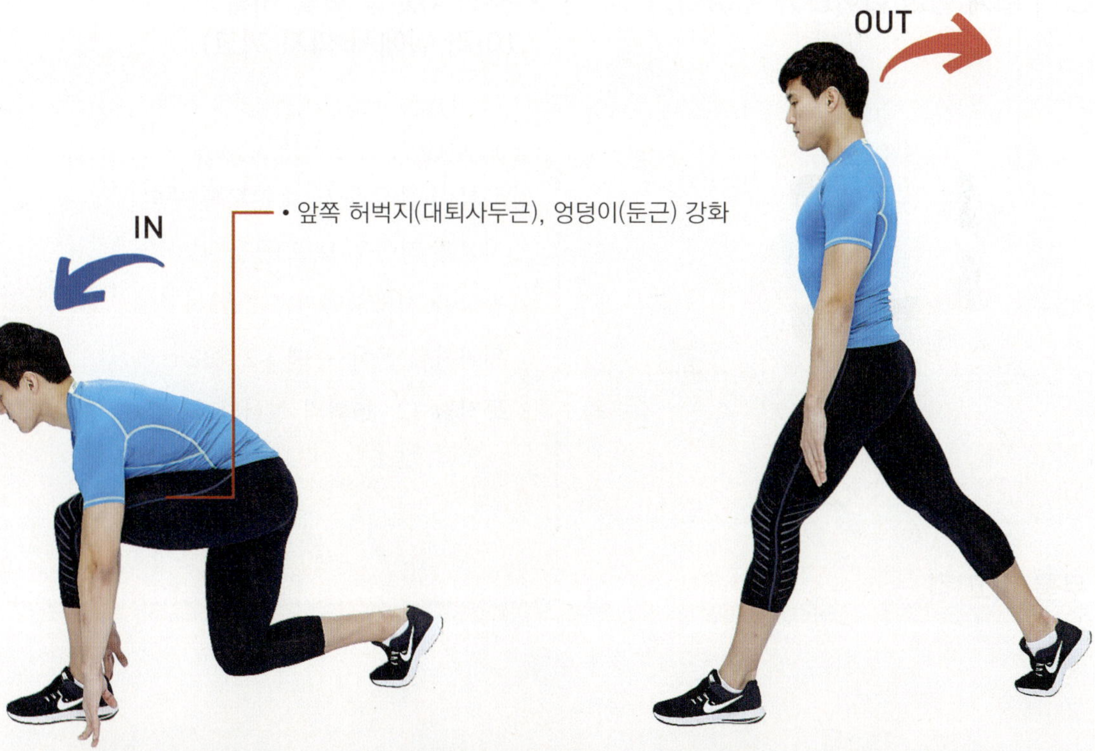
OUT
IN
• 앞쪽 허벅지(대퇴사두근), 엉덩이(둔근) 강화

앞쪽의 허벅지가 바닥과 평행하게 될 때까지 무릎을 구부려(직각 유지) 양손으로 앞발의 바닥을 찍고 올라온다.

탄력 있는 다리 라인 만들기

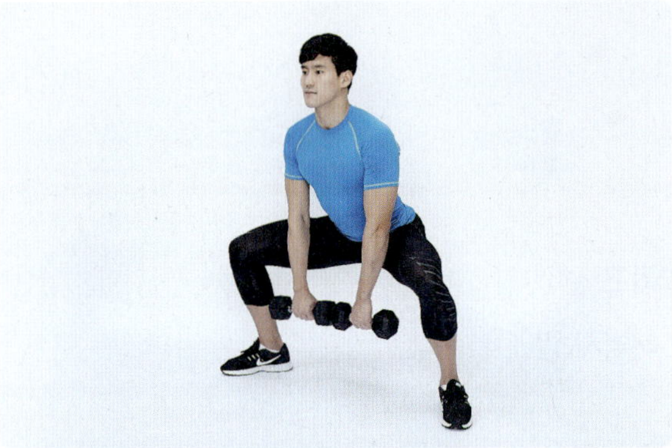

1 다리 넓게 벌려 앉았다가 일어서기

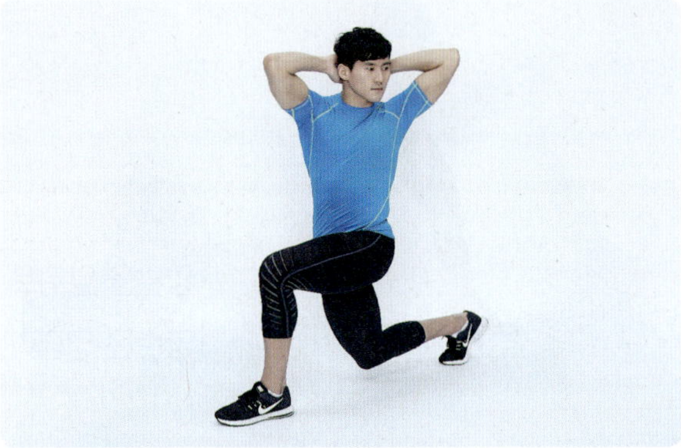

2 런지 자세로 몸통 비틀기 (머리 뒤에서 깍지 끼고)

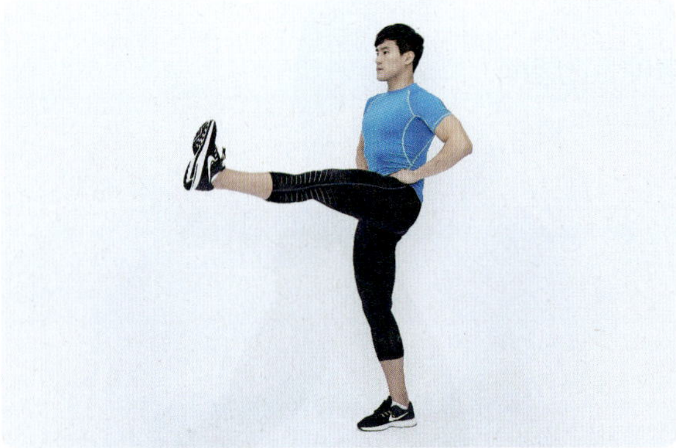

3 무릎 펴고 킥

- ✓ 무릎이 발끝을 넘지 않도록 주의
- ✓ 시선은 정면을 보고 등을 폄
- ✓ 동작을 시작하면서는 1-2-3-4 속도 원위치로 돌아올 땐 1-2 속도
- ✓ 동작별 12~15회씩 실시하기

ADVICE!

1 다리 넓게 벌려 앉았다가 일어서기

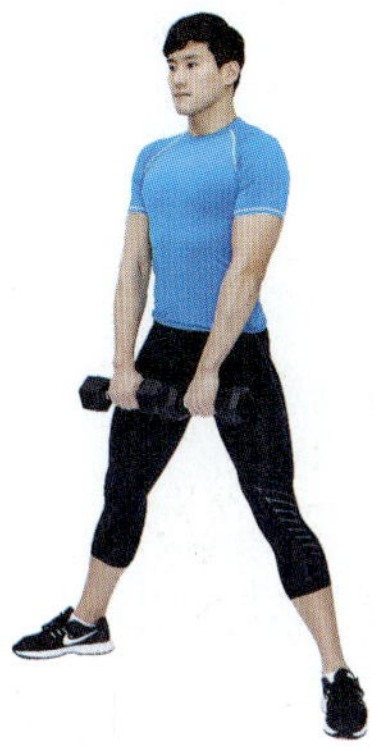

- 두 다리는 어깨넓이보다 넓게 벌리고, 양발은 45도 밖으로 돌려 둔다.
- 양손은 허벅지 앞에 놓는다.

주의! 다리를 펴면서 허벅지 안쪽에 힘을 준다.

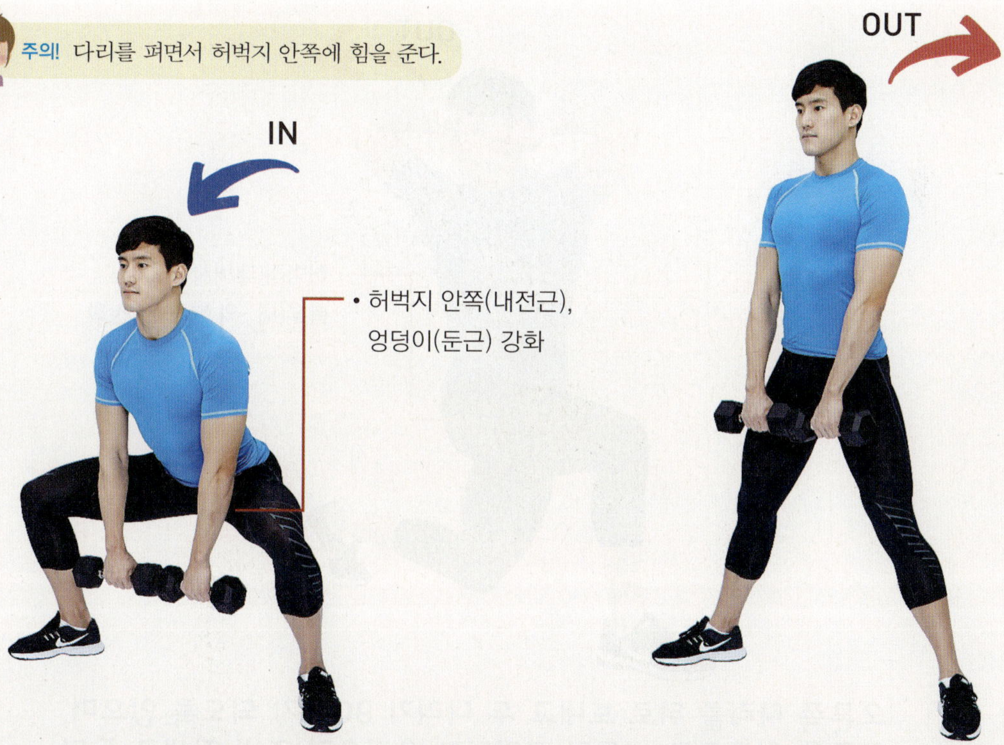

양 무릎이 양 발끝과 일직선이 되도록 앉았다가 일어난다.

2 런지 자세로 몸통 비틀기

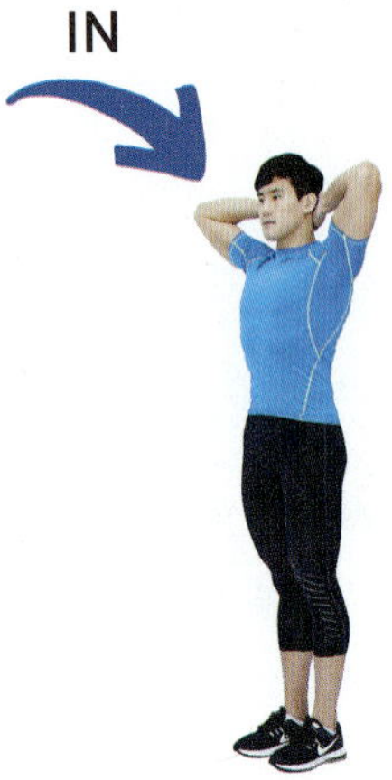
IN

•두 발은 모으고, 양손은 머리 뒤에 대고 선다.

•시선은 정면을 바라본다.

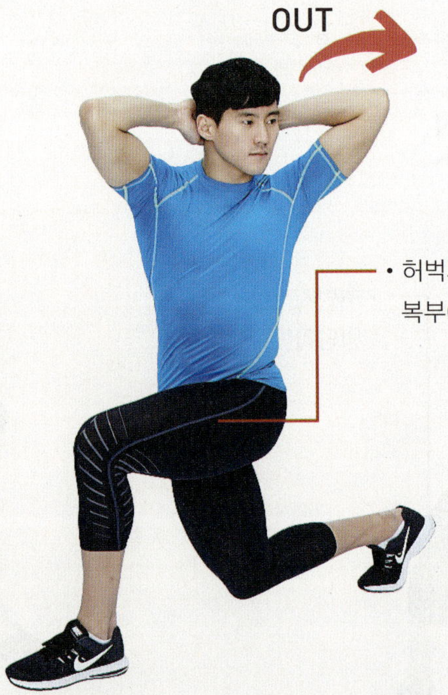
OUT
• 허벅지(대퇴사두근) 및
복부(내·외 복사근) 강화

오른쪽 다리를 뒤로 보내고 두 다리가 90도가 되도록 앉으며, 몸통을 왼쪽으로 비틀어 주었다가 올라오며 준비 자세로 돌아온다. 번갈아가면서 실시한다.

3 무릎 펴고 킥

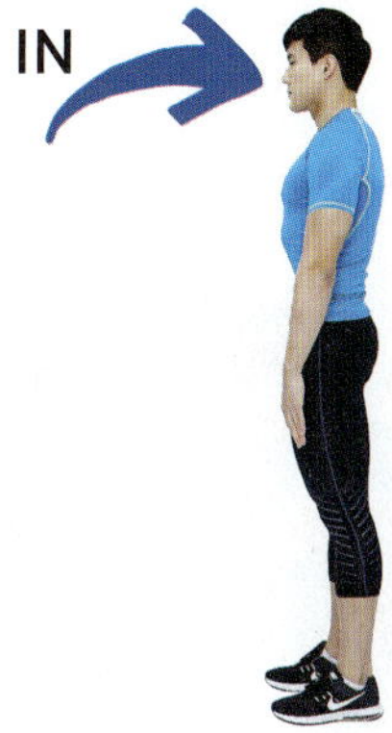

• 양발을 어깨넓이로 벌리고 선다.

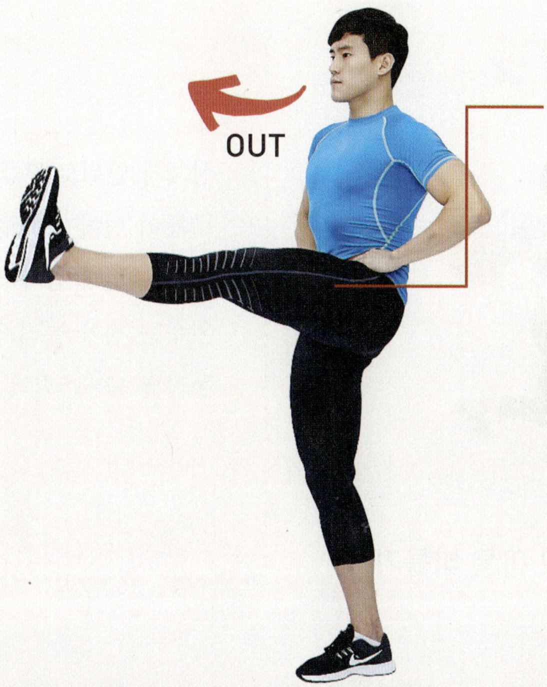

양손은 허리에 올리고 오른쪽 다리로 바닥을 지탱한 후 왼쪽 다리의 무릎을 펴고 위로 들었다가 내려 준비 자세로 돌아온다. 번갈아가면서 실시한다.

날씬한 몸통 만들기

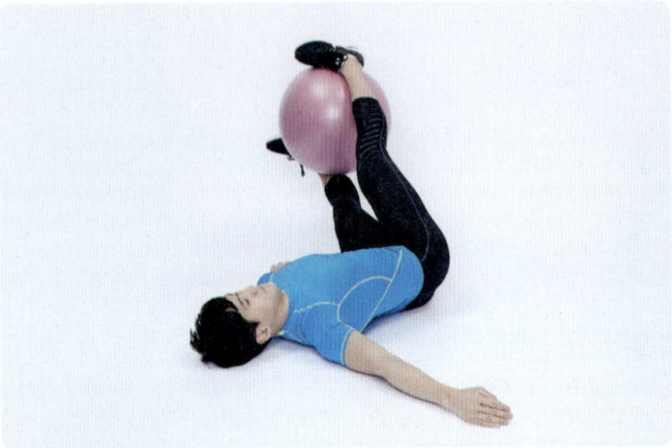

1 발목으로 공 잡고 누워 좌우로 몸통 비틀기

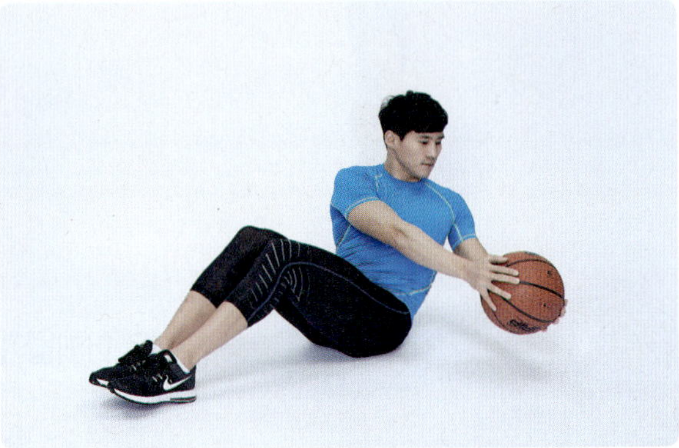

2 공 잡고 앉아 좌우로 몸통 비틀기

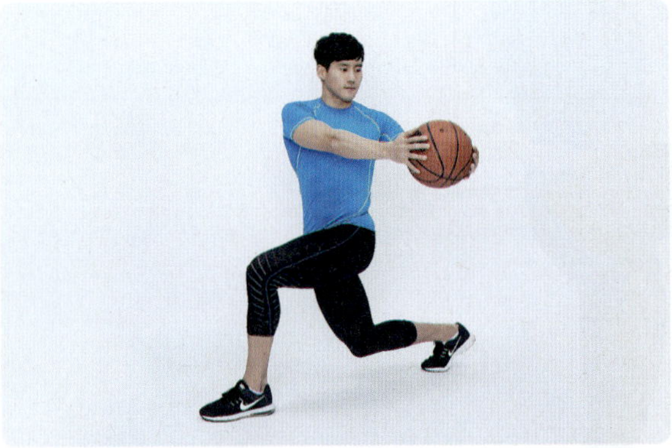

3 런지 자세로 공 잡고 몸통 비틀기

- ✓ 상체가 앞뒤로 흔들리지 않도록 주의
- ✓ 무릎이 벌어지지 않도록 주의
- ✓ 호흡을 절대 참지 않도록 주의
- ✓ 횟수는 점차 늘려가도록 함
- ✓ 동작별 12~15회씩 실시하기

ADVICE!

1 발목으로 공 잡고 누워 좌우로 몸통 비틀기

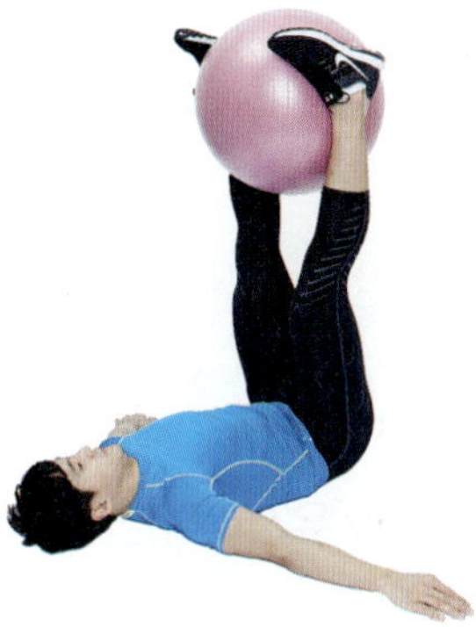

- 발목으로 공을 잡고 누워 두 다리를 바닥에서 수직으로 들어 준다.
- 양팔은 옆으로 벌린다.

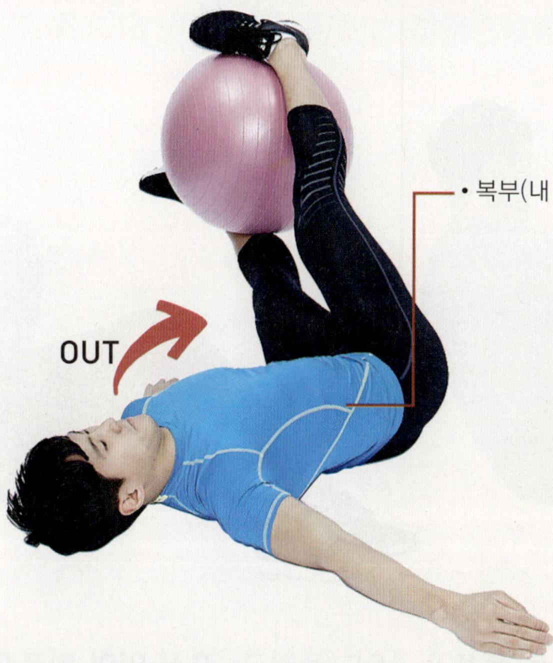

두 다리가 바닥에 닿지 않도록 하여 양쪽으로 번갈아 내렸다가 올라온다.

2 공 잡고 앉아 좌우로 몸통 비틀기

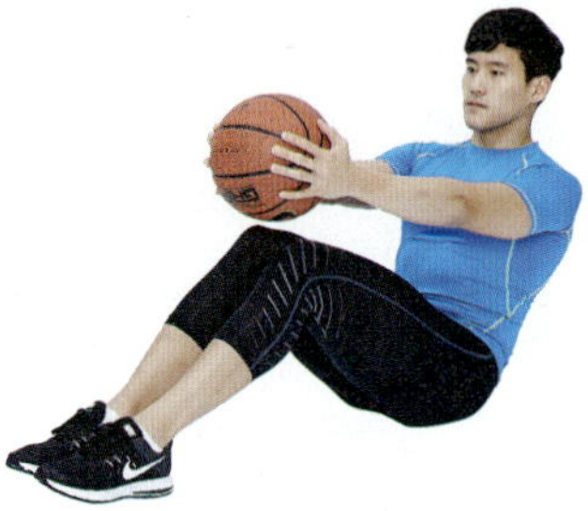

- 두 다리는 모으고, 무릎은 세워 앉는다.
- 상체는 45도 뒤로 허리를 편 상태를 유지하며 눕는다.
- 양손은 펴서 어깨높이로 올린다.

- 복부(내·외 복사근) 및 허리(척추기립근) 강화

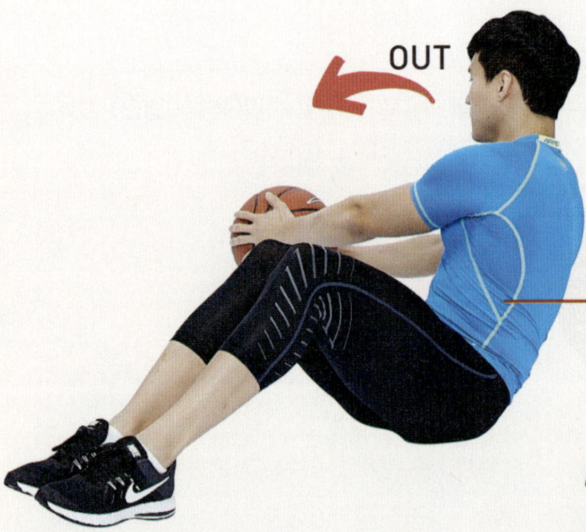

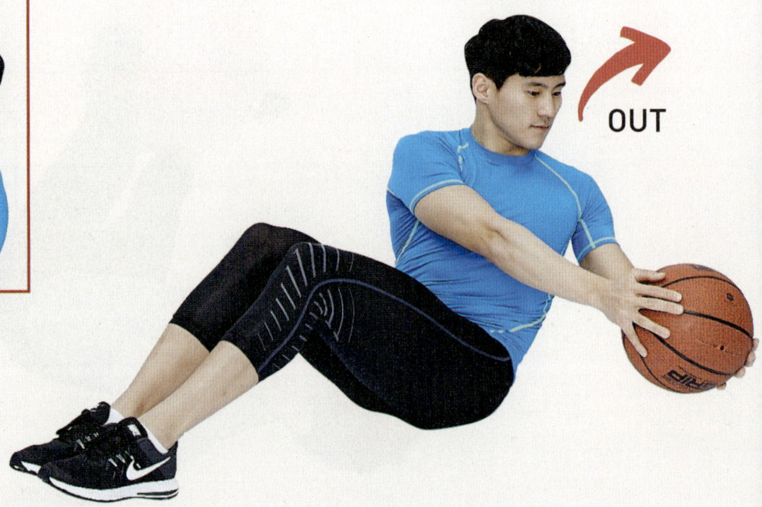

오른쪽에서 왼쪽으로 몸통을 45도 돌리고, 휴식 없이 왼쪽으로 돌린다.

날씬한 몸통 만들기 3 런지 자세로 공 잡고 몸통 비틀기

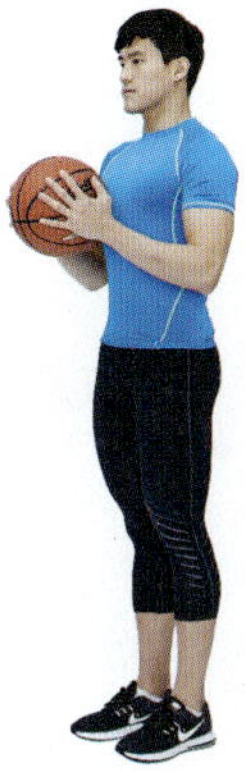

•양발을 어깨넓이로 벌리고 선다.

•양손은 공을 잡고 가슴 앞으로 올린다.

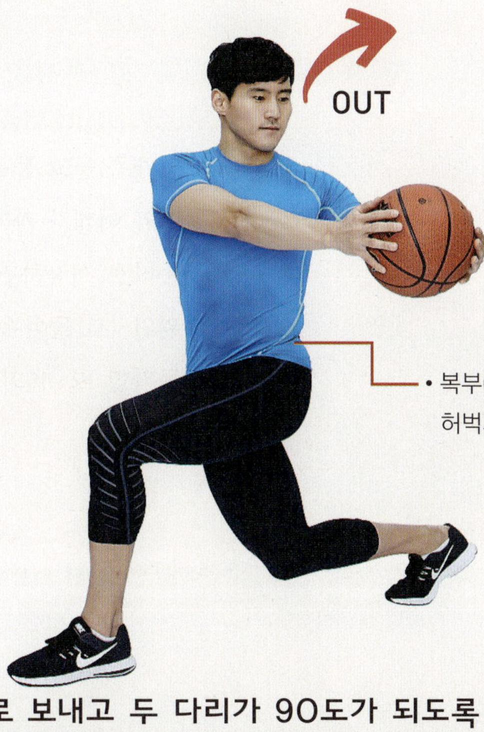

• 복부(내 · 외 복사근), 허리(척추기립근), 허벅지(대퇴사두근) 강화

오른쪽 다리는 뒤로 보내고 두 다리가 90도가 되도록 앉으며, 몸통을 왼쪽으로 비틀어 공을 보냈다가 준비 자세로 돌아온다. 번갈아가면서 실시한다.

군살 없는 등 라인 만들기

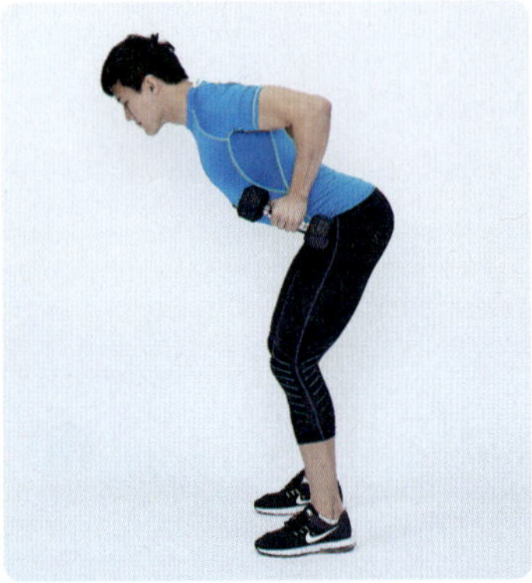

1 노 젓기

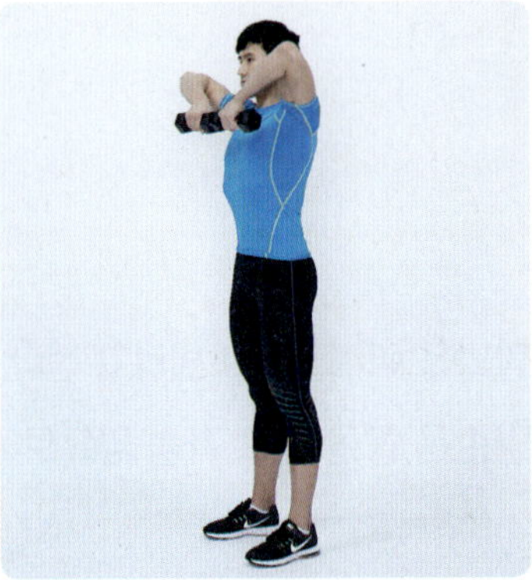

2 팔꿈치 위로 끌어올리기

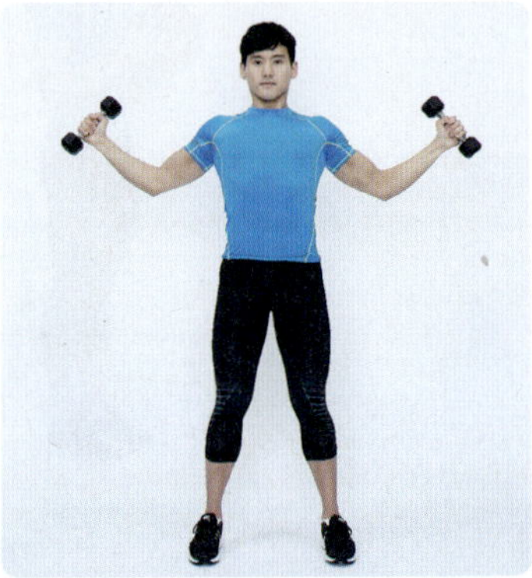

3 덤벨 뒤로 끌어내려 W 만들기

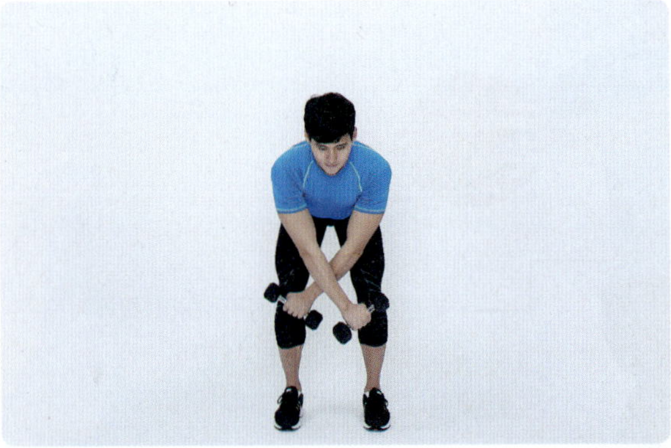

4 X자로 끌어당기기

- ✓ 고개를 들고 등을 편 자세 유지하기
- ✓ 귀와 어깨가 가까워지지 않도록 주의
- ✓ 동작을 시작하면서는 1-2-3-4 속도 원위치로 돌아올 땐 1-2 속도
- ✓ 동작별 12~15회씩 실시하기

ADVICE!

노 젓기

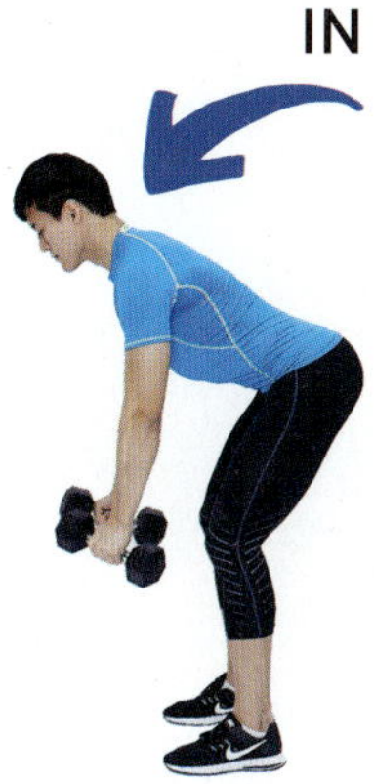

• 양발을 어깨넓이로 벌리고 무릎을 약간 구부려 선다.
• 상체를 120도 정도 기울이고 덤벨을 잡는다.

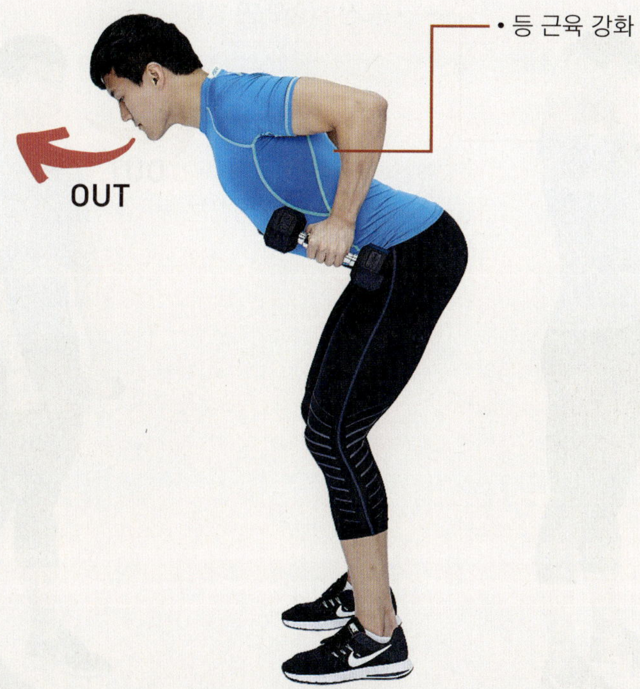

몸을 따라 두 팔을 당겨 팔꿈치를 최대한 높이 든다.
견갑골을 좁히면서 1~2초간 수축자세를 유지한 후 팔을 내려 놓는다.

2 팔꿈치 위로 끌어올리기

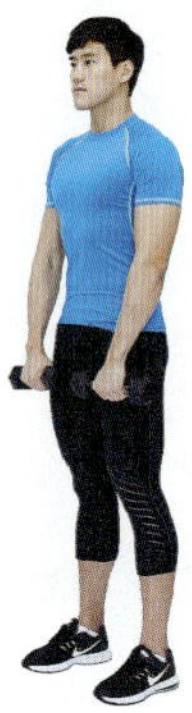

- 양발은 어깨넓이로 벌리고 선다.
- 양손으로 덤벨을 잡고 허벅지 앞에 놓는다.

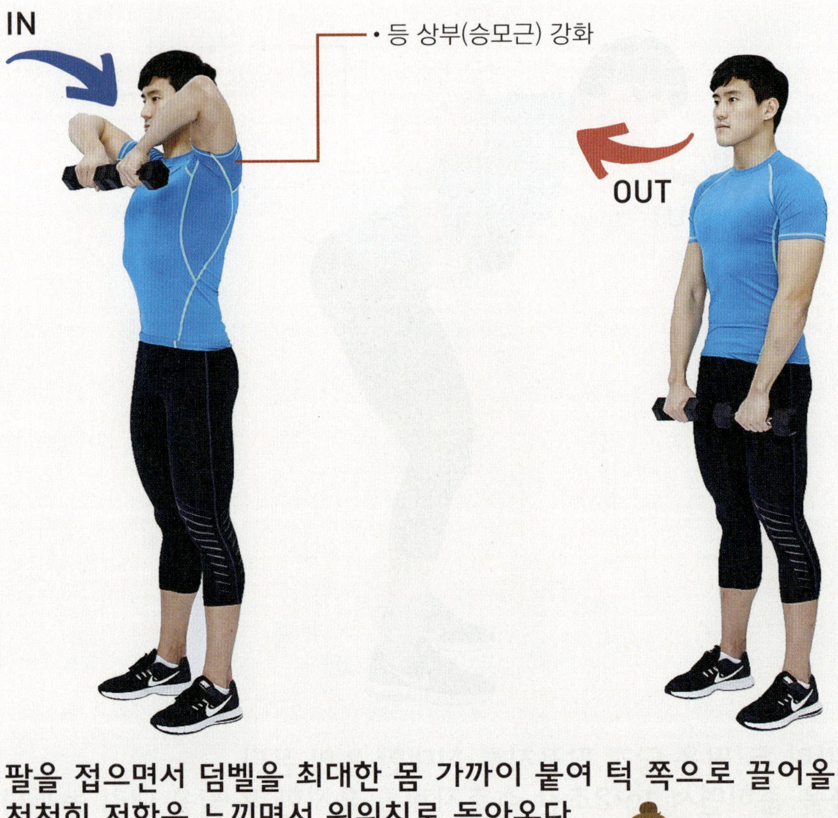

팔을 접으면서 덤벨을 최대한 몸 가까이 붙여 턱 쪽으로 끌어올린다. 천천히 저항을 느끼면서 원위치로 돌아온다.

주의! 손목보다 팔꿈치가 위에 있도록 주의한다.

3 덤벨 뒤로 끌어내려 W 만들기

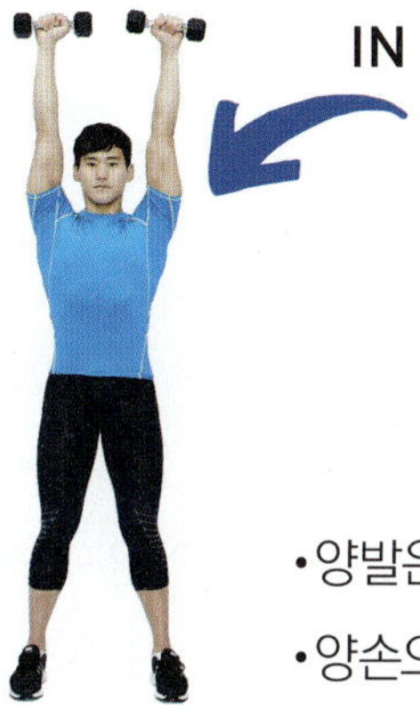

•양발은 어깨넓이로 벌리고 선다.
•양손으로 덤벨을 잡고 머리 위로 팔을 펴놓는다.

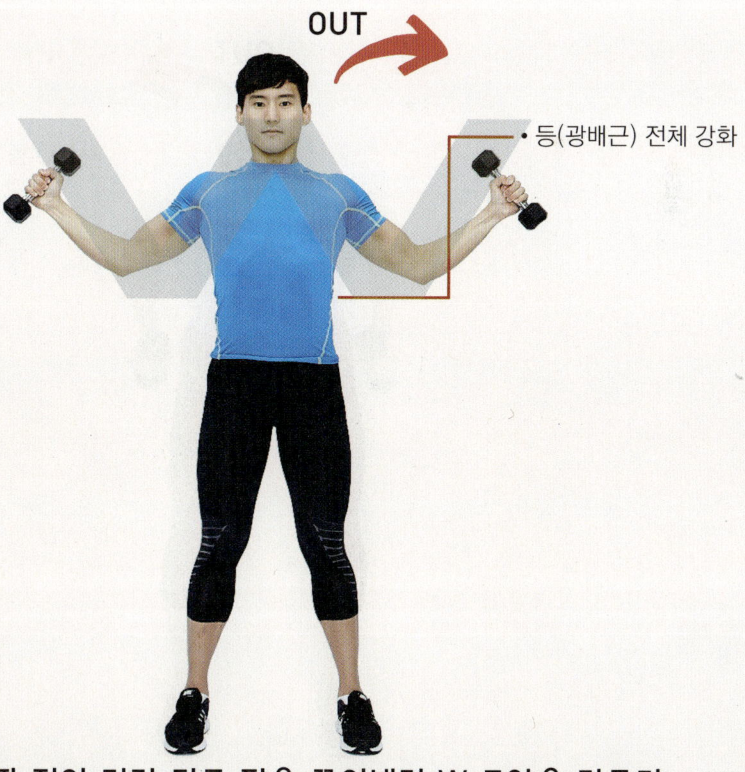

팔꿈치는 살짝 접어 머리 뒤로 팔을 끌어내려 W 모양을 만든다.

4 X자로 끌어당기기

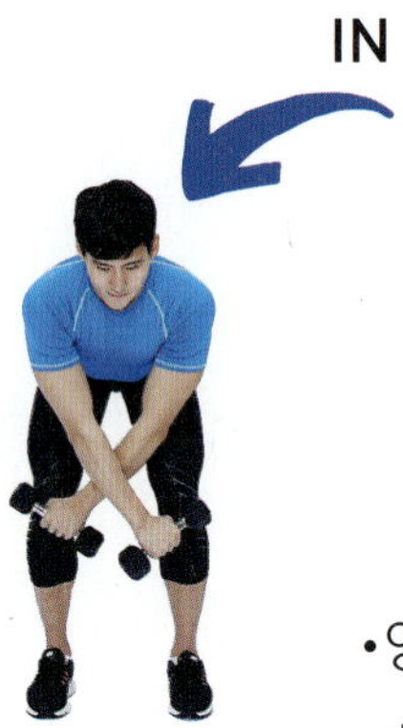

- 양발은 어깨넓이로 벌리고 무릎을 약간 구부려 선다.
- 상체를 120도 정도 기울이고 덤벨을 엇갈려 잡는다.

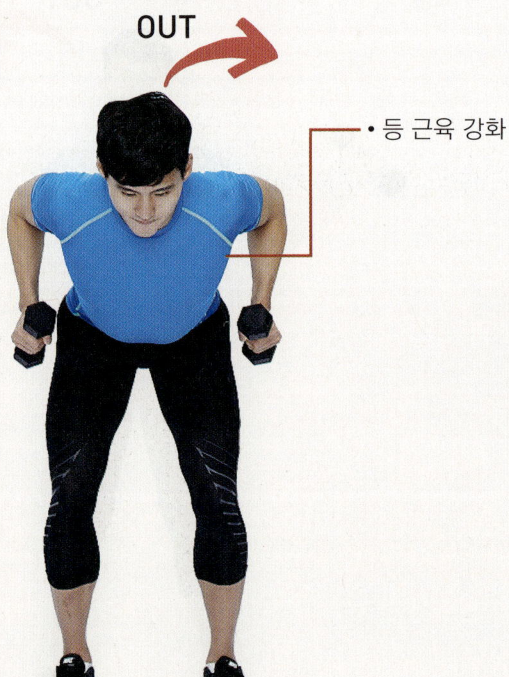

덤벨을 X자 모양으로 끌어올린다.

탄력적인 가슴 라인 만들기

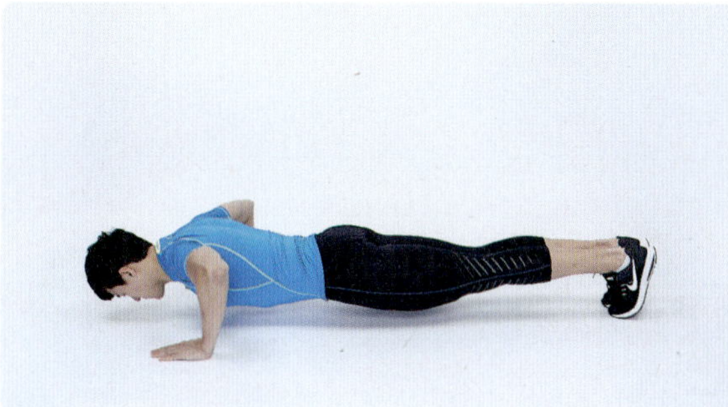

1 팔굽혀펴기

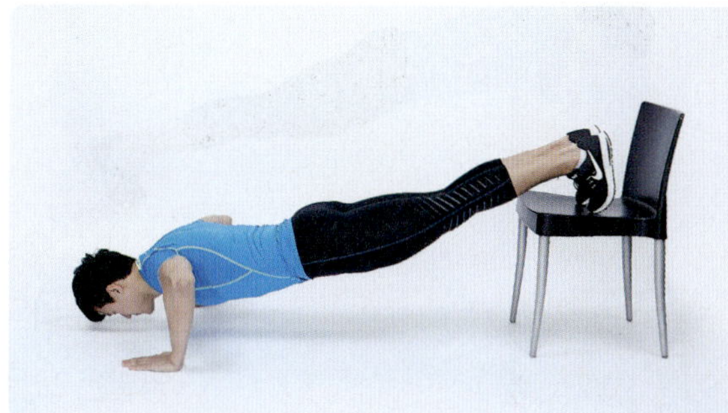

2 디클라인 팔굽혀펴기

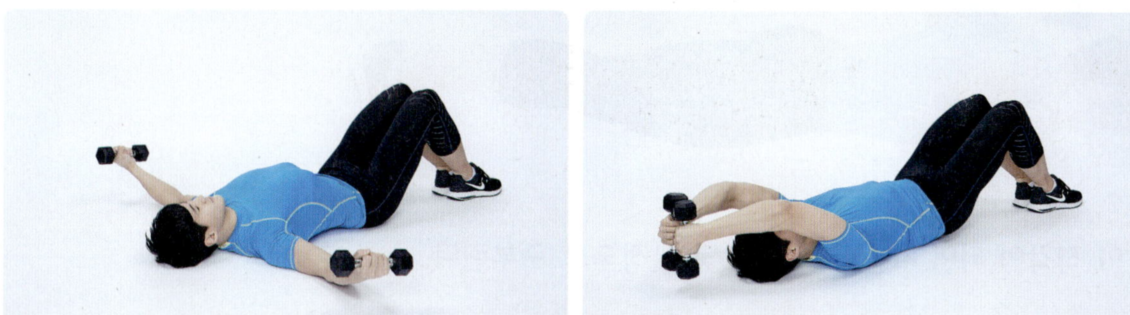

3 양팔 벌렸다 모으기 + 위로 올렸다 가져오기

ADVICE!

- ✓ 처음부터 무겁게 시작하지 않도록 주의
- ✓ 동작을 시작하면서는 1-2-3-4 속도
  원위치로 돌아올 땐 1-2 속도
- ✓ 어깨와 귀가 가까워지지 않도록 주의
- ✓ 가슴 근육에 집중하면서 운동
- ✓ 동작별 12~15회씩 실시하기

1 팔굽혀펴기

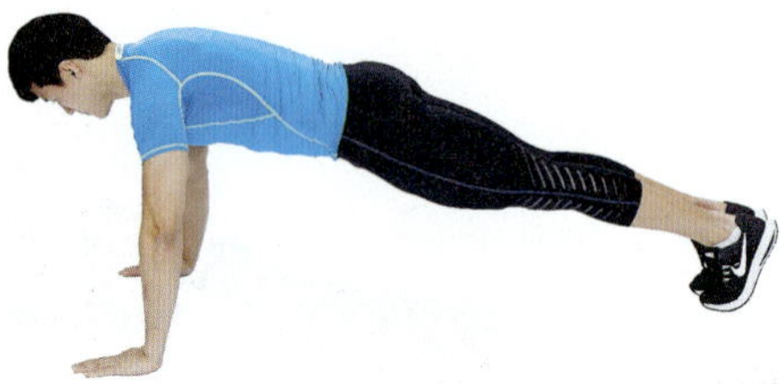

- 양손은 바닥에 대고 어깨넓이보다 조금 넓게 벌려 엎드린다.
- 양발은 모은다.

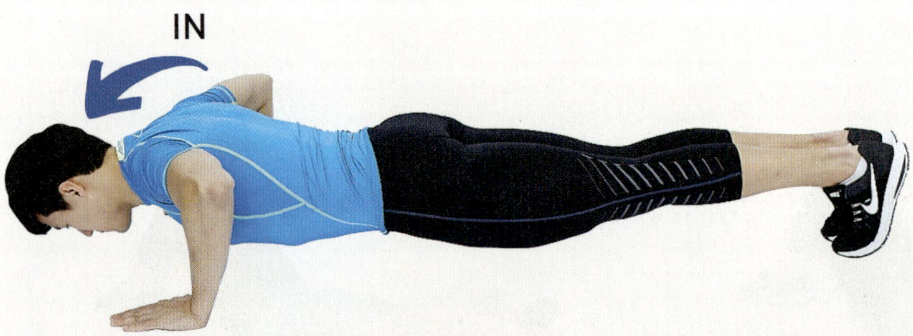

팔이 직각이 되어 가슴이 바닥에 닿을 정도로 구부린다.

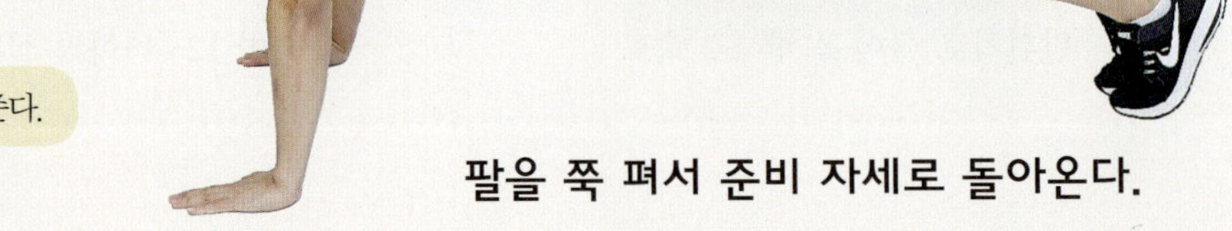

- 가슴(대흉근), 어깨(삼각근), 팔(삼두근) 강화

주의! 팔을 펴면서 힘을 준다.

팔을 쭉 펴서 준비 자세로 돌아온다.

2 디클라인 팔굽혀펴기

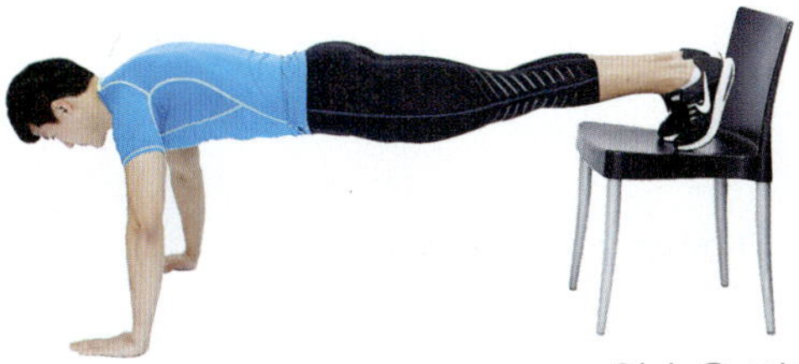

- 양손은 바닥에 대고 어깨넓이만큼 벌려 엎드린다.
- 양발은 모아 의자 위에 둔다.

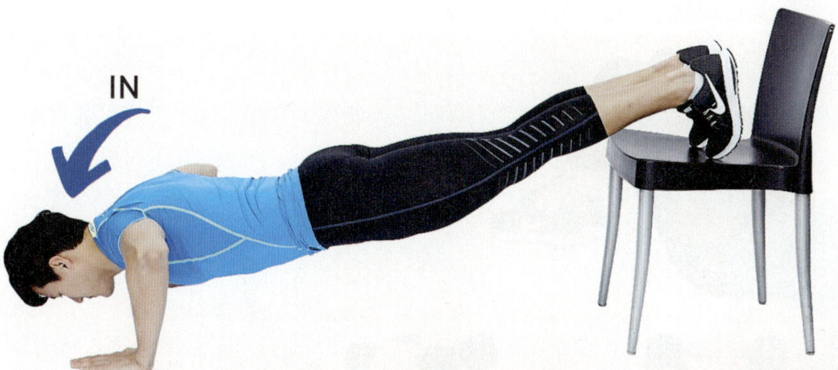

가슴이 바닥에 닿을 정도로 구부린다.

- 가슴(대흉근), 어깨(삼각근), 팔(삼두근) 강화

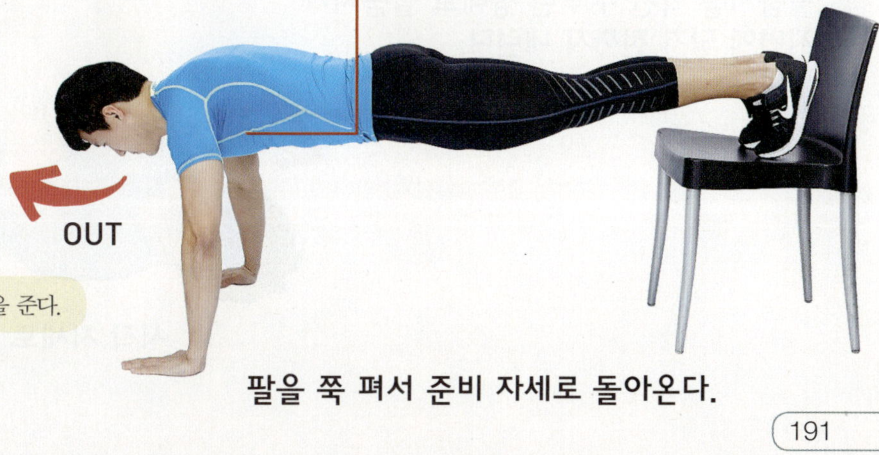

주의! 팔을 펴면서 힘을 준다.

팔을 쭉 펴서 준비 자세로 돌아온다.

탄력 있는 가슴 라인 만들기

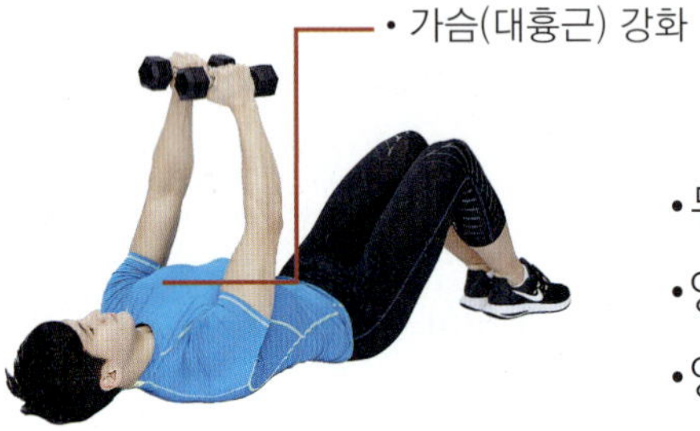

- 무릎은 구부리고 하늘을 보고 눕는다.
- 양손에 덤벨을 잡고 마주보도록 가슴 위쪽으로 들어올린다.
- 양손 사이는 주먹 하나가 들어갈 정도로 간격을 유지한다.
- 팔꿈치는 약간 구부린다.

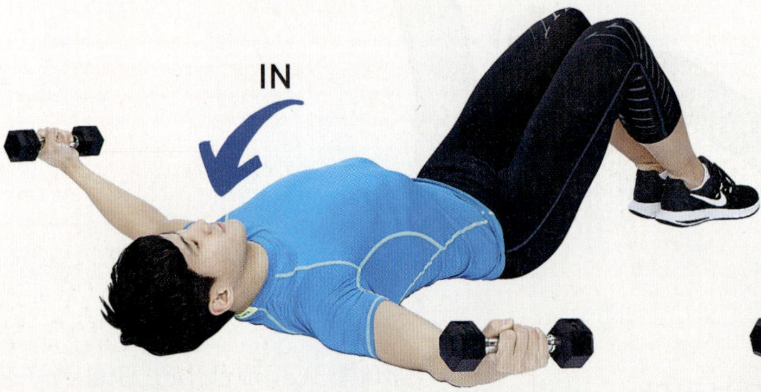

팔꿈치를 약간 구부린 상태로 팔꿈치가 지면에 닿기 전까지 내린다.

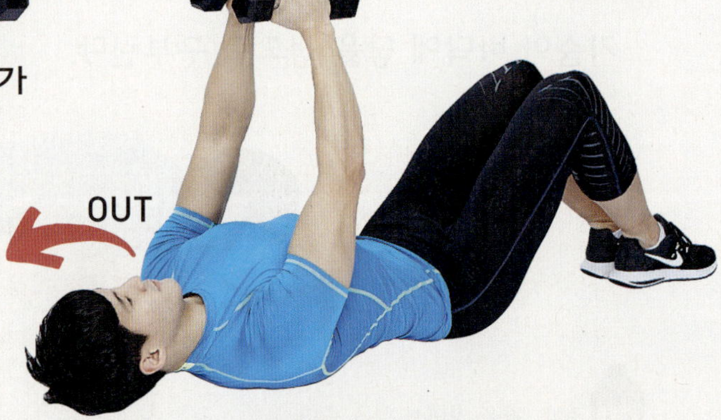

시작 자세로 돌아온다.

3 양팔 벌렸다 모으기 + 위로 올렸다 가져오기

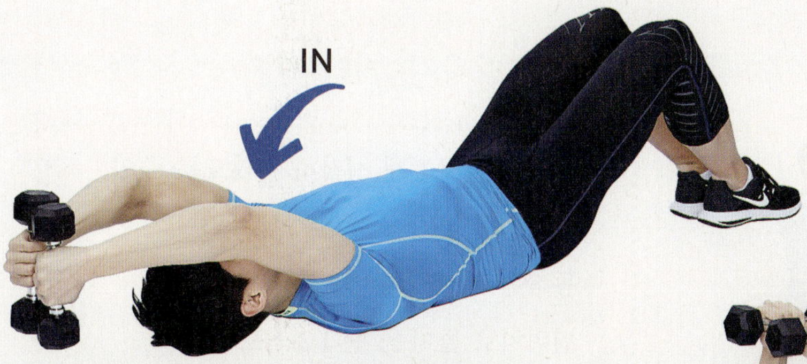

팔꿈치를 약간 구부린 상태로
덤벨이 지면에 닿기 전까지 내린다.

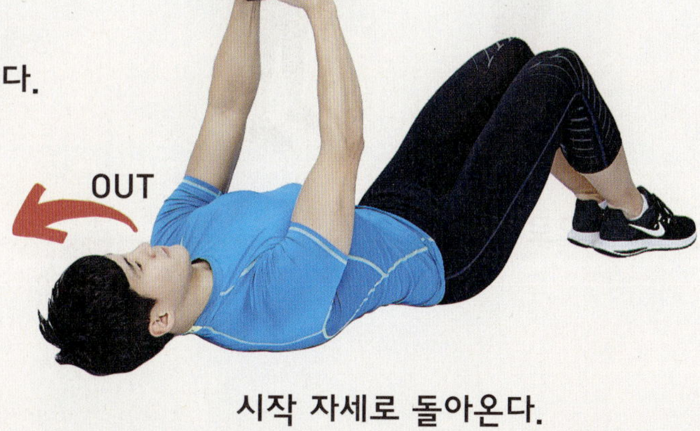

시작 자세로 돌아온다.

매력적인 어깨 라인 만들기

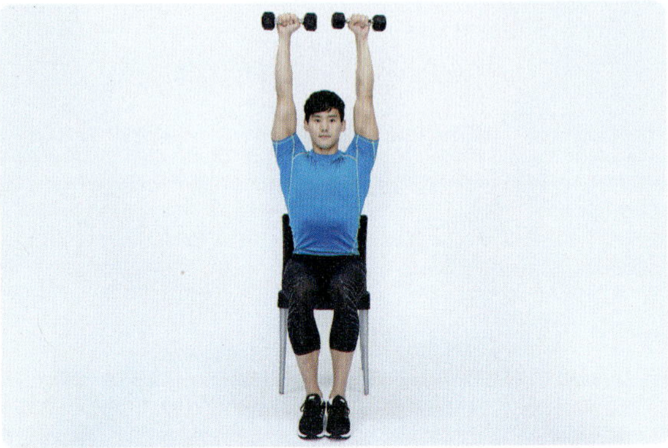

1 팔 비틀어 들어올리기

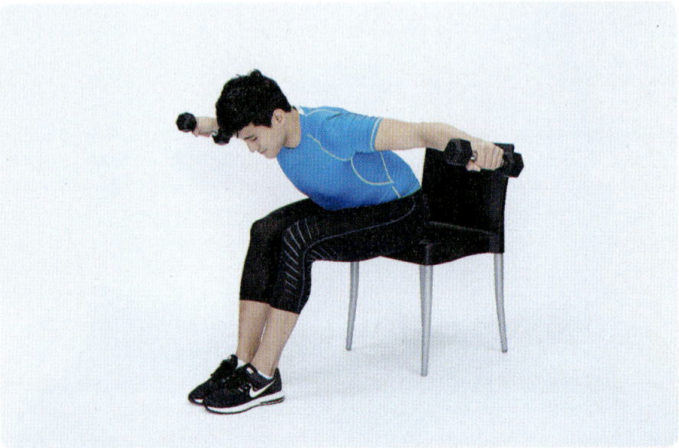

2 상체 굽혀 날개 펴기

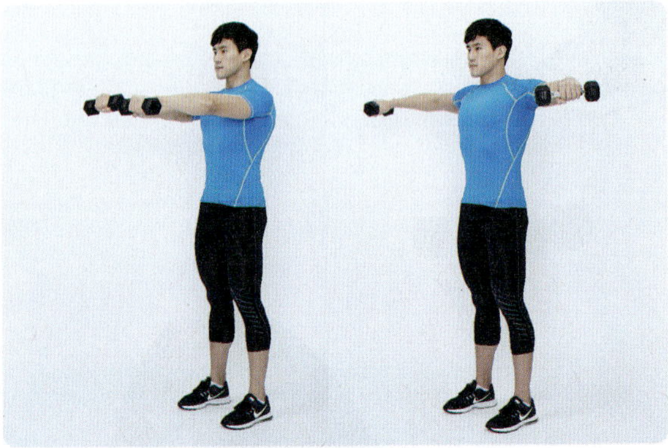

3 앞·옆으로 들어올리기

- 처음부터 무겁게 시작하지 않도록 주의
- 팔꿈치를 약간 구부린 상태 유지
- 동작을 시작하면서는 1-2-3-4 속도
  원위치로 돌아올 땐 1-2 속도
- 동작별 12~15회씩 실시하기

ADVICE!

팔 비틀어 들어올리기

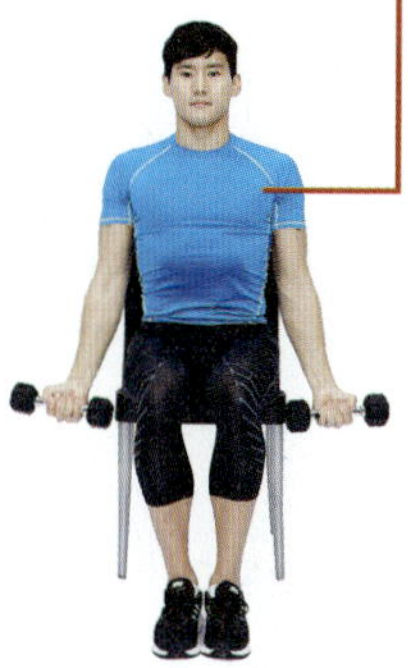

• 앞쪽 어깨(삼각근), 안쪽 팔(이두근), 바깥쪽 팔(삼두근) 강화

•앉거나 선 자세에서 덤벨을 잡고 손바닥이 정면을 향하도록 팔을 편다.

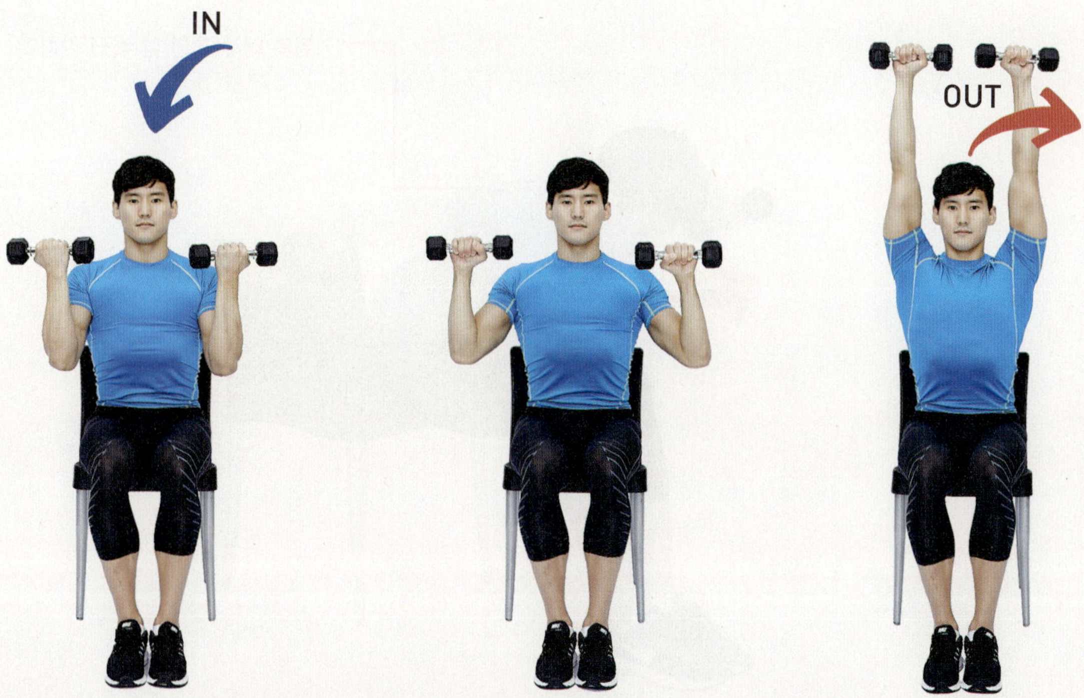

손바닥이 안으로 향하도록 팔을 접었다가 손바닥이 밖으로 향하도록 방향을 틀어준 후 머리 위로 덤벨을 밀어 올린다. 천천히 준비 자세로 돌아온다.

2 상체 굽혀 날개 펴기

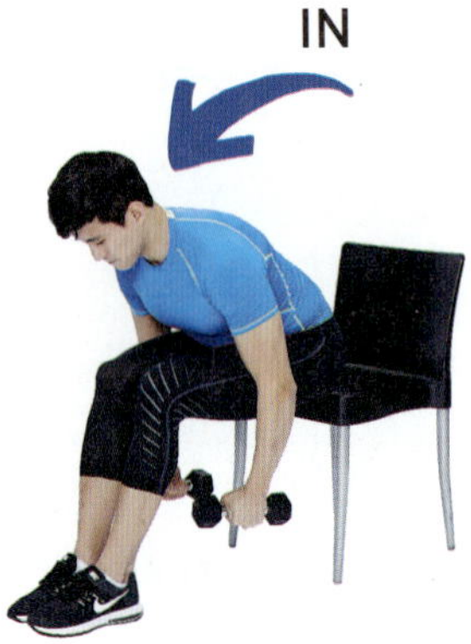

• 두 다리를 모아 의자에 앉아 상체를 숙인다.
• 양손으로 덤벨을 잡고 허벅지 아래에 놓는다.

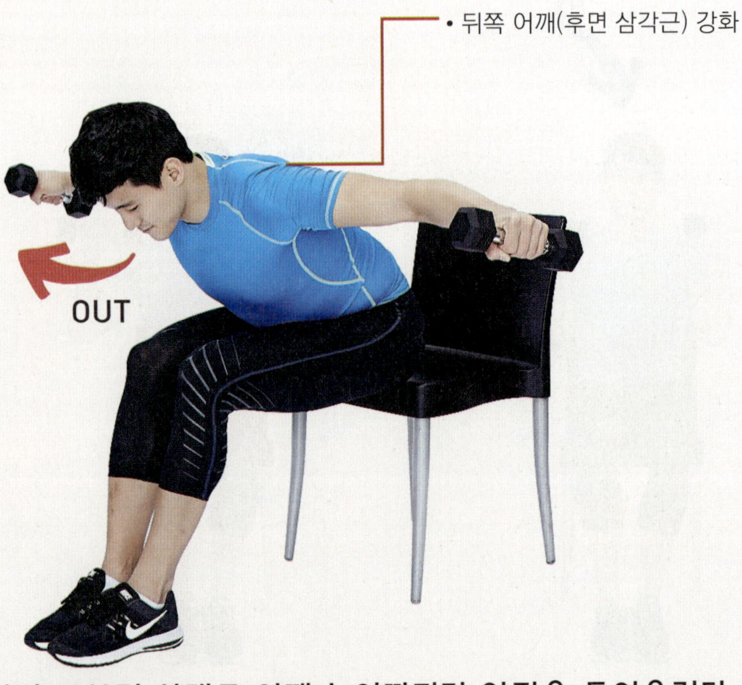

팔꿈치를 약간 구부린 상태로 어깨 높이까지만 양팔을 들어올린다.

3 앞으로 옆으로 들어올리기

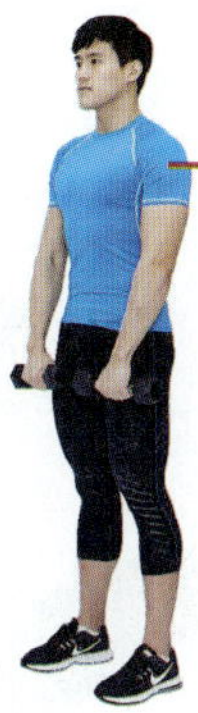
• 앞쪽 어깨(전면 삼각근),중간 어깨(중앙 삼각근) 강화

•양발은 어깨넓이로 벌리고 선다.

•덤벨을 잡고 허벅지 앞에 놓는다.

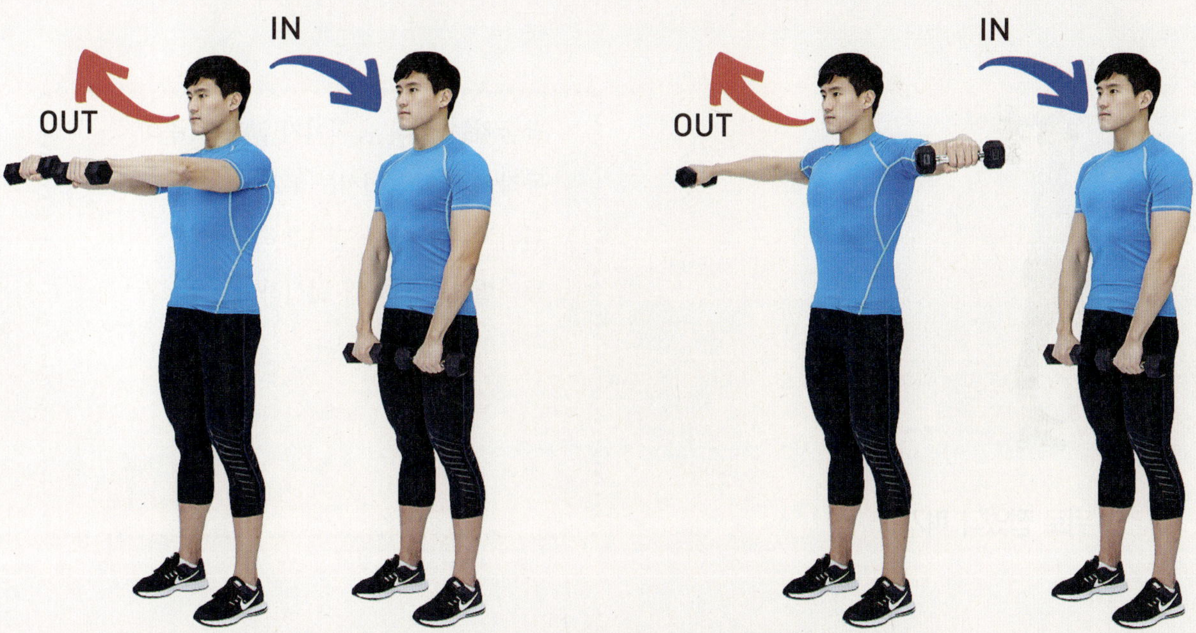
IN
OUT
IN
OUT

팔을 펴고 어깨 높이까지만 앞으로 덤벨을 들어올린다.
시작 위치로 왔다가 옆으로 덤벨을 들어올린다.

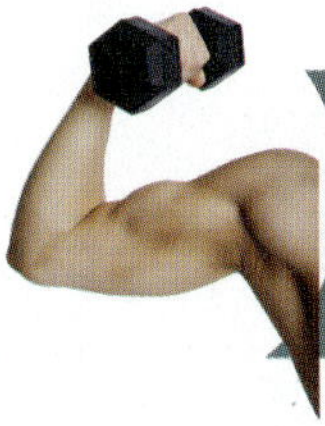

군살 없는 팔 라인 만들기

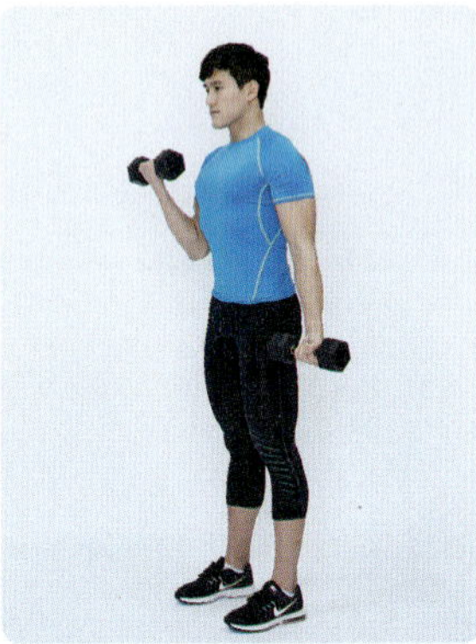

1 교대로 접어 올리기

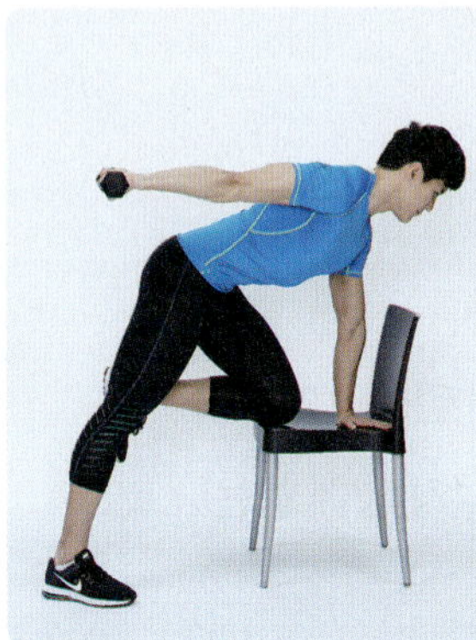

2 팔 뒤로 비틀어 뻗기

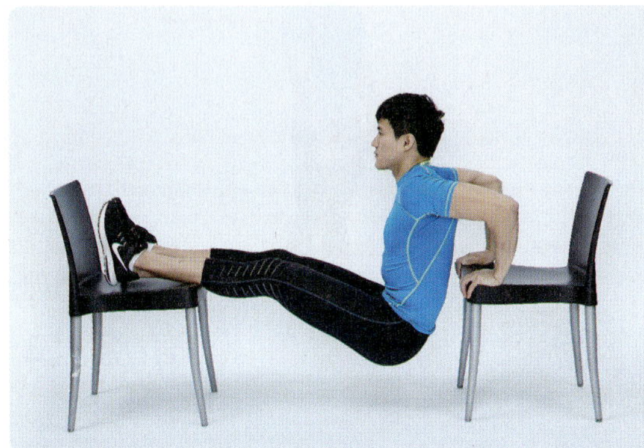

3 다리 걸치고 깊게 내려가기

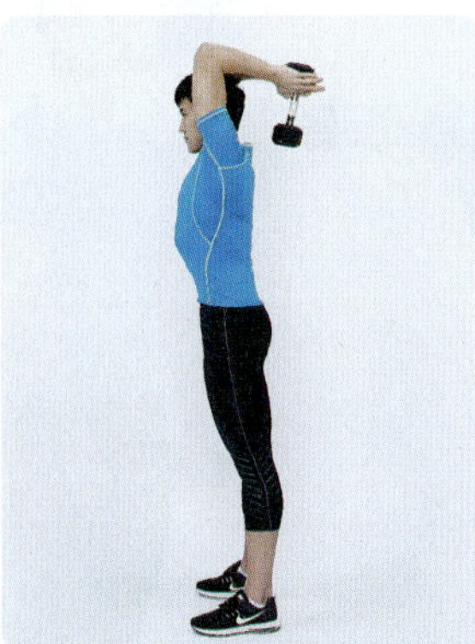

4 팔 뒤로 접었다 펴기

- ✓ 팔꿈치는 절대 움직이지 않도록 주의
- ✓ 동작을 시작하면서는 1-2-3-4 속도
  원위치로 돌아올 땐 1-2 속도
- ✓ 동작별 12~15회씩 실시하기

ADVICE!

교대로 접어 올리기

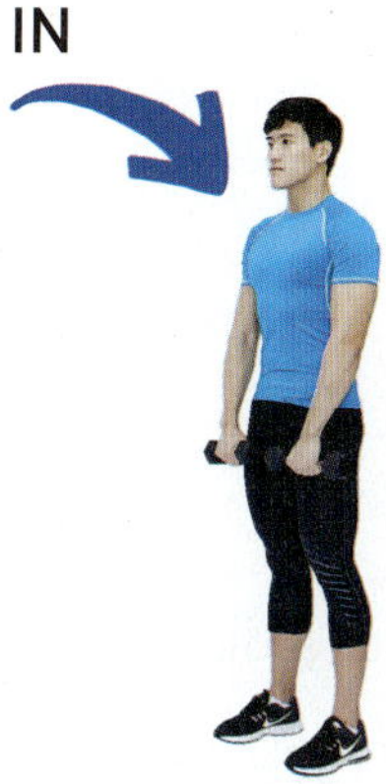

•양발은 어깨넓이로 벌리고 선다.

•덤벨을 잡고 허벅지 옆에 놓는다.

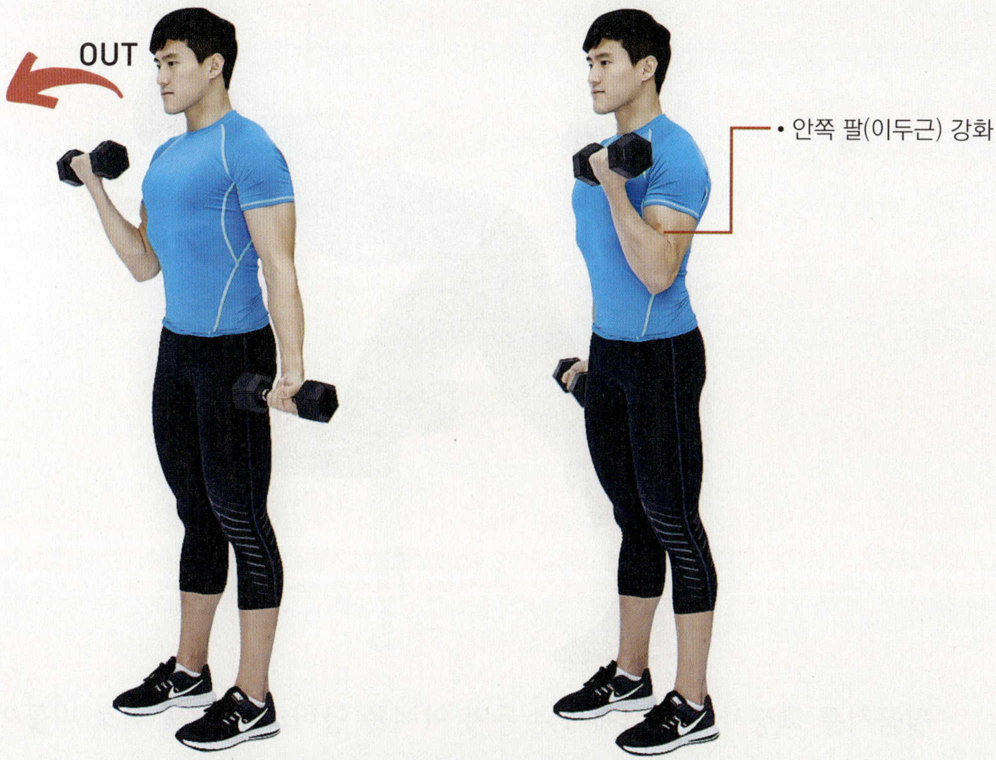

덤벨을 몸 쪽을 향해 교대로 들어올린다.

2 팔 뒤로 비틀어 뻗기

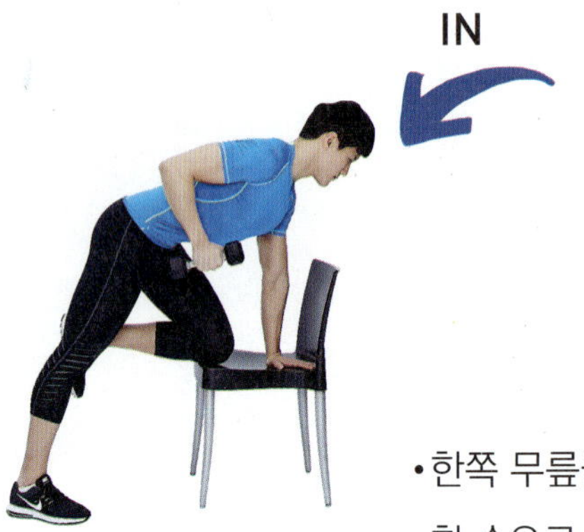

• 한쪽 무릎을 의자에 올리고 상체를 45도 숙인다.

• 한 손으로 덤벨을 잡고 팔꿈치를 구부려 팔을 몸통에 붙인다.

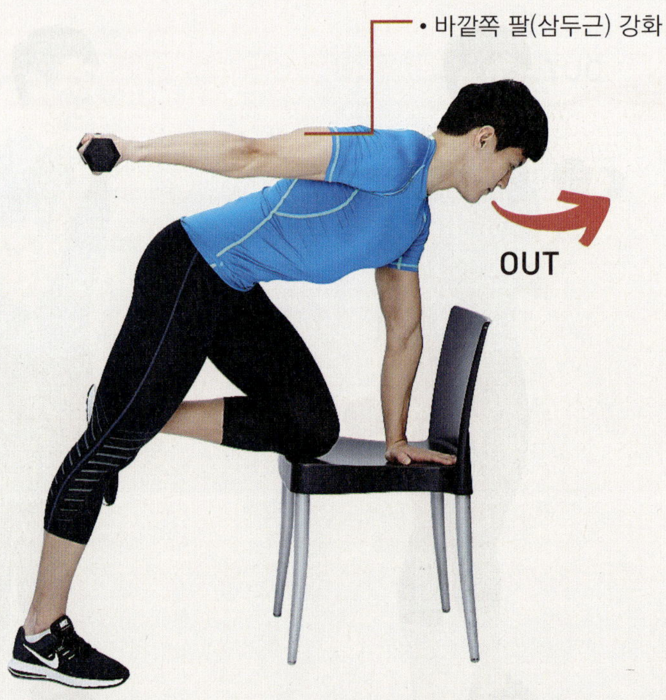

팔꿈치를 고정시킨 상태에서 손등이 아래를 향하도록 팔을 뒤로 비틀어서 편다.

3 다리 걸치고 깊게 내려가기

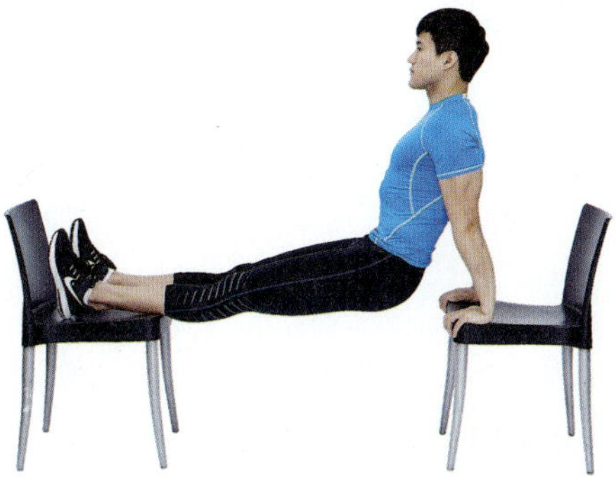

- 의자를 뒤에 두고 양손으로 의자 끝을 잡는다.
- 양발은 다른 의자 위에 올린다.
- 어깨와 엉덩이가 수직이 되도록 유지한다.

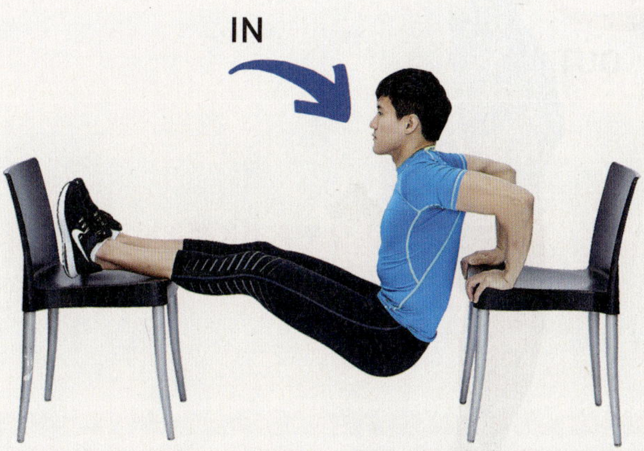

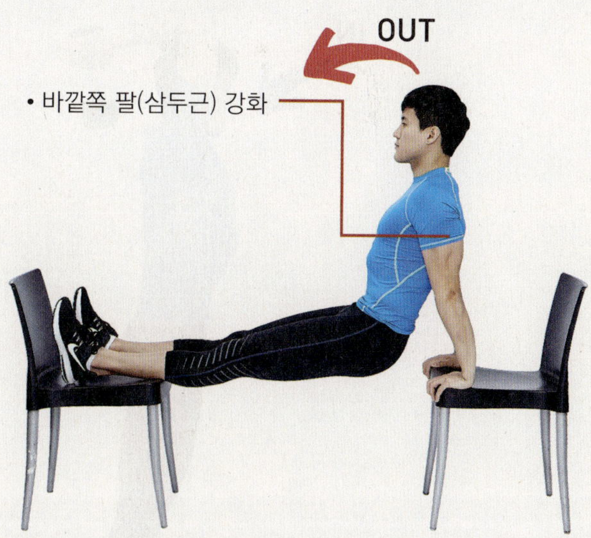

양팔을 직각으로 구부려 엉덩이가 땅에 닿을 정도로 내렸다가 올라온다.

주의! 팔을 펴면서 힘을 준다.

4 팔 뒤로 접었다 펴기

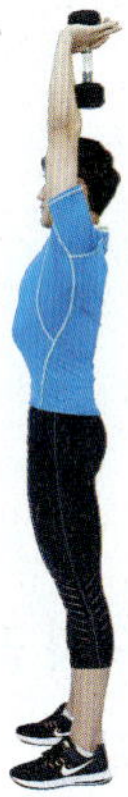

• 양손의 엄지와 검지 사이에 덤벨을 끼워 접시를 받치듯이 잡고 머리 위로 들고 선다.

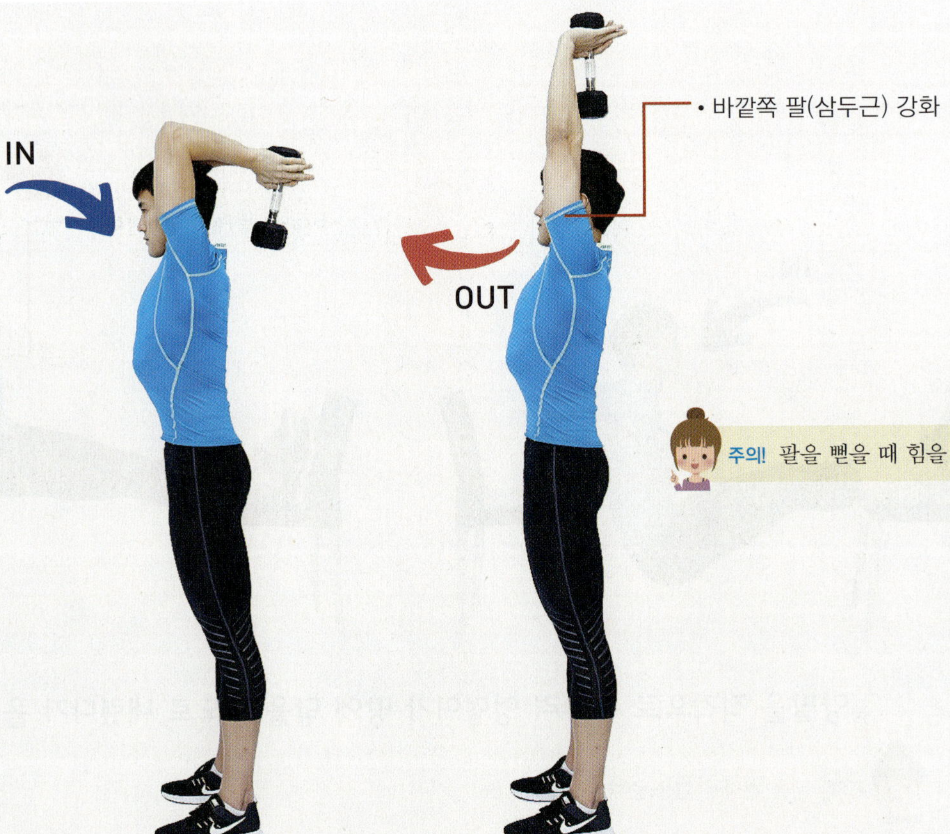

주의! 팔을 뻗을 때 힘을 준다.

양팔을 뒤로 구부렸다가 수직으로 뻗는다.

탄력적인 상체 라인 만들기

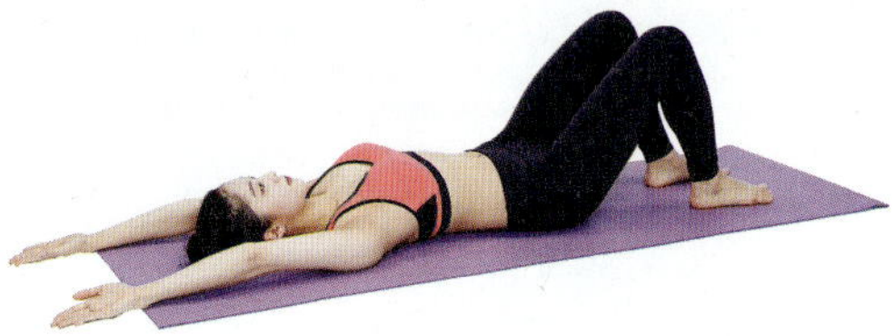

머리 위로 양팔 뻗기

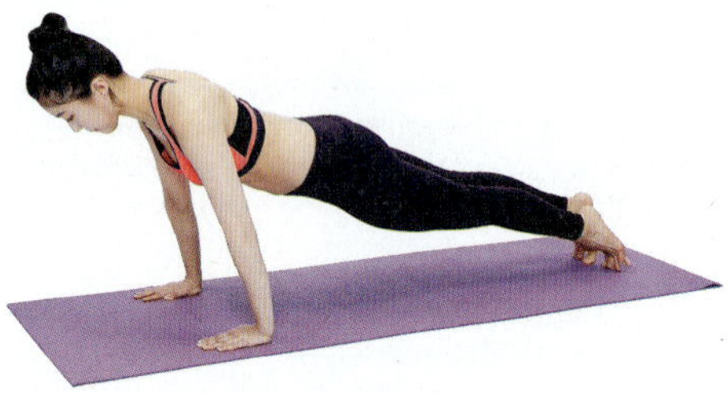

앞뒤로 이동하기

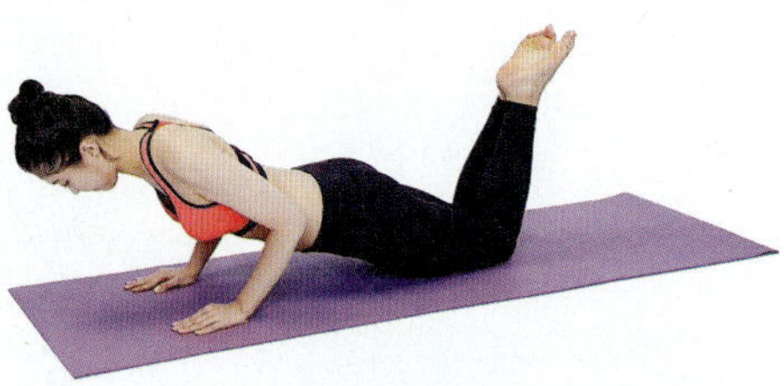

필라테스 팔굽혀펴기

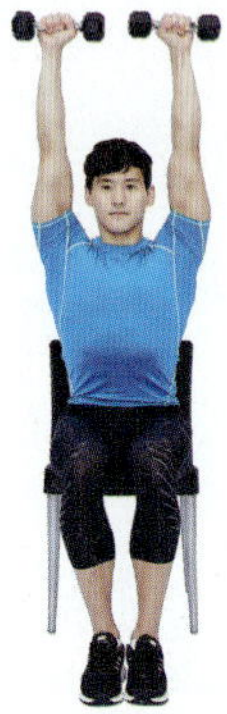

팔 비틀어 들어올리기

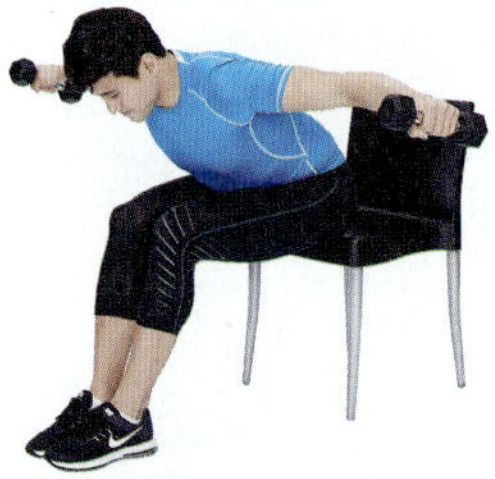

상체 굽혀 날개 펴기

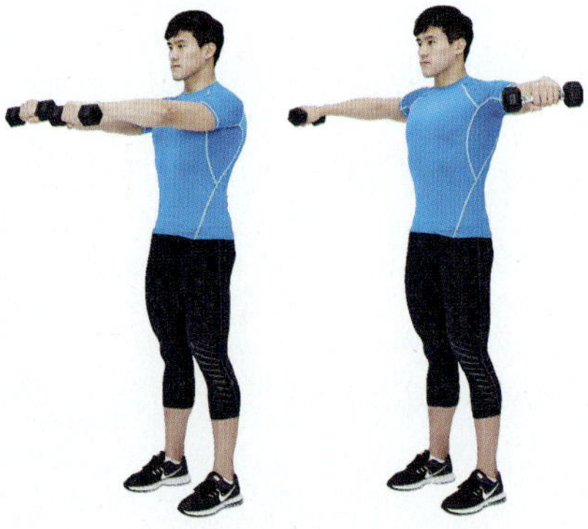

앞·옆으로 들어올리기

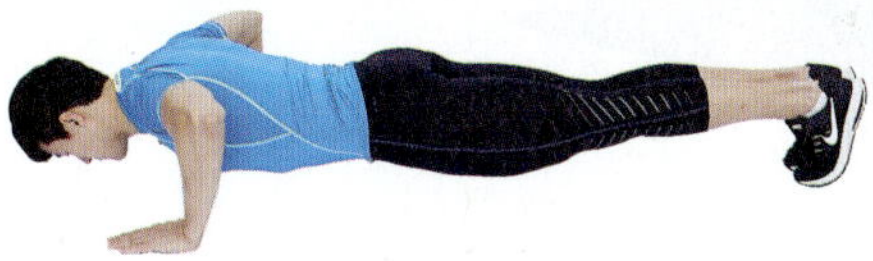
팔굽혀펴기

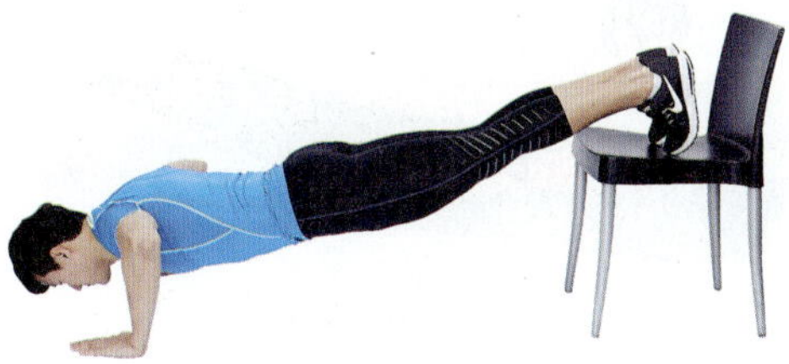
디클라인 팔굽혀펴기

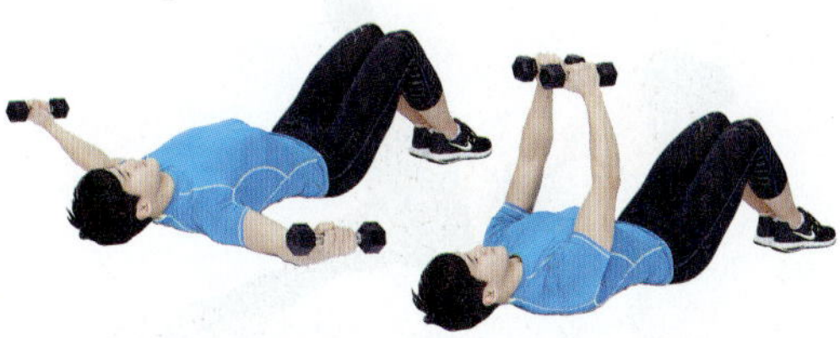
양팔 벌렸다 모으기 + 위로 올렸다 가져오기

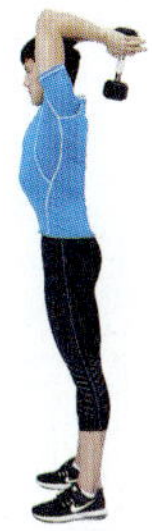
교대로 접어 올리기

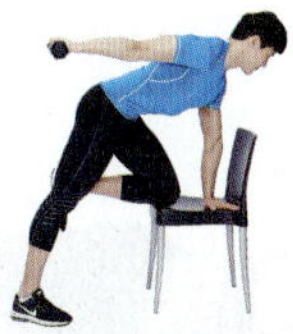
팔 뒤로 비틀어 뻗기

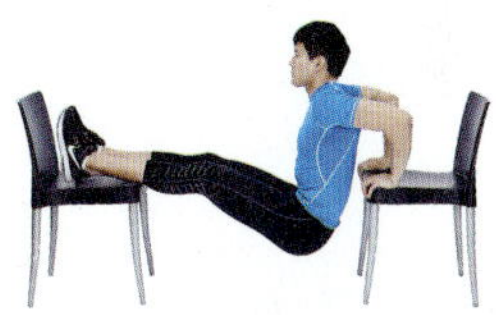
다리 걸치고 깊게 내려가기

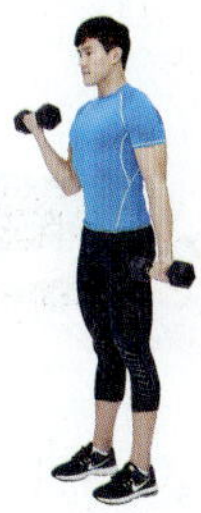
팔 뒤로 접었다 펴기

군살 없는 등 라인 만들기

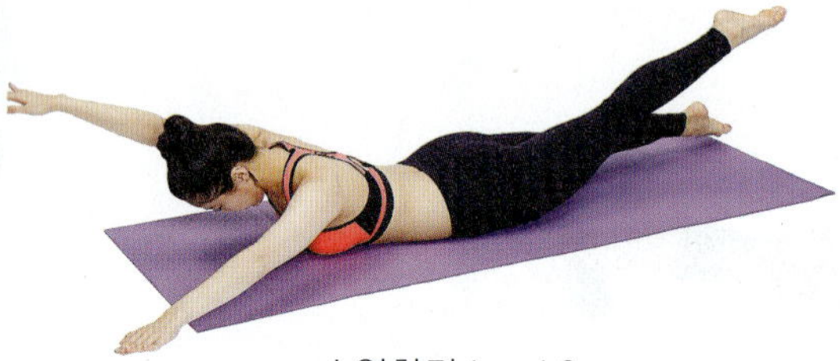

수영하기 level 2

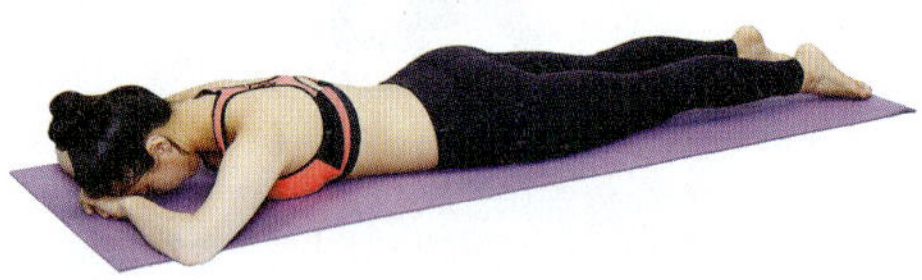

찰리 채플린 자세

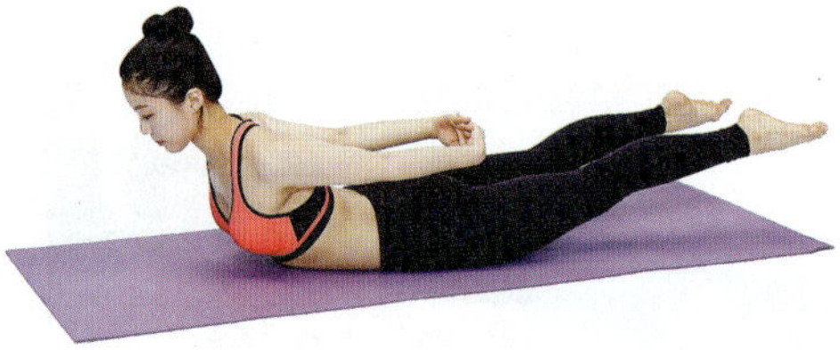

양쪽 다리 차기

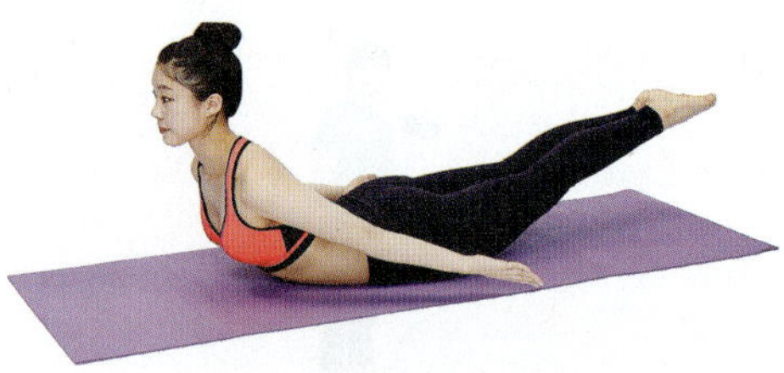

다리 들어 올린 화살 자세

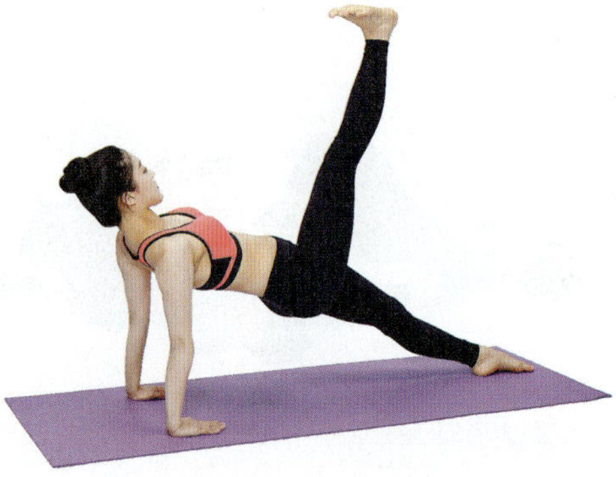

몸통 들고 다리 올리기

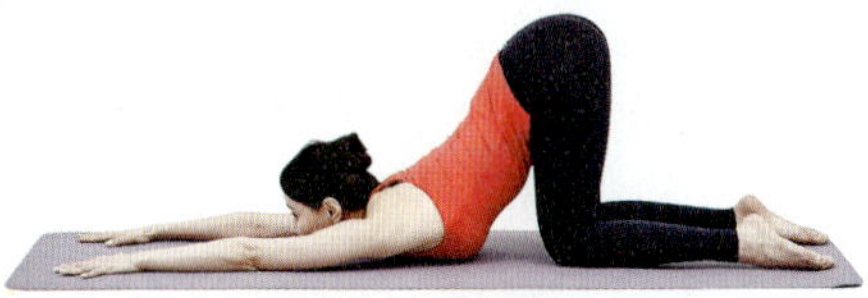

고양이 자세

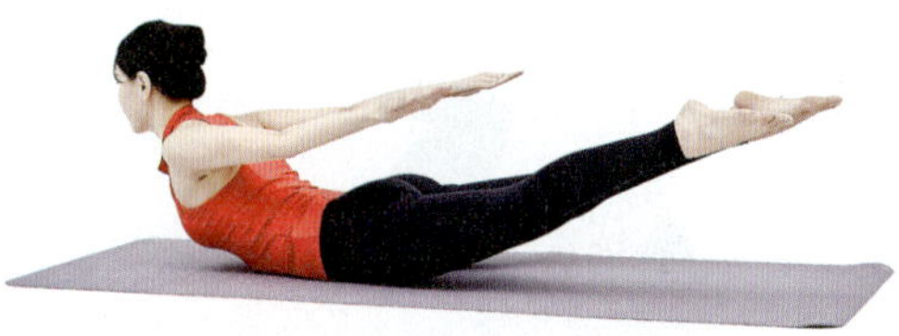

날아오르는 메뚜기 자세

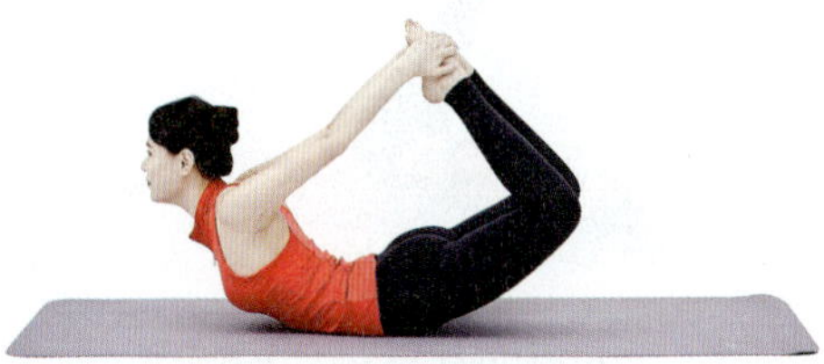

활 자세

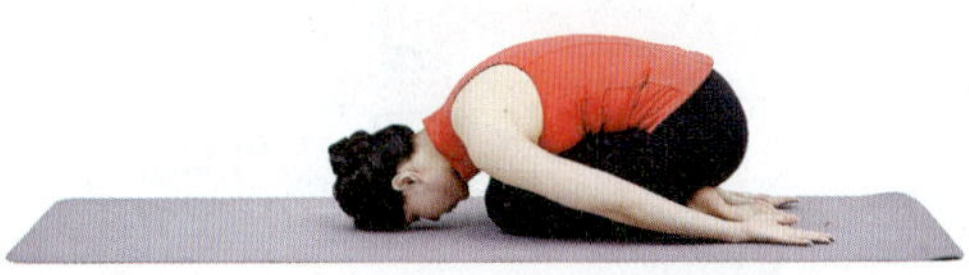

아기 자세

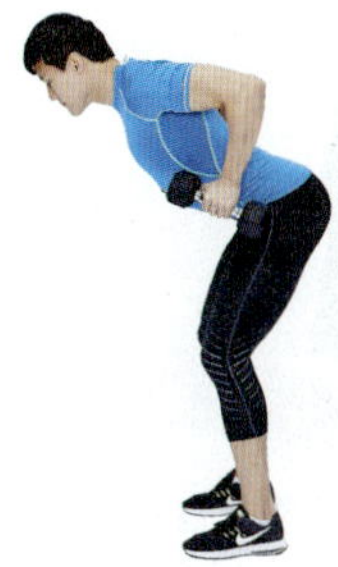

노 젓기

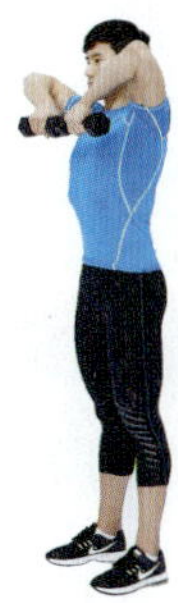

팔꿈치 위로 끌어올리기

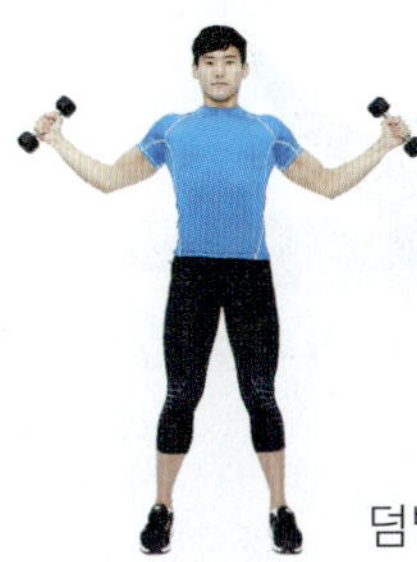

덤벨 뒤로 끌어내려 W 만들기

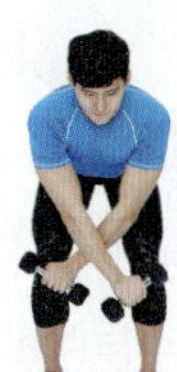

X자로 끌어당기기

혼합 운동 프로그램

11자 복근 및 허리 라인 만들기

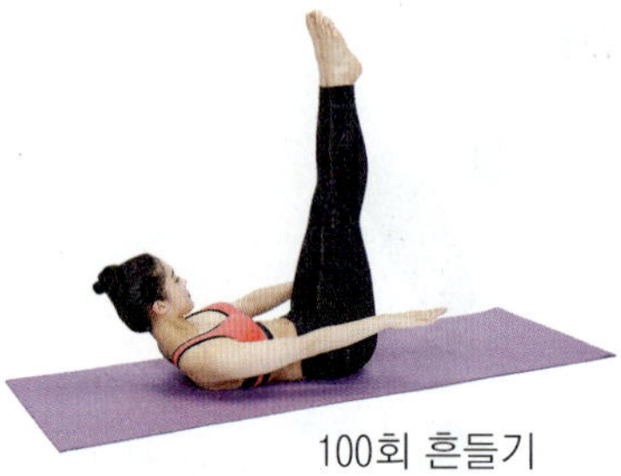

100회 흔들기

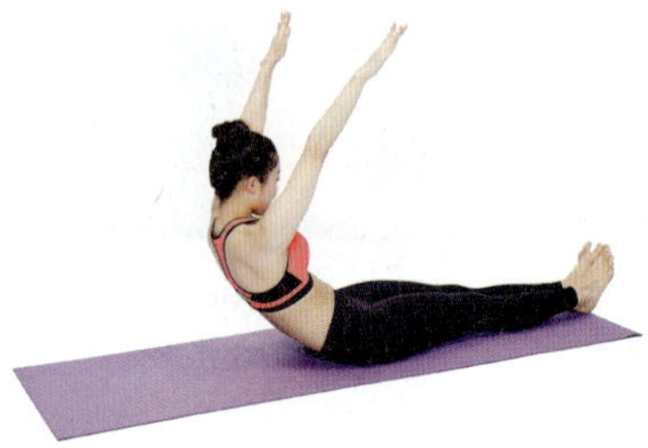

상체 말아 올리기

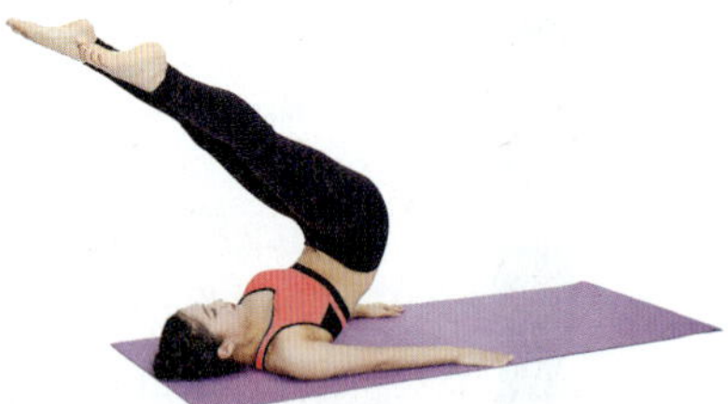

두 다리 올렸다가 벌려서 내려오기

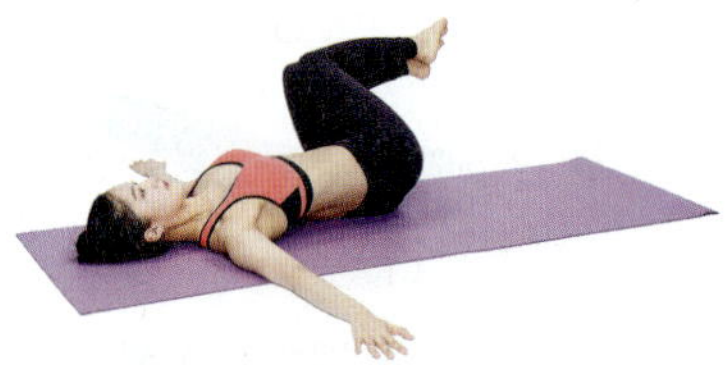

다리 굽혀 옆으로 비틀기

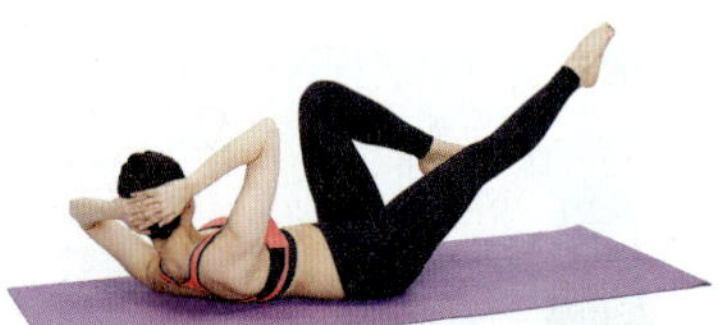

번갈아 비틀기

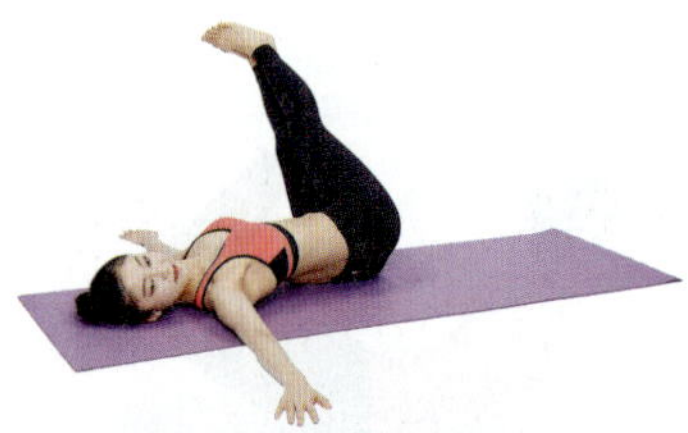

다리 펴서 옆으로 비틀기

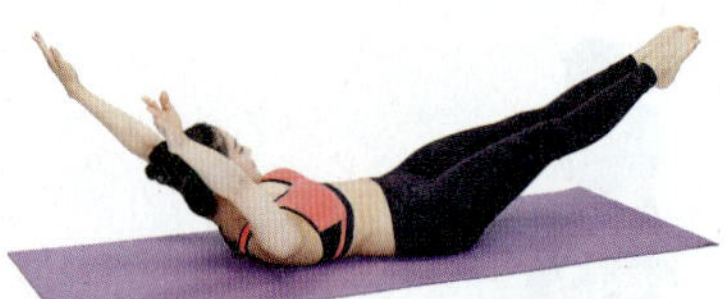

두 다리 스트레칭

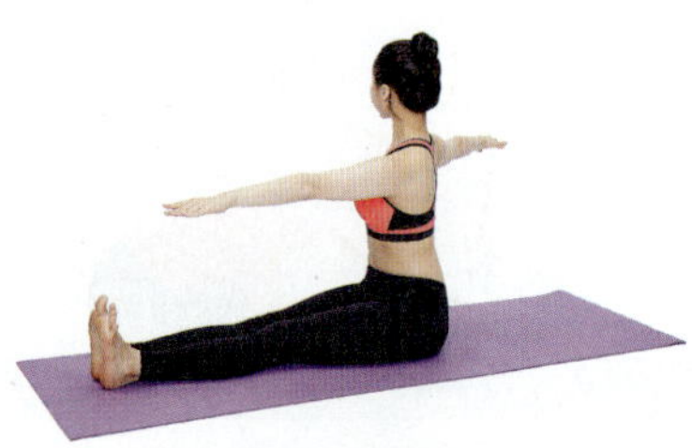

몸통 비틀기

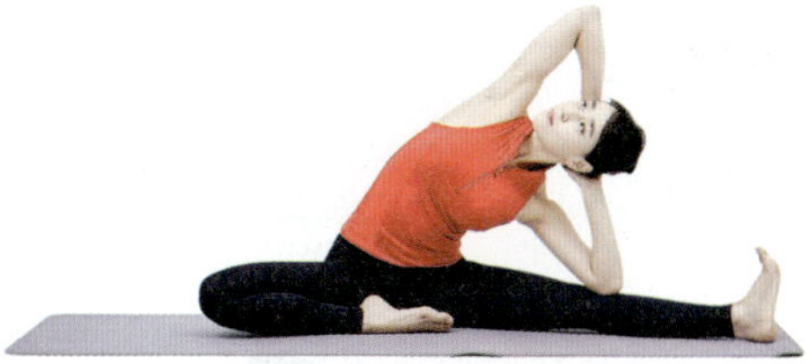
한 다리 펴고 앉아 옆구리 늘리기

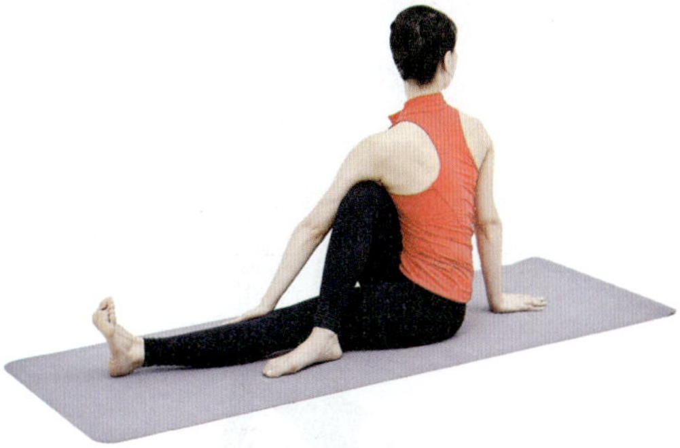
비틀기 자세

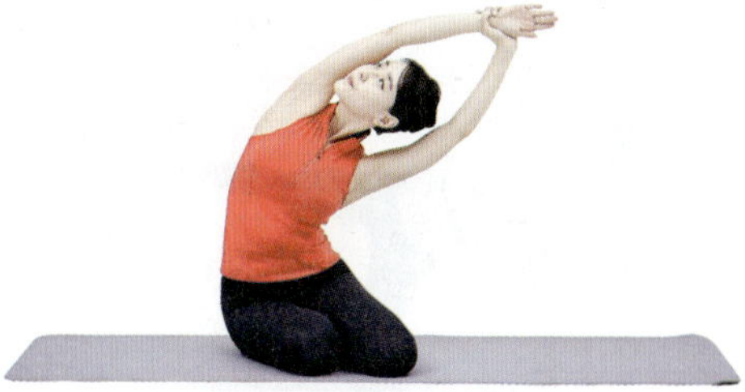
무릎 꿇고 옆구리 늘리기

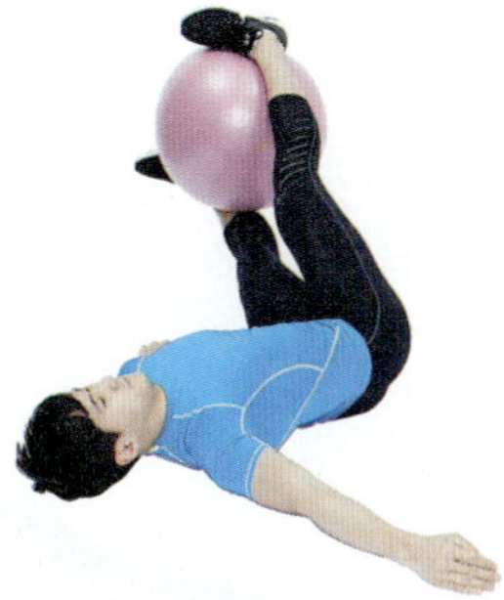
발목으로 공 잡고 누워 좌우로 몸통 비틀기

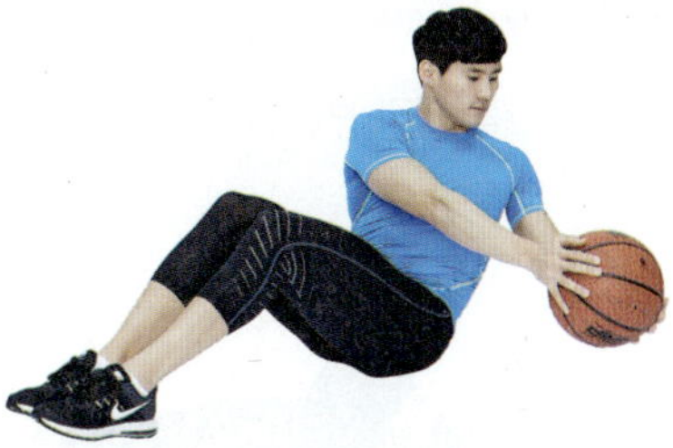
공 잡고 앉아 좌우로 몸통 비틀기

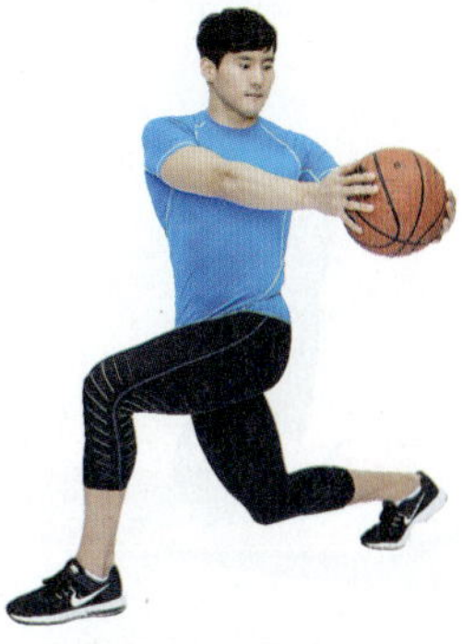
런지 자세로 공 잡고 몸통 비틀기

애플 엉덩이 라인 만들기

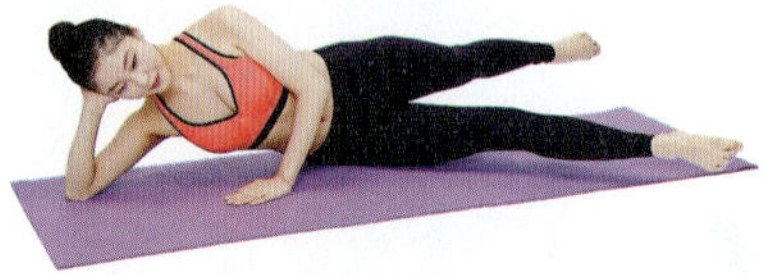

대형 가위 자세

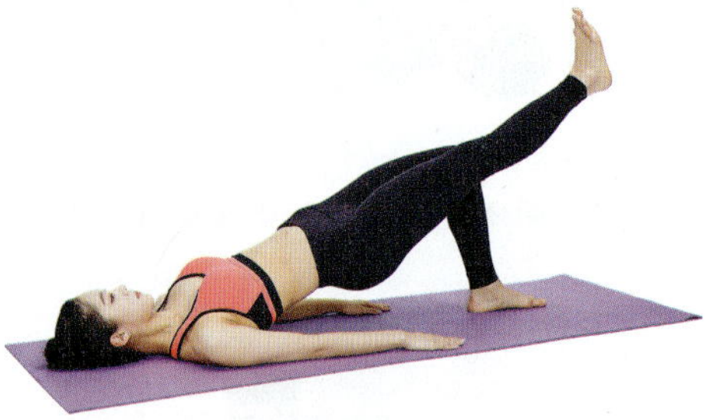

한쪽 다리 브릿지 자세

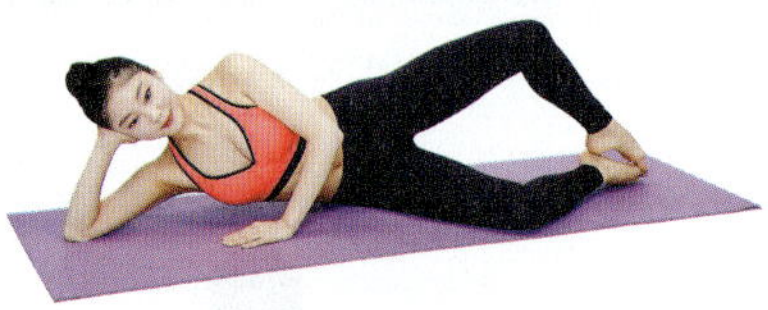

대합 조개 자세

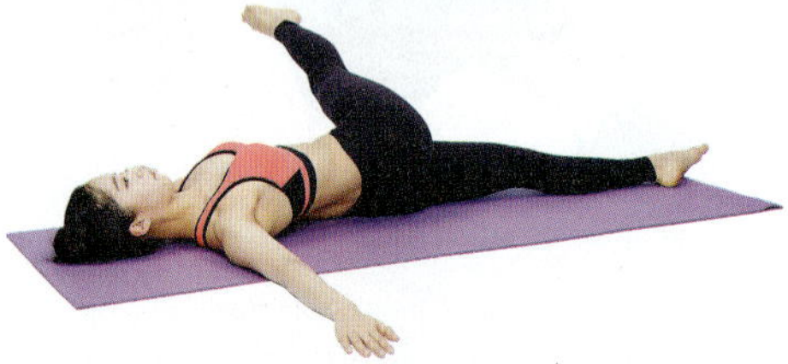

한쪽 다리로 원 그리기

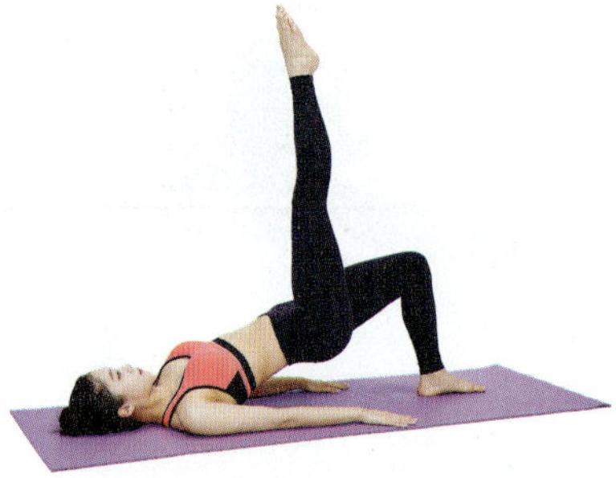

브릿지 자세로 한 다리 올렸다 내리기

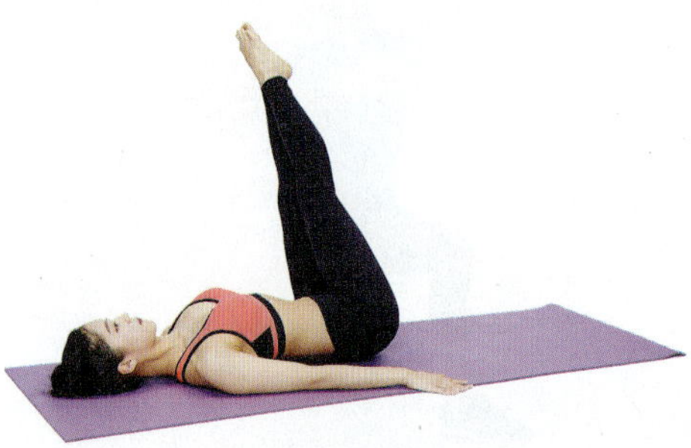

두 다리 펴고 원 그리기

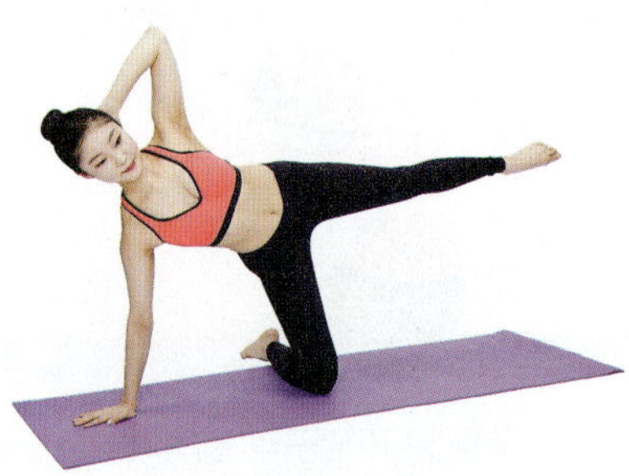

무릎 꿇고 하는 사이드 킥

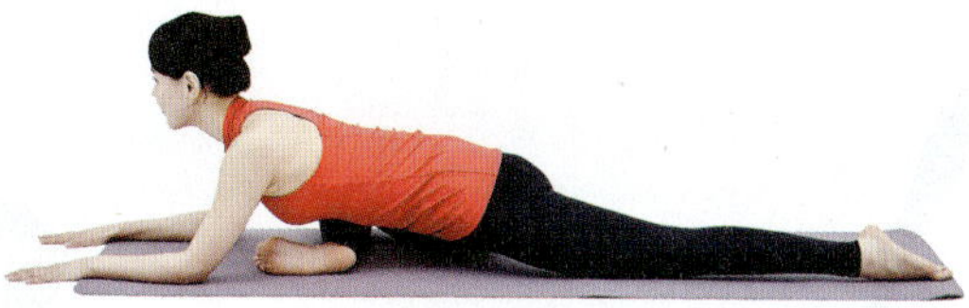

비둘기 준비 자세

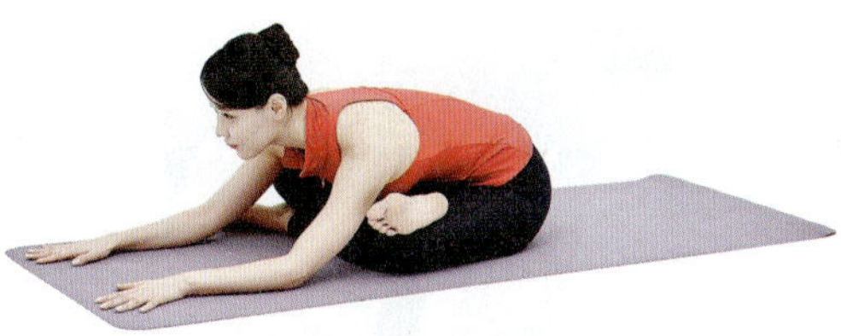

앉아서 엉덩이 열어 주기

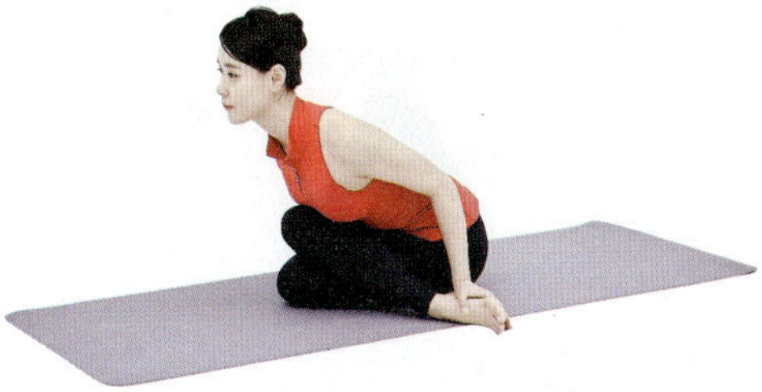

소머리 자세

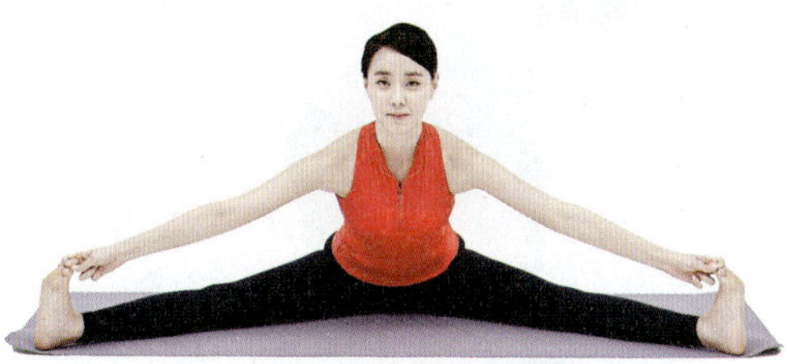

두 다리 열어 주기

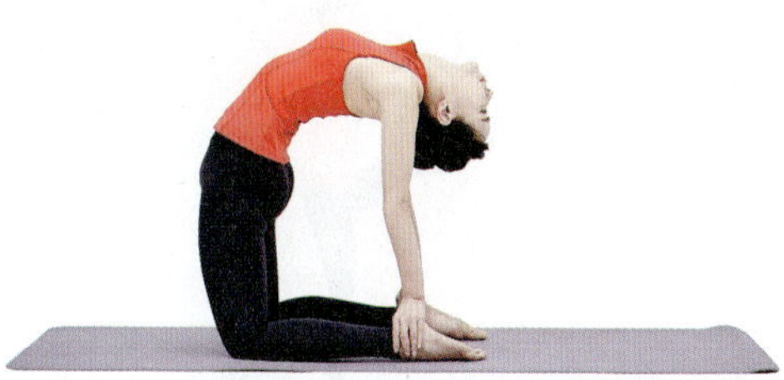

낙타 자세

탄력 있는 다리 라인 만들기

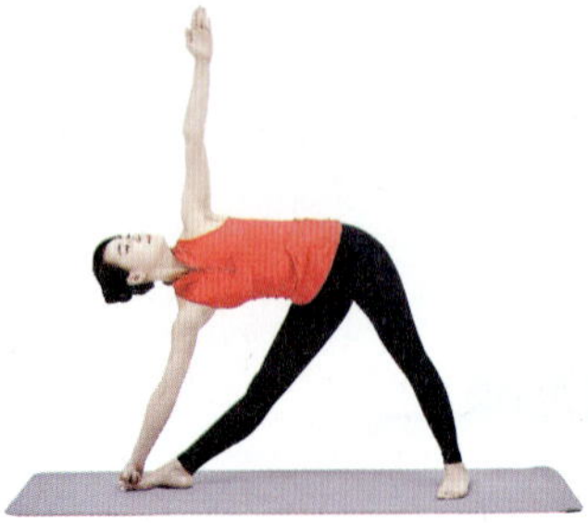

삼각 자세

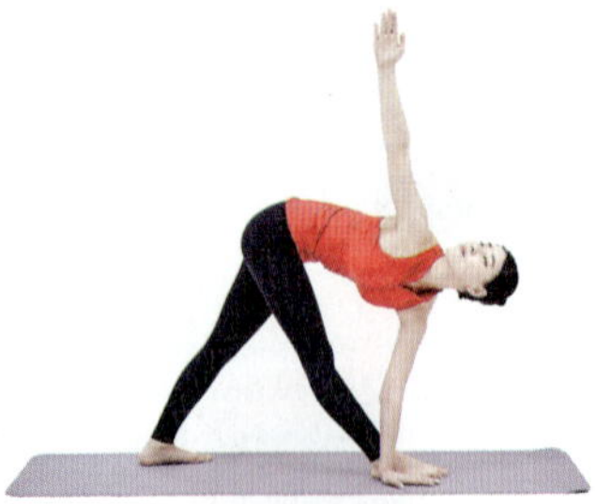

회전 삼각 자세

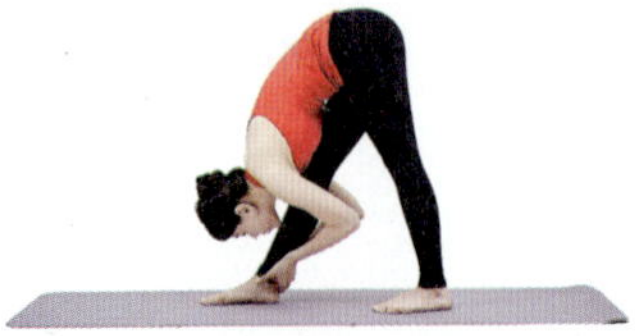

측면으로 다리 벌리고 상체 숙이기

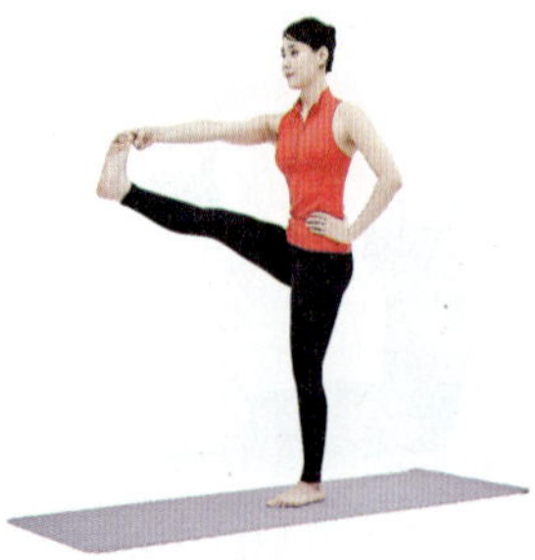

서서 엄지발가락 잡고 다리 들어올리기

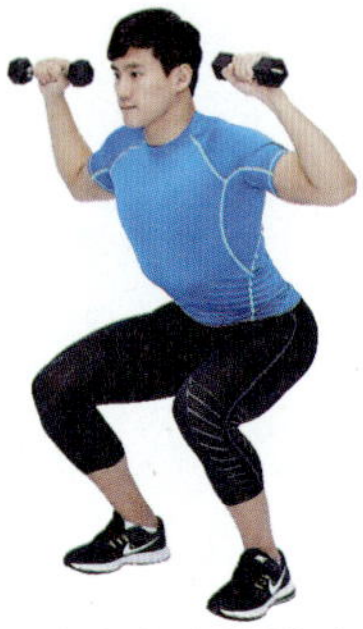

투명의자에 앉았다가
덤벨 머리 위로 들고 일어나기

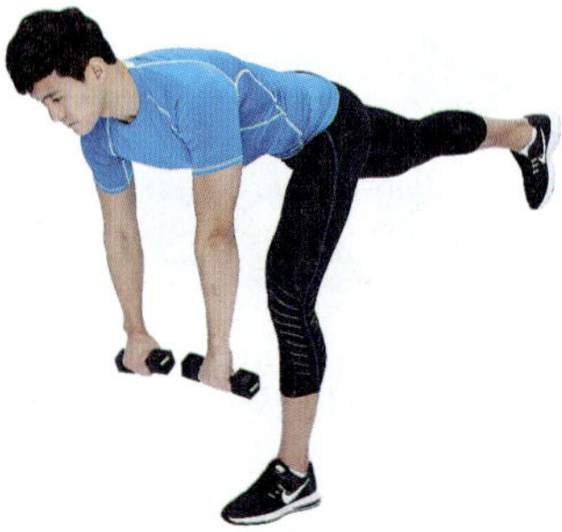

한 다리 들며 발끝 찍고 올라오기

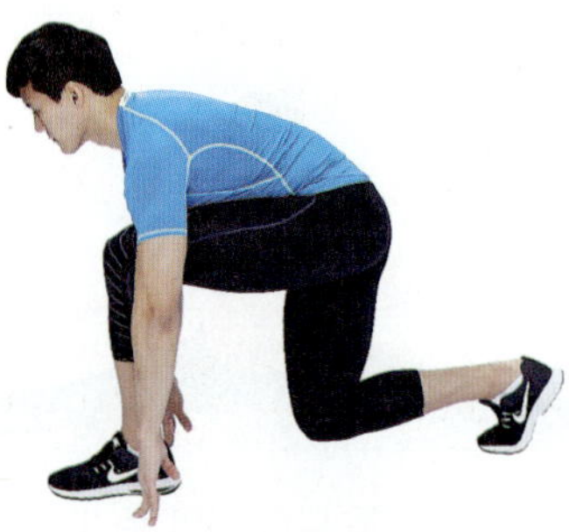

런지 자세로 바닥 찍고 올라오기

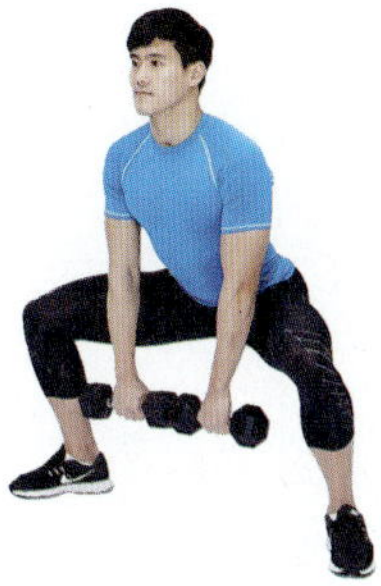

다리 넓게 벌려 앉았다가 일어서기

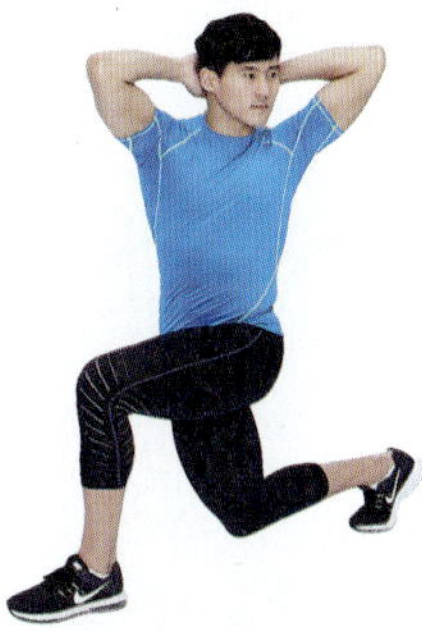

런지 자세로 몸통 비틀기
(머리 뒤에서 깍지 끼고)

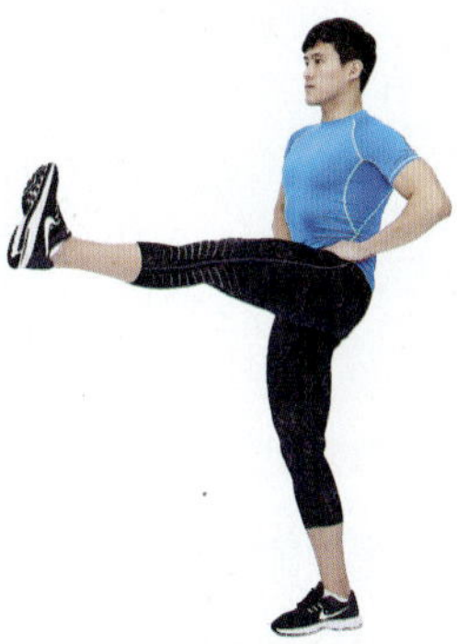

무릎 펴고 킥

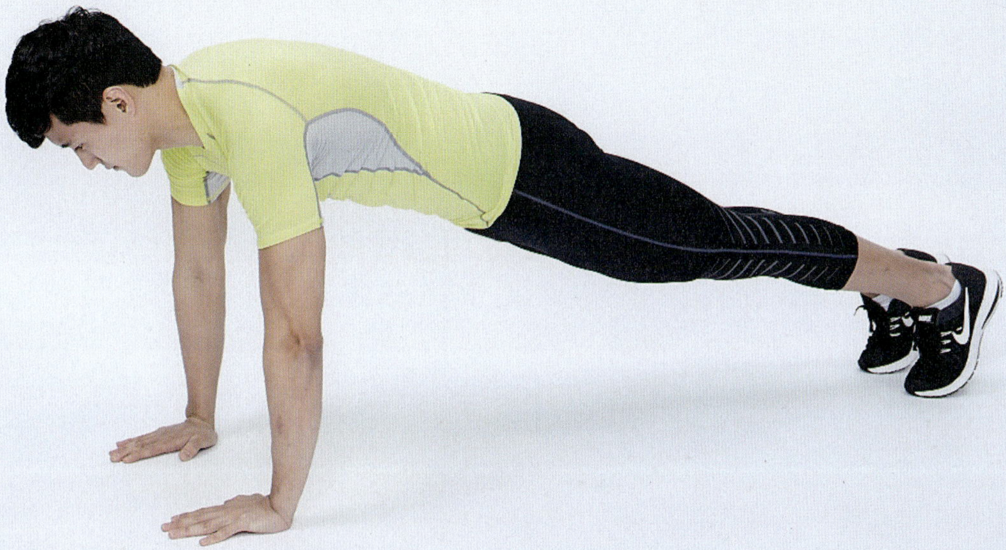

BURNING FAT 지방 태우기 운동

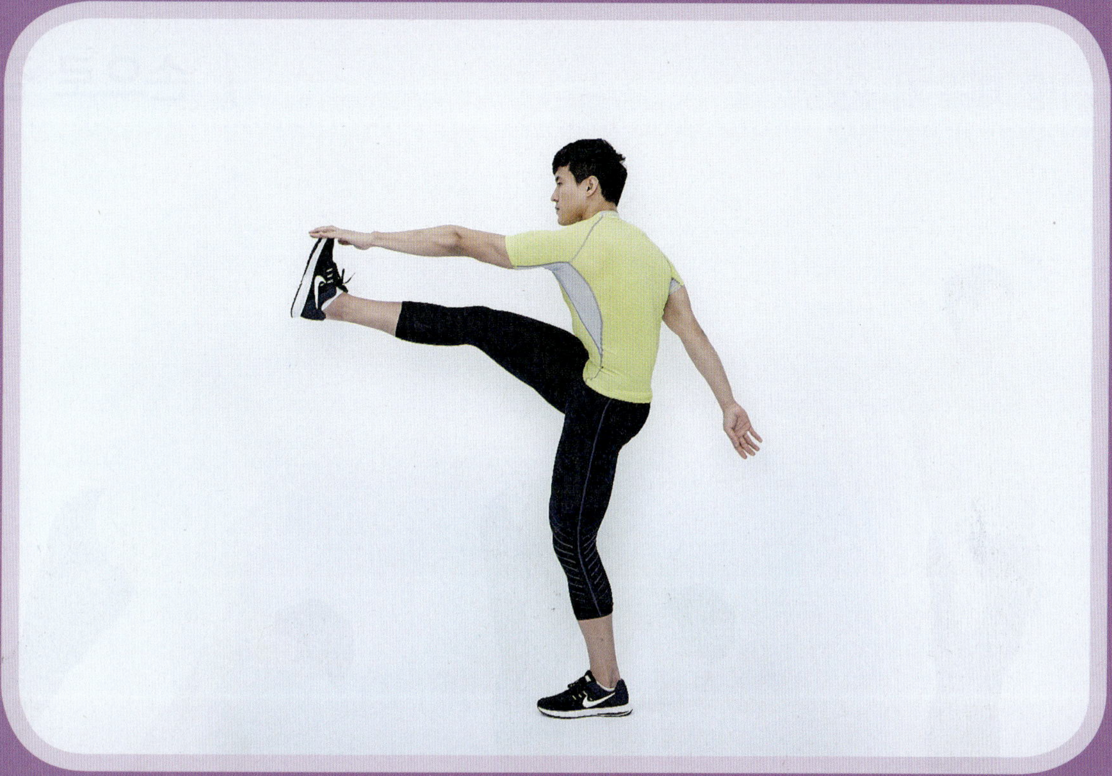

1 중심개념 반복적인 동작을 통해 에너지원으로 지방 이용 증가

2 운동목적 초보자와 신체 기능이 약한 사람들이 접근하기 쉬운 전신 근력 운동을 이용한 지방 태우기 운동

3 운동효과 체지방률 감소를 통한 멋진 바디 라인 형성
근력과 근지구력 증진을 통한 건강과 삶의 질 개선

4 운동원리 자신의 체중을 이용한 반복적인 근력운동을 통한 에너지 소비량과 지방 연소 증가

1 손으로 걷기

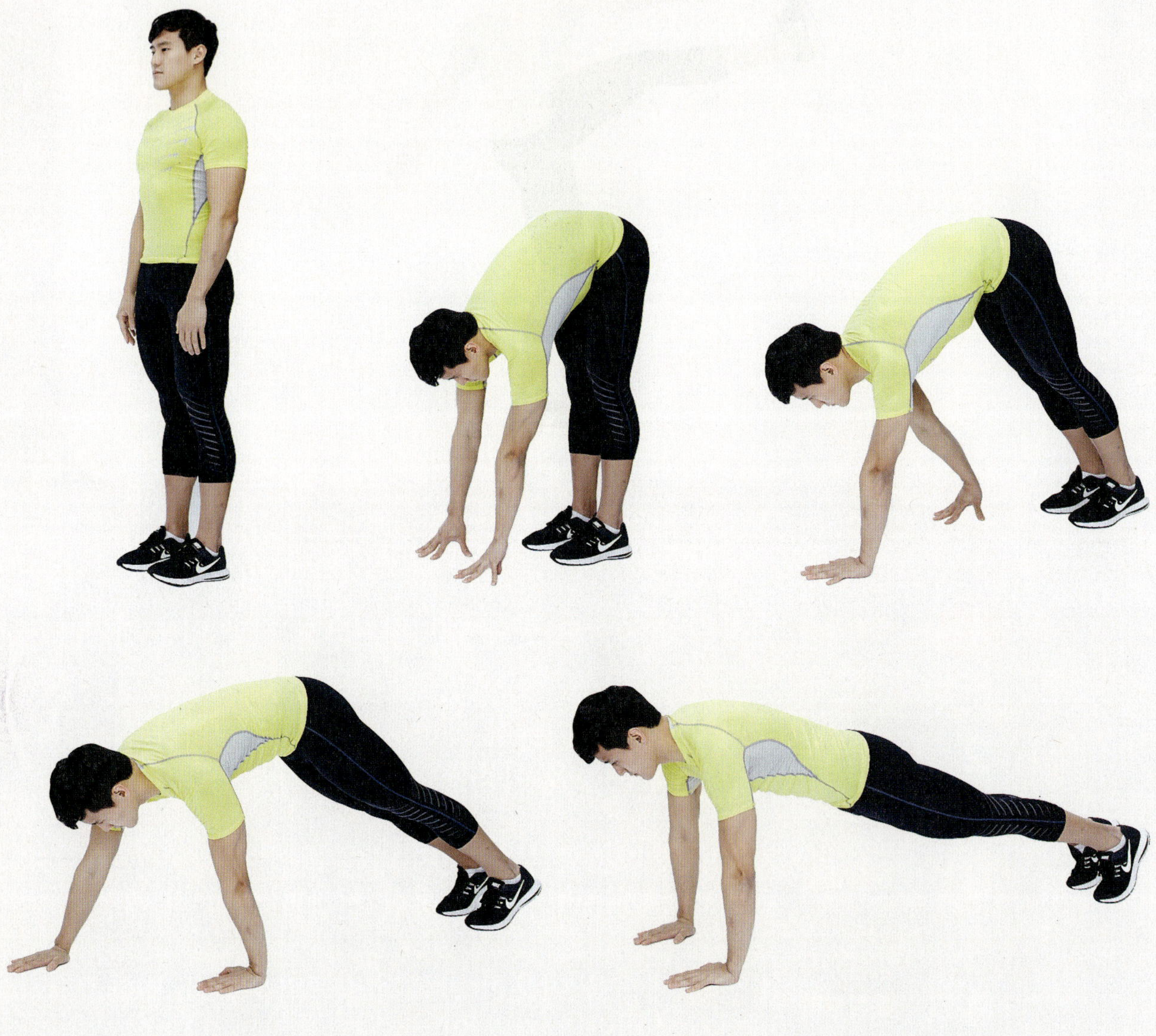

양손으로 발 앞을 짚고 손을 이용하여 앞으로 걷기와 뒤로 걷기를 실시한다.

2 사이드 스텝

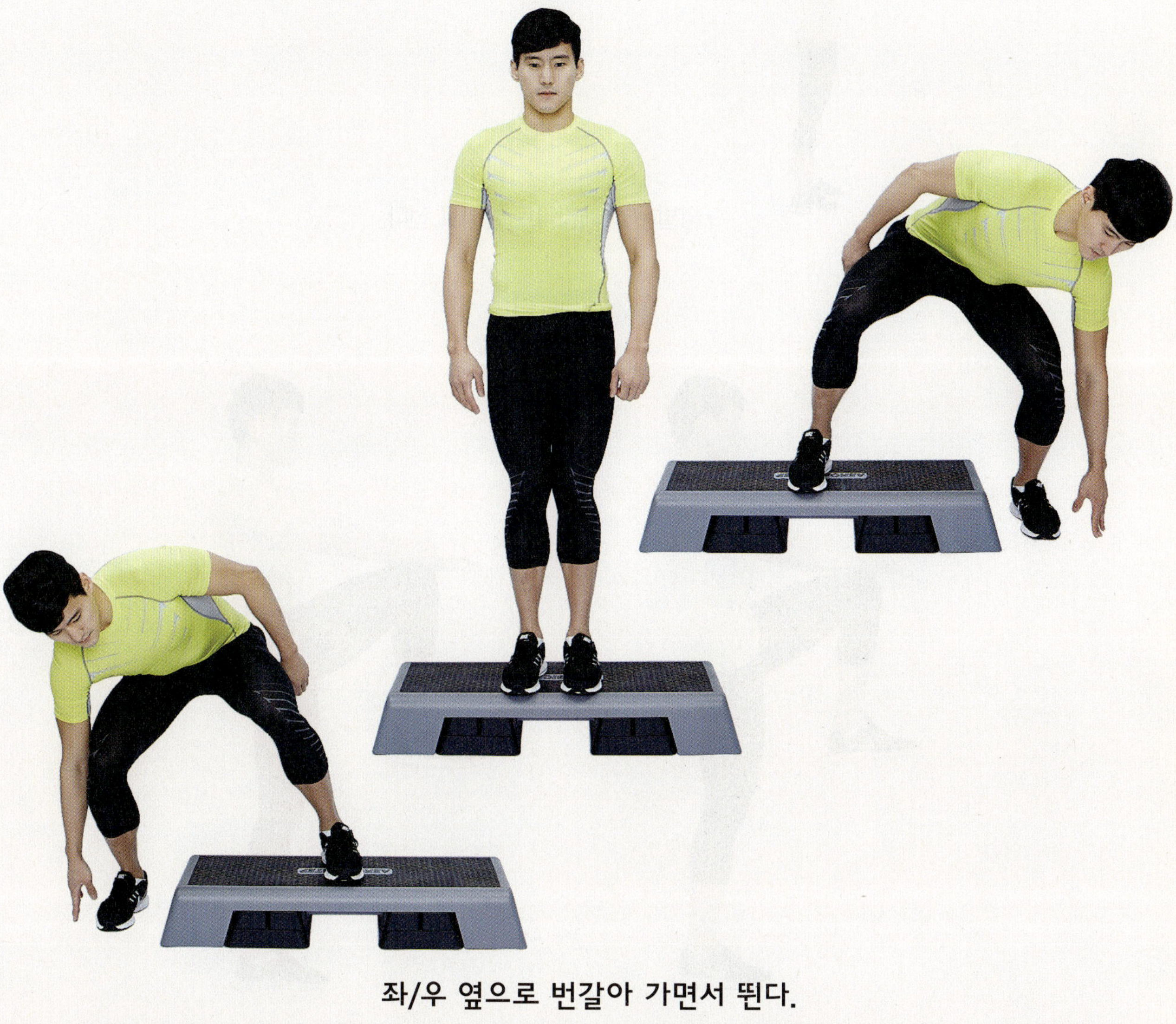

좌/우 옆으로 번갈아 가면서 뛴다.

지방 태우기 운동

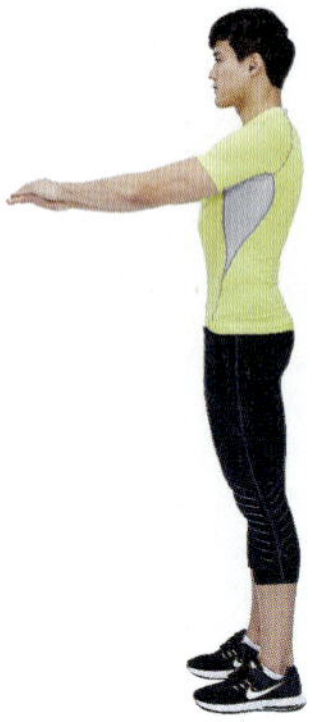

• 양발은 어깨넓이로 벌리고 선다.

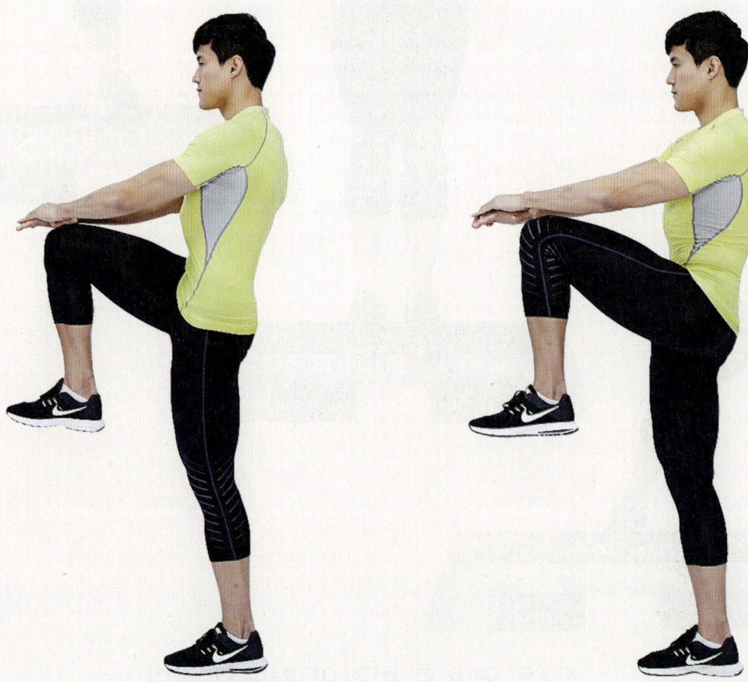

양 무릎을 번갈아 들어올리면서 손바닥에 닿도록 한다.

3 무릎과 발끝 치기

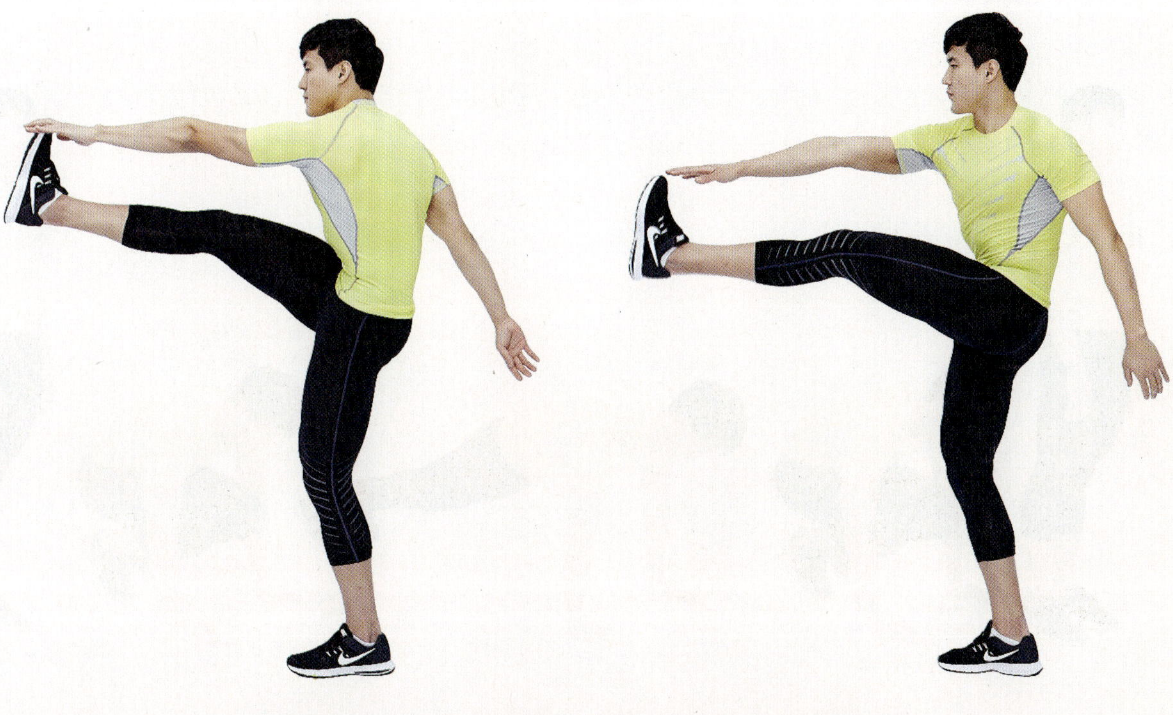

한 발을 앞으로 뻗고 반대 손을 뻗어 발끝을 친다.

4 버피 테스트

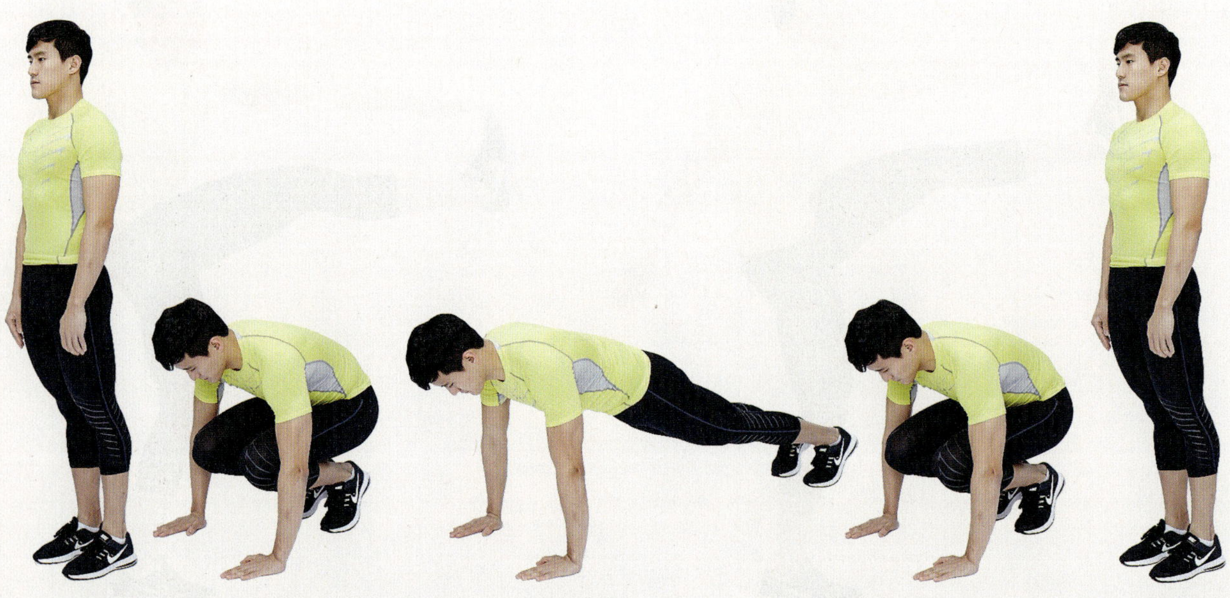

양손으로 발 앞을 짚고 점프하여 두 발을 뒤로 뻗었다가
다시 점프하여 앞으로 가져온 후 일어선다.

저자 소개

장희승

단국대학교 대학원 체육학 박사수료

현재 인제대학교 상계백병원 운동처방사

광진구요가회 부회장

한국과학요가협회 부회장

신윤아

서울대학교 대학원 운동생리학 박사

현재 단국대학교 운동처방재활학과 교수

대한비만학회 운동요법위원회 이사

운동생리학회 상임이사

정유경

경희대학교 대학원 체육학 박사수료

현재 엠케어요가 대표

대한요가회 이사

한국과학요가협회 회장

명품바디가 필요해

2017년 5월 10일 초판 인쇄
2017년 5월 15일 초판 발행

지은이 | 장희승·신윤아·정유경
발행인 | 유제구
발행처 | 파워북
주 소 | 경기도 고양시 일산동구 호수로 358-25
동문굿모닝타워 2차 529호
전 화 | (02) 730-1412
팩 스 | (031) 908-1410
등 록 | 1997. 1. 1 제 300-1997-13

정 가 19,000원
ISBN 978-89-8160-336-6 (03510)